国医大师专病验方集

GUOYIDASHI

ZHUANBING YANFANGJI

主　审　何清湖

主　编　刘建和　王建国　胡志希

副主编　张柠惠　曹　蛟　卢世魁

　　　　尤伟杰　黄　巍

SPM 南方出版传媒　广东科技出版社

·广　州·

图书在版编目(CIP)数据

国医大师专病验方集/刘建和,王建国,胡志希主编.—广州:广东科技出版社,2021.9 (2023.10 重印)

ISBN 978-7-5359-7642-0

Ⅰ.①国… Ⅱ.①刘…②王…③胡… Ⅲ.①验方—汇编 Ⅳ.①R289.5

中国版本图书馆 CIP 数据核字(2021)第 077838 号

国医大师专病验方集

GUOYIDASHI ZHUANBING YANFANGJI

出 版 人:朱文清
项目支持:周　良
项目统筹:驰康传媒
责任编辑:方　敏
责任校对:廖婷婷　高锡全
责任印制:彭海波
封面设计:友间文化
出版发行:广东科技出版社
　　　　　(广州市环市东路水荫路 11 号　邮政编码:510075)
销售热线:020-37607413
https://www.gdstp.com.cn
E-mail: gdkjbw@nfcb.com.cn
经　　销:广东新华发行集团股份有限公司
印　　刷:广州市东盛彩印有限公司
规　　格:787mm×1092mm　1/16　印张16.5　字数350千字
版　　次:2021 年 9 月第 1 版
　　　　　2023 年 10 月第 4 次印刷
定　　价:59.00 元

如发现因印装质量问题影响阅读,请与广东科技出版社印制室联系调换(电话:020-37607272)。

编著者名单

主　审　何清湖

主　编　刘建和　王建国　胡志希

副主编　张杼惠　曹　蛟　卢世魁　尤伟杰　黄　巍

编　者　（以姓氏笔画为序）

丁新辉　湖南中医药大学

方　敏　宁夏医科大学

王　敏　湖南中医药大学第一附属医院

王　婷　常德市第一中医院

王伟松　湖南中医药大学

王建国　湖南中医药大学

王俊捷　湖南中医药大学

王晋志　宁夏医科大学

王啸轶　湖南中医药大学

尹　萍　湖南省康复医院

尤伟杰　《武警医学》杂志编辑部

邓满霞　湖南中医药大学第一附属医院

龙　云　湖南中医药大学第一附属医院

卢世魁　湖南省血吸虫病防治所湘岳医院

卢豆豆　宁夏医科大学

冉俊宁　湖南中医药大学

冯　君　湖南中医药大学第一附属医院

刘　佳　湖南中医药大学

刘利华　湖南中医药大学第一附属医院

刘建和　湖南中医药大学第一附属医院

刘越美　湖南中医药大学第一附属医院

刘锦霞　邵阳学院附属第二医院

刘瑢臻　辽宁中医药大学

刘慧慧　湖南中医药大学

孙　丽　宁夏医科大学

孙　涛　湖南中医药大学第一附属医院

何　涛　湖南中医药大学

寿鑫甜　北京中医药大学

苏联军　湖南中医药大学中医学院

李　立　陕西中医药大学第二附属医院

李　苏　湖南中医药大学第一附属医院

李玉馨　湖南中医药大学

李学思　湖南中医药大学

李舒琪　长沙市第四医院

杨　杨　益阳市第一中医医院

杨成龙　湖南中医药大学第一附属医院

杨晓丹　广州中医药大学

杨耀间　湖南中医药大学

邹　灿　长沙仁和医院

邹吉涛　湖南中医药大学

宋雪云　湖南中医药大学第一附属医院

张　婷　湖南中医药大学

张　燕　湖南中医药大学第一附属医院

张杼惠　湖南中医药大学

张师瑾　湖南中医药大学

陈　程　湖南中医药大学

陈龙琼　湖南中医药高等专科学校附属第一医院

陈永亮　湖南省长沙市芙蓉区定王台街道社区卫生服务中心

范建民　湖南中医药大学第一附属医院

易　洪　湖南中医药大学第一附属医院

和承嬗　湖南中医药大学

周　正　常德职业技术学院

周小明　湖南中医药大学第一附属医院

欧阳俊　湖南天之恒教育管理有限公司

赵吉锐　湖南中医药大学第一附属医院

顾　诚　湖南省永州市道县濂溪街道社区卫生服务中心

胡志希　湖南中医药大学中医学院

胡慧玲　湖南中医药大学

袁　华　湖南中医药大学第一附属医院

袁恒佑　湖南中医药大学第一附属医院

夏晟宁　湖南中医药大学第一附属医院

钱舒乐　天津中医药大学

徐　宏　湖南中医药大学第一附属医院

唐　飞　湖南中医药大学

唐　云　湖南中医药大学第一附属医院

唐聪聪　湖南中医药大学

黄　巍　湖南中医药大学

曹　蛟　湖南中医药大学

龚培培　湖南省永州市道县中医院

章　琼　湖南中医药大学第一附属医院

盖亭伊　湖南中医药大学

梁惠珍　湖南中医药大学第二附属医院

彭　程　湖南省常德市第一中医院

彭银健　湖南省望城航运总公司职工医院

彭察安　三峡大学附属宜昌市第二人民医院

曾　英　湖南中医药大学第一附属医院

谭　彩　湖南中医药大学第一附属医院

谭　琦　湖南中医药大学第一附属医院

谭　超　湖南中医药大学第一附属医院

内容提要

　　作者系统收集了三届国医大师及其学术团队公开发表的医案、验方，并按肺系、心系、肝胆、脾胃、肾系、肢体经络、气血津液等内科病症，以及外科、妇产科、儿科、耳鼻咽喉、眼部、口腔和皮肤病症进行了归纳整理，遴选出118个病症及效验方418首。每方均按"组成""用法""功效""主治""加减""方解"等体例进行介绍，并对国医大师的组方原则和用药特色进行了精辟剖析，内容严谨实用，叙述简明扼要，适合中医、中西医结合临床医师学习使用。

前　言

自 2009 年国家相关部门组织开展"国医大师"的评选表彰工作以来，每 5 年进行一次评选，每届评出 30 位，目前已评出三届。评选国医大师，体现出党和国家对中医药事业的极大关心。国医大师是当代名老中医的杰出代表，是德高望重的学术泰斗。大师们理论造诣深厚，学术成就卓越，在全国及行业内具有重大影响，其学术思想和临证经验是中医药的宝贵财富。

针对国医大师的效验方展开研究，是继承和发扬中医学的一项重要课题。我们系统地收集了三届国医大师及其学术团队公开发表的医案、验方，并按肺系、心系、肝胆、脾胃、肾系、肢体经络和气血津液等内科病症，以及外科、妇产科、儿科、耳鼻咽喉科、眼科、口腔科、皮肤科病症进行了归纳整理。本书所涉及之验方，皆为国医大师集毕生所学而创的名方，亦为其学术思想与临证精华的具体表现，体现了国医大师对该疾病的独特见解，且展示出其专业特长。本书所记载的验方，组方严谨、疗效显著。针对每个验方，作者均对其"组成""用法""功效"和"主治"进行说明，并做简要分析，部分验方还介绍了"加减"应用，突出其实用性，对中医和中西医结合专业的临床医生具有重要的指导作用。

本书将多位国医大师治疗同一种病症的验方兼取并蓄，站在巨人的肩膀上，相当于请多位国医大师会诊，国医大师的验方是其数十年临证实践的精华，不仅可以在临床运用中发挥最佳疗效，而且可以增强我们临床工作者的辨证思维能力，深入学习其验方是传承其学术经验的重要方法。我们不仅要掌握其理法方药的来龙去脉，同时要学会思考，敢于创新，才能更好地继承、发展、运用国医大师的经验，为实现中医药的快速发展而努力！

在编写过程中，作者查阅了大量文献资料，以最大能力丰富和完善稿件的内容，但因时间仓促，如有疏漏甚至谬误之处，恳切期盼各位同仁批评，多提宝贵意见，以便再版之时得以纠正。

湖南中医药大学第一附属医院　刘建和

目 录

目录

第1章　肺系病症

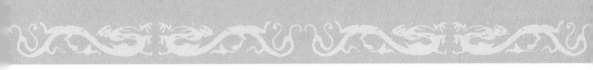

第一节　感　冒

清解散（李辅仁）

【组成】　金银花 20～30g,炙麻黄 3g,枳壳 10g,全瓜蒌 20g,荆芥 10g,防风 10g,柴胡 10g,薄荷（后下）5g,杏仁 10g,桔梗 10g,生甘草 3g。

【用法】　水煎服。

【功效】　宣肺解表,清热排痰。

【主治】　感冒发热者。

【方解】　李大师认为,外感之热,一靠解表汗出而散,一靠宣肺清热而解。故遣方用药,主张给邪以出路。本方金银花、薄荷疏散风热,清热解毒;炙麻黄宣肺平喘;枳壳、全瓜蒌清热化痰;荆芥、防风辛而微温,解表散邪;柴胡解表退热;桔梗、杏仁一宣一降,以复肺气宣降而止咳;甘草润肺止咳,调和诸药。此方配伍,不仅外散表邪,更注重通宣肺气,用以治疗感冒发热,疗效满意。

宣肺利气化痰汤（任继学）

【组成】　百部 15g,白前 10g,杏仁 20g,荆芥 10g,羌活 10g,紫菀 20g,款冬花 15g,马兜铃 15g,苍术 15g,厚朴 10g,陈皮 10g,白果仁 15g。

【用法】　水煎服。

【功效】　宣通肺气,利气化痰。

【主治】　感冒咳吐痰涎者。

【方解】　方中百部、紫菀、款冬花、马兜铃均入肺经,皆可止咳化痰;白前降气化痰;杏仁止咳平喘;荆芥、羌活疏风解表;苍术、厚朴燥湿健脾,祛风消痰;陈皮理气化痰;白果仁敛肺化痰定喘。诸药合用,既能宣通肺气以解外,又能利气化痰以除内,临床灵活运用,往往能取良效。

青英颗粒（颜德馨）

【组成】　羌活,蒲公英,大青叶,鸭跖草。

【用法】　开水冲服。

【功效】　发散解表,清解热毒。

【主治】　上呼吸道感染、流行性感冒、大叶性肺炎所致的发热、恶寒、咽痛、鼻塞流涕等病症。

【方解】　青英颗粒是由羌活、蒲公英、大青叶、鸭跖草四味中药组成的复方制剂,系颜大师治疗发热类疾病的经验方。全方具辛温辛凉、清热解毒之功效,有寒热并用之特点,别于以往辛凉之剂。方中羌活一味,性辛温,功善解表,《雷公炮制药性解》

称:"羌活气清属阳,善行气分,舒而不敛,升而能沉,雄而善散,可发表邪。"但解表之功当归其祛风力雄。《用药法象》曰:"治风寒湿痹,酸痛不仁,诸风掉眩,颈项难伸。"《汤液本草》则谓:"羌活气雄,治足太阳风湿相搏,头痛、肢节痛、一身尽痛者,非此不能除。"此药之应用紧扣风邪之病因。此外,本方剂的独特之处在于羌活虽为辛温之品,但也可用于治疗风热病证,与蒲公英、大青叶、鸭跖草三种清热药配伍,能充分发挥羌活疏风散邪之效,并鼓舞阳气达肺卫之表,助祛邪之力,肺卫气充,腠理固密,不为外邪所侵,同时又能抑其辛热之烈性。

解表宣肺饮(张灿玾)

【组成】 金银花 9g,薄荷 6g,前胡 6g,白前 6g,桔梗 6g,桑叶 6g,牛蒡子 6g,川贝母 6g,连翘 6g,炒杏仁 6g,甘草 3g。

【用法】 水煎服。

【功效】 辛凉透表,宣肺止咳。

【主治】 风热感冒,邪热犯肺者。

【方解】 方中金银花、连翘既能疏散风热,清热解毒,又可辟秽化浊,在透散卫分表邪的同时,兼顾了温热病邪易蕴结成毒及多夹秽浊之气的特点;薄荷、牛蒡子辛凉,疏散风热,清利头目,且可解毒利咽;前胡降气化痰,疏散风热;白前味辛甘、性平,长于降气化痰;桔梗味辛、苦,性亦平,善于开宣肺气;桑叶疏散风热,善走肺络,能清宣肺热而止咳嗽;炒杏仁苦降,肃降肺气;川贝母清热化痰,润肺止咳;甘草调和诸药。综观全方,体现了张大师辛凉宣肺的治疗特点,临床若运用得当,效果显著。

二陈宁嗽饮(张灿玾)

【组成】 陈皮 9g,制半夏 9g,茯苓 9g,金银花 15g,贝母 6g,桔梗 6g,炙枇杷叶 6g,白前 6g,前胡 6g,旋覆花 6g,甘草 6g。

【用法】 水煎服。

【功效】 燥湿化痰,降逆止咳。

【主治】 湿邪犯肺,肺气不宣,咳逆不止的感冒者。

【方解】 此方由燥湿化痰基本方二陈汤加味而成。半夏、陈皮理气行滞,燥湿化痰;佐以茯苓健脾渗湿,渗湿以助化痰之力,健脾以杜生痰之源;金银花疏散风热,解毒清热;贝母清热化痰,润肺止咳;炙枇杷叶止咳平喘;旋覆花、白前、前胡、桔梗降气化痰;甘草健脾和中,调和诸药。综合本方,结构严谨,散收结合,标本兼顾,共奏燥湿化痰、降逆止咳之功。

银翘甘桔汤(张灿玾)

【组成】 金银花 15g,连翘 12g,桔梗 9g,甘草 6g,蝉蜕 6g,僵蚕 6g,马勃 6g,薄荷

6g,牛蒡子 6g,七叶一枝花 6g,升麻 6g。

【用法】 水煎服。

【功效】 疏散风热,利咽开音。

【主治】 感冒上受,热结咽喉者。

【方解】 本方由银翘散加减而成,取金银花、连翘疏散风热,清热解毒之功;薄荷、牛蒡子辛凉,疏散风热,清利头目;桔梗开宣肺气而止咳利咽;蝉蜕、僵蚕、马勃、七叶一枝花、升麻合用加强利咽开音之效;甘草既可调和药性,又可利咽止咳。诸药相伍,使上焦风热得以疏散,咽喉肿痛得以消减。

参考文献

[1] 史学军.李辅仁治疗呼吸系统疾病经验浅谈[J].中国医药学报,2001,16(1):56-58.

[2] 任继学.中国名老中医经验集萃[M].北京:北京科学技术出版社,1993:191-192.

[3] 胡晓贞,颜乾麟,颜德馨.青英颗粒治疗急性上呼吸道感染临床观察[J].上海中医药大学学报,2007,21(4):42-44.

[4] 张灿玾.感冒病证治浅见[J].天津中医药,2010,27(1):1-4.

第二节 咳 嗽

内伤咳嗽自拟方(何任)

【组成】 天冬,麦冬,桑叶,枇杷叶,桑白皮,黄芩,当归,川贝母,生甘草,茯苓,白术,炙百部。

【用法】 水煎服。

【功效】 滋阴,润肺,止咳。

【主治】 久咳伤阴,阴虚火旺之咳痰者。

【方解】 方中天冬、麦冬养阴润燥,清肺生津;枇杷叶、桑白皮、炙百部止咳平喘;川贝母清热化痰,润肺止咳;黄芩清热解毒;白术健脾益气;茯苓健脾渗湿;生甘草止咳祛痰,调和诸药。

宣化理肺汤(李辅仁)

【组成】 南沙参 15g,桑白皮 15g,杏仁 10g,橘红 10g,紫苏梗 10g,桔梗 10g,炙枇杷叶 10g,炙紫菀 15g,款冬花 10g,炙前胡 15g,炒远志 10g,贝母 10g,甘草 3g。

【用法】 水煎服。

【功效】 宣肺平喘,化痰利气。

【主治】 肺失宣降之咳嗽咳痰者。

【方解】 根据肺的生理、病理特点,李大师提出"肺宜宣,痰应排"的治疗原则,自拟了宣化理肺汤。李大师一再强调,咳嗽是机体抗病的一种反应,是排痰外出,给邪以出路,是正能胜邪的表现。治疗上千万不要敛肺止咳,否则痰热不能被咳宣而出,郁闷于内,变生他证。用药上,宣肺化痰,善用炙前胡、炙紫菀、炙枇杷叶、橘红、紫苏子、贝母;宣肺平喘,善用炙麻黄、杏仁、射干;清肺热,善用金银花、桑白皮、苇茅根、生石膏、鱼腥草。咳嗽早期忌用五味子、川贝、白果、诃子等敛肺镇咳药物。

清润平降方（路志正）

【组成】 南沙参 15g,麦冬 12g,桃仁 12g,杏仁 12g,炒紫苏子 9g,黛蛤散（包煎）9g,炙百部 9g,茅根 15g,芦根 15g,炙甘草 6g。

【用法】 水煎服。

【功效】 清肺润肺,降气化痰。

【主治】 外感时邪咳嗽,迁延不愈,干咳少痰,或咳逆痰滞,以咳为主,或呛咳面赤,甚或胶痰闭阻气道致喘憋,阵发性加剧,痰白黏量少,舌淡红,苔薄而不厚腻,脉弦,或细,或寸脉小滑,或小数。

【加减】 久咳不止,加五味子 9g;咽痒不适,加木蝴蝶 9g 或青果 9g;痰滞难咳,加紫菀 9g;痰白量多,加清半夏 12g、茯苓 9g,同时桃仁易为薏苡仁 12g;肺气虚者加太子参 15g;肾阴虚者加枸杞子 9g、山茱萸 9g、制何首乌 9g、河车大造丸 9g(早、晚白开水送服)。

【方解】 路大师认为,长期慢性咳嗽,以咳为主者,要以内伤着手;非器质性病变者,以调整脏腑功能为先。此方用三子养亲汤之炒紫苏子,苦微辛平以降气化痰;止嗽散之炙百部,苦平润肺止咳,前人治疗久咳多选用;苦平辛润之桃仁、杏仁同用,既能肃降肺气止咳,又可辛润通络和血以利气机,熔降气、化痰、和血为一炉;南沙参、麦冬滋阴润肺;茅根、芦根清热润肺;另选少量甘而微温之炙甘草甘缓止咳,调和诸药。该方清润为主,苦平润降为辅,滋而不腻,凉而不寒,有补益之力而无升提之弊,不燥不烈,寓奇巧于平淡之中,气血痰标本兼顾,符合大多数咳嗽顽疾的病机特点,故收良效。

宣肺利水汤（张琪）

【组成】 麻黄 15g,生石膏 50g,苍术 15g,杏仁 15g,生姜 15g,玉米须 50g,西瓜翠衣 50g,滑石 20g,木通 15g,大枣 3 枚,甘草 10g。

【用法】 水煎服。

【功效】 宣降肺气,利水消肿。

【主治】 肺失宣降,水道失调,水湿泛滥之咳嗽身肿者。

【加减】 若肺气不宣且脾肾阳虚,见水肿、畏寒肢气、面黄、便溏、小便不利者,宜桂枝去芍药加麻黄附子细辛汤。

【方解】 方中麻黄宣散肺气;生石膏解肌清热;苍术健脾燥湿;杏仁利肺气;生姜

宣散发表;玉米须、西瓜翠衣、滑石、木通利水清热,助麻黄、生石膏宣发肃降,通调水道;大枣、甘草健脾气,助脾运化水湿。

人参清肺汤(张琪)

【组成】 人参,炙甘草,知母,阿胶,地骨皮,桑白皮,杏仁,枳壳,乌梅。

【用法】 水煎服。

【功效】 滋补气阴,降气止血。

【主治】 气阴两虚之咳嗽,气喘,咯血者。

【方解】 本方以补之、滋之、利之、敛之立法,临床疗效显著。方取人参、炙甘草补肺气,知母、阿胶、地骨皮滋肺阴,桑白皮、杏仁利肺气,枳壳、乌梅敛肺气。

化痰汤(张琪)

【组成】 半夏 10g,橘红 10g,苍术 10g,川厚朴 15g,茯苓 15g,薏苡仁 15g,杏仁 5g,莱菔子 10g,生姜 10g,甘草 10g。

【用法】 水煎服。

【功效】 温肺助脾,化痰利气。

【主治】 脾肺阳虚,聚湿生痰之咳嗽者。

【加减】 若为肺脾肾三脏阳虚,症见咳嗽、痰清稀、形寒肢冷、面白便溏、舌苔润滑、脉沉迟者,宜用加味真武汤;药用茯苓 15g,白术 15g,附子 10g,白芍 15g,生姜 15g,细辛 5g,五味子 10g,干姜 10g。

【方解】 方中半夏、橘红、莱菔子、杏仁化痰利气;苍术、川厚朴健脾燥湿;茯苓、薏苡仁、甘草健脾渗湿,诸药合用,以杜生痰之源;生姜温肺助脾。

泻肺汤(张琪)

【组成】 大黄 15g,瓜蒌 20g,黄芩 15g,柴胡 15g,杏仁 15g,薄荷 15g,紫菀 15g,紫苏子 15g,甘草 10g。

【用法】 水煎服。

【功效】 通腑泄热,宣肺解表。

【主治】 腑气不通,肺失宣降之咳嗽便结者。

【方解】 方中大黄通腑泄热;瓜蒌、黄芩清泻肺热;杏仁、紫菀化痰利气;柴胡、薄荷、紫苏子宣肺解表。

顿咳散(朱良春)

【组成】 蝉蜕 6g,僵蚕 6g,前胡 6g,生石膏 4.5g,杏仁 4.5g,川贝母 4.5g,海浮石 4.5g,六轴子 1.5g,北细辛 1.5g,陈京胆 1.5g。

【用法】　研极细末,每次 0.3g,白糖开水送服,每日可服 4～5 次(间隔 3 小时)。

【功效】　解痉止咳。

【主治】　百日咳。

【方解】　朱大师认为,顿咳的典型症状表现在痉咳期:持续性痉挛性呛咳,并伴有深长吸气声和哮鸣声,甚则吐食、鼻出血、目衄,显系肺金严重受戕,导致津液枯乏,痰火上升。人身之中,只有肝气和肝火才能肆虐如此。因为肝气横恣上逆,可以导致肝火升腾莫制(气有余便是火)。对照《易经》,肝属木,于卦为震,震为雷,则肝中所藏之相火为雷火,因其威力强大,又名霹雳火,故能反侮肺金,中医称为木火刑金或肝火刑肺。若再深入一层,雷火本来静谧地潜藏于肝木之中,何以会浮越于外而升腾莫制呢?朱大师认为,可能是由于百日咳杆菌这种邪毒秉强烈的燔灼之性,严重地耗伤了肝肾的真阴(根据乙癸同源之理,肝阴伤则肾阴多伤,肾阴伤水不涵木,又可加重肝阴伤),肝肾阴伤,则肝中所藏之雷火失于滋潜,必浮越于外而刑伤肺金。百日咳是一种顽固的痉咳,用"顿咳散"疗效较好。一般连服 2 日后可见缓解,5～6 日后可渐痊愈。

五子镇咳汤(朱良春)

【组成】　南天竹子 6g,白苏子 6g,车前子 6g,甜葶苈子 4g,六轴子 1g,百部 8g,甘草 3g。

【用法】　水煎服。一般连服 4～7 剂。

【功效】　降逆镇咳。

【主治】　百日咳,又名顿咳。

【方解】　南天竹子,为南天竹的果实,又名天竺子。性平,味酸、甘,功能敛肺镇咳,用于久咳气喘、百日咳。六轴子,为杜鹃花科植物羊踯躅(闹羊花)的果实,味苦,性温,《饮片新参》说它"敛肺……化痰,定喘咳",朱大师常以之作为镇咳药,屡有效验。朱大师认为,百日咳又名顿咳,较为顽缠,可以用"五子镇咳汤"治之。

邓氏咳嗽方(邓铁涛)

【组成】　金银花 15g,桑叶 10g,连翘 10g,玄参 10g,百部 10g,冬瓜仁 6g,苇茎 30g,千层纸 10g,仙鹤草 15g,杜果核 30g,薏苡仁 30g,甘草 5g。

【用法】　用净水 750mL(三碗),煎煮为 200mL(大半碗),复渣用净水 500mL(两碗),煎煮为 200mL(大半碗)。每日 1 剂,分 2 次服。

【功效】　清肺止咳,除痰化湿。

【主治】　上呼吸道感染、下呼吸道感染(支气管炎、肺部感染),证属内热(包括湿热)者。

【加减】　咳嗽甚者,损伤咽喉支气管黏膜,痰带腥味或有血丝,可加鱼腥草 15g,

七叶一枝花 15g;咳嗽痰稠,排痰困难者,加浙贝母 15g,浮海石 10g;老人咳嗽兼气促者加莱菔子 15g,紫苏子 15g。

【方解】 此方是邓大师治疗外感咳嗽,以及治疗失当,或不注意禁口(如咳嗽初起进食鸡汤、猪肉汤之类),外感传里者。

邓大师指出:"咳嗽是最常见的、比较易治有时又极不易治的一种病证。说它易治,如感冒咳嗽,按四时感冒辨证论治不难治愈。说它难治,除了肺部病变如结核、肺癌等难治之病有咳嗽之外,有时外感咳嗽治疗失当,或不注意禁口(如咳嗽初起饮了鸡汤、猪肉汤之类)往往 20 日以至 1～2 个月不愈。凡治咳嗽,只知消炎而不分天时、不知地理者,难治此等咳嗽。"

此后,邓氏咳嗽方又被弟子刘小斌作为治疗咳嗽常用方,治疗大量外感咳嗽患者,其清肺止咳、除痰化湿疗效确切。亦有胸膜炎咳嗽、气胸咳嗽、过敏咳嗽、慢性支气管炎咳嗽证属内热(包括湿热)者,服之甚效。对于系统性硬皮病、肺局部纤维化患者(需要长期使用激素治疗)咳嗽时服用此方,也有阶段性效果。

参考文献

[1] 何任.肺系病症诊治说略[J].浙江中医学院学报,2003,27(2):18-19.

[2] 史学军.李辅仁治疗呼吸系统疾病经验浅谈[J].中国医药学报,2001,16(1):56-58.

[3] 冷厚香.路志正治疗顽咳特色[J].中医研究,2000,13(1):16-17.

[4] 葛红颖.张琪辨治肺系疾病经验[J].山东中医杂志,2003,22(7):437-438.

[5] 朱良春.国医大师临床经验实录·国医大师朱良春[M].北京:中国医药科技出版社,2011:151.

[6] 刘小斌,郑洪.国医大师临床经验实录·国医大师邓铁涛[M].北京:中国医药科技出版社,2011:149-150.

第三节 哮 喘

射麻平喘汤(李辅仁)

【组成】 射干 10g,炙麻黄 3～10g,杏仁 10g,生石膏 30g,桑白皮 15g,紫苏子 5～10g,葶苈子 10g,白芥子 5g,紫苏梗 10g,桔梗 10g,橘红 10g,鱼腥草 15g,金银花 20g,炙紫菀 15g,甘草 3g。

【用法】 水煎服。

【功效】 清热化痰,止咳平喘。

【主治】 痰热所致热哮之急性期。

【方解】 哮喘病是上实下虚证,所谓"上实",就是痰饮内伏,肺之气道壅塞;"下虚",就是肾虚不纳气。李大师指出,慢性咳喘疾病的发病机制是"内有伏痰,加之外邪引动"。强调"勿忘宣肺排痰,健脾化痰,以洁净肺之气道"。所谓"内奸"已除,"外贼"难犯。在中医的"急则治其标,缓则治其本"的传统理论基础上提出"缓则标本兼治"的原则。具体而言,治标——洁净肺之气道,应从化痰瘀出发;治本——绝痰之源,从健脾化痰、补肾纳气入手。本方中射干、炙麻黄、杏仁、桑白皮、紫苏子、葶苈子、白芥子、炙紫菀、紫苏梗、桔梗、橘红化痰降气平喘;生石膏、鱼腥草清解肺热;金银花清热解毒,疏散风热;甘草甘缓止咳,调和诸药。此方用于治疗痰热所致热哮急性期,临床往往可取得良效。

咳喘丸（李辅仁）

【组成】 冬虫夏草 50g,百合 50g,百部 50g,鱼腥草 30g,茯苓 50g,款冬花 30g,前胡 50g,桑白皮 30g,炒远志 30g,半夏 30g,南沙参 50g,炙紫菀 50g,杏仁 30g,泽泻 50g,川贝母 30g,浙贝母 30g,枸杞子 50g,金银花 50g,丹参 50g。

【用法】 上药共研极细末,过箩去渣,水泛为丸。每日早、晚各服 6g。

【功效】 健脾化痰,补肾纳气。

【主治】 慢性咳喘性疾病之缓解期。

【方解】 本方是从治本——绝痰之源,从健脾化痰、补肾纳气入手。方中冬虫夏草与百合、南沙参、川贝母、浙贝母合用以补肾益肺,化痰止咳平喘;百部、款冬花、前胡、桑白皮、半夏、炙紫菀、杏仁化痰止咳平喘;茯苓健脾益气;炒远志祛痰止咳。用于慢性咳喘性疾病缓解期,常能取得较好的疗效。

宣肺降肃饮子（李玉奇）

【组成】 炙麻黄 15g,桂枝 5g,蜜马兜铃 15g,白前 15g,干姜 5g,黄芩 10g,细辛 5g,炒杏仁 10g,桑白皮 20g,皂荚 5g,茯苓 20g,白芥子 10g,甘草 10g。

【用法】 水煎服。

【功效】 祛风化热,实脾利湿。

【主治】 季节性哮喘,多发于初春、仲夏和金秋之时者。

【方解】 李大师认为,本病发自于肺,责之于脾,究之于肾,或可在特定条件下发作。所谓特定条件,系指患者本身感受外邪,迥于寻常,如季节气候之改变或过敏而骤然发病。本方中炙麻黄、蜜马兜铃、白前、炒杏仁、桑白皮、皂荚、白芥子化痰止咳平喘;桂枝既可温扶脾阳以助水运,又可温肾阳,逐寒邪以助气化,而行水湿痰饮之邪;干姜、细辛温肺化饮;黄芩清热燥湿;茯苓健脾渗湿。全方配伍严谨,临床疗效显著。

宣肺一效汤（李玉奇）

【组成】 蝉蜕 20g,僵蚕 15g,白前 15g,白鲜皮 15g,薤白 15g,白芥子 10g,五灵脂 10g,葶苈子 10g,白果 15g,款冬花 15g,甘草 15g。

【用法】 水煎服。

【功效】 宣肺祛邪。

【主治】 过敏性哮喘。

【方解】 方中蝉蜕疏散风热;僵蚕化痰散结;白前、白芥子、葶苈子、白果、款冬花化痰止咳平喘;白鲜皮清热燥湿,祛风解毒。在临床中偶有服药过敏者,遍身起荨麻疹,而方书鲜有记载抗过敏药物,李大师多年来治验荨麻疹,方中必用白鲜皮。其将白鲜皮用于过敏性哮喘,以证实有无抗过敏作用。在治疗10例过敏性哮喘病中,不加白鲜皮效果不佳,加白鲜皮效果满意。

益气平喘煎(李玉奇)

【组成】 冬虫夏草5g,蛤蚧1对,炒杏仁15g,阿胶10g,紫菀15g,茯苓20g,紫苏子10g,天冬20g,枇杷叶20g,黄芩5g,玄参10g,款冬花15g,甘草10g。

【用法】 水煎服。

【功效】 滋补肾气,润肺清燥。

【主治】 肾不纳气型哮喘。

【方解】 本方用冬虫夏草、蛤蚧补肾益肺,纳气平喘;炒杏仁、紫菀、紫苏子、阿胶滋阴润肺;天冬、枇杷叶、款冬花化痰止咳;黄芩清泻肺热;玄参滋阴润燥。诸药相配,肺肾并补,润燥得宜,共奏滋补肾气,润肺清燥之功。

温养化痰方(周仲瑛)

【组成】 生黄芪15g,紫河车粉3g,山茱萸9g,五味子6g,淫羊藿10g,紫石英15g,姜半夏10g,款冬花10g,露蜂房10g,僵蚕10g,蝉蜕6g,桃仁10g。

【用法】 水煎服。

【功效】 温化寒痰,补益肺肾。

【主治】 肺肾亏虚,寒痰伏肺之支气管哮喘。

【方解】 方中生黄芪补气固表,肺气充盛,则宣降自如,表固则不受邪侵;山茱萸酸温益肾;紫河车补肾纳气;淫羊藿温补肾阳;紫石英温肾纳气;五味子敛肺平喘;姜半夏、款冬花温肺化痰,止咳平喘;僵蚕、蝉蜕祛风化痰,以祛伏痰;露蜂房祛风解痉;桃仁活血化瘀。诸药相合,共奏扶正祛邪之功,肺肾功能得以恢复,寒痰祛除,故收效满意。

祛风定喘丸(朱良春)

【组成】 蝉蜕45g,黄荆子15g。

【用法】 上药共研细末,炼蜜为丸。每次服6g(幼儿酌减),每日3次。发作时服量可增至9～12g,不发作时可以减小剂量,每日3次巩固。

【功效】 祛风定喘。

【主治】 哮喘,荨麻疹。

【方解】 方中蝉蜕祛风平喘,现代药理研究证实有解除支气管平滑肌痉挛作用;黄荆子镇咳平喘,现代药理研究证实除能解除支气管平滑肌痉挛外,还有一定消炎作用。朱大师认为,某些哮喘与荨麻疹均为过敏性疾病,故在治疗上有其共同之处。临床以单方"祛风定喘丸"治疗,收效甚好。

固本定喘汤(李济仁)

【组成】 党参,五味子,葶苈子,山药,杏仁,白芥子,生龙骨,生牡蛎。

【用法】 水煎服。

【功效】 肺肾同治,固本定喘。

【主治】 虚证哮喘。

【加减】 有寒饮者加细辛、干姜,痰热者加鱼腥草、桑白皮,痰多者加半夏、海蛤粉。

【方解】 实证哮喘,其病在肺,宣肺、化痰、降逆最易平息。虚证哮喘,病久肺病累肾,且痰饮内伏,宿根难除,治疗颇为棘手。盖久病哮喘,本虚标实,虚则肺肾俱虚,实则挟痰伏饮,因而缠绵难已。近年来,西医常用激素之类平喘,初则效如桴鼓,久则失效且依赖激素而难以停药。此外,激素用久,莫不伤肾,患者常有背寒畏冷、颜面虚浮之特征,给治疗带来一定困难。因此,治虚证哮喘,必须标本兼顾,肺肾同治。

止喘汤(卢芳)

【组成】 炙麻黄,杏仁,葶苈子,黄芩,白前,半夏,紫苏子,白芥子,木蝴蝶,桔梗。

【用法】 水煎服。

【功效】 宣降肺气,化痰平喘。

【主治】 实喘型慢性阻塞性肺疾病(COPD)之痰浊壅肺证或痰热郁肺证。

【加减】 气虚者,加人参、蛤蚧、黄芪、党参。

【方解】 实喘型COPD临床上分为痰浊壅肺型和痰热郁肺型。痰浊壅肺型临床表现为胸膺满闷,短气喘息,稍劳即著,咳嗽痰多,色白黏腻或呈泡沫样,畏风易汗,脘痞纳少,倦怠乏力,舌暗,苔薄腻或浊腻,脉弦滑。痰热郁肺型临床表现为咳逆,喘息气粗,胸满,目胀睛突,痰黄或白,黏稠难咳,或伴身热,微恶寒,有汗不多,口渴欲饮,尿黄,便干,舌边尖红,苔黄或黄腻,脉数或滑数。对于实喘型COPD的治疗,卢大师认为,治疗重在肺,同时兼顾脾肾,"肺为华盖,主气司呼吸,通调水道"。宣降肺气,化痰平喘是主要方法,应贯穿始终,余者清热化痰、化饮活血宜据病情而定。方中重用炙麻黄为君药,根据体质可用15～30g,炙麻黄药性辛散而微兼苦降之性,可外开皮毛的郁闭,以使肺气宣畅,内降上逆之气,以复肺司肃降之常,故善平喘,为主治肺气壅遏所致喘咳的要药。根据现代药理学研究,炙麻黄所含的麻黄碱和伪麻黄碱均有缓解支气管平滑肌痉挛的作用,可缓解气道的压力,其煎剂有抗病原微生物作用。臣以杏仁、葶苈子、黄芩配伍清热降气平喘。佐以白前、半夏、紫苏子、白芥子配伍化痰平喘。木蝴蝶、桔梗为使药,清利咽喉。

参考文献

[1] 史学军.李辅仁治疗呼吸系统疾病经验浅谈[J].中国医药学报,2001,16(1):56-58.

[2] 李玉奇.中国百年百名中医临床家丛书·李玉奇[M].北京:中国中医药出版社,2001:36-38.

[3] 王志英,周学平,郭立中,等.周仲瑛教授从风痰论治支气管哮喘的经验介绍[J].南京中医药大学学报,2010,26(1):67-69.

[4] 朱良春.国医大师临床经验实录·国医大师朱良春[M].北京:中国医药科技出版社,2011:151.

[5] 李艳.国医大师临床经验实录·国医大师李济仁[M].北京:中国医药科技出版社,2011:77-78.

[6] 李光,李倜,赵冬丽,等.国医大师卢芳自拟止喘汤重用麻黄治疗实喘型慢性阻塞性肺疾病[J].湖北民族学院学报(医学版),2019,36(4):54-55,63.

第四节 支气管炎

清肺定咳汤(朱良春)

【组成】 金荞麦20g,鱼腥草(后下)15g,白花蛇舌草20g,天浆壳12g,化橘红6g,苍耳子10g,枇杷叶(去毛,包)10g,生甘草5g。

【用法】 水煎服。

【功效】 清肺化痰,定咳退热。

【主治】 支气管炎,风热流感,肺炎久咳而偏于痰热者。

【加减】 高热咽喉肿痛,腮肿目赤加蝉蜕、僵蚕(借两者疏风热,利咽化痰,抗过敏之用);恶寒者加炙麻黄3g;高热便秘者加牛蒡子或生大黄;咳喘甚者加葶苈子、桑白皮。

【方解】 清肺定咳汤乃朱大师自拟之通治风热久咳方,此方对痰热蕴肺之久咳痰多或痰黏阻滞、咳唾不爽之证最为合拍。方中金荞麦又称天荞麦、野荞麦、开金锁,名出《植物名实图考》,性味甘寒,微苦涩,有清热解毒、祛风利湿、活血祛瘀功能。《分类草药性》谓其能补中气,养脾胃,治咽喉肿痛、肺脓肿、肝炎、筋骨酸痛、菌痢、白带异常等,有清化痰热之功。朱大师治疗风热久咳,肺、呼吸道及肠道感染,喜以本品和鱼腥草为药对。鱼腥草性味辛寒,功能清热、解毒、利尿、消肿。《分类草药性》谓能去食积,补虚弱,亦是治疗肺及呼吸道感染的良药。药理研究表明,其有抗菌消炎、增强免疫功能和利尿通淋三大作用。二药相伍,其清化痰热和利湿之功相得益彰,盖无湿不生痰,无热不生痰,湿和热是酿痰之因,湿和热交混蕴结,则痰旋除旋生。二药相伍同为清热祛湿,湿热二邪分化则痰无再生,不是祛痰,胜似祛痰,痰消则久咳自止。章次公言"祛痰古称宣肺,镇咳古称肃肺",故分化湿热二邪,即是杜绝痰热再生的治本之法。《分类草药性》谓金荞麦能补中气、益脾胃,鱼腥草能去食积、补虚弱,确有其理,因甘可悦脾,甘寒能养阴补益肝肾,且鱼腥草微辛,金荞麦微苦涩,微辛能开,微苦能降,微涩能补。方中白花蛇舌草除助其分化湿热二邪和清化痰热之外,还能提高机体抗病能力和调节免疫功能。天浆壳亦名萝藦荚,性味咸平,能软坚、化痰、清肺、止咳、平喘。枇杷叶微苦辛,清肺和胃,降气化痰,气下则火降痰顺,而逆者不逆,呕者不呕,咳者不咳。天浆壳和枇杷叶均镇咳平喘,用量不可过大,此方有宣肃同用之妙。方中借苍耳子有抑制流感病毒和抗过敏之作用,又能祛湿升阳通督,朱大师喜掺用流感方中意寓扶正。化橘红调中化痰,甘草润肺止咳,共奏清肺定咳之功。

旋覆夏麻芍草汤(朱良春)

【组成】 旋覆化 8g,生半夏 6~10g,生麻黄 1.5g,茯苓 6g,生姜 3 片,生白芍 3g,甘草 3g。

【用法】 取口杯加盖,隔水炖服。

【功效】 辛温疏散,宣肺祛痰。

【主治】 凡因中西医误治之外感风寒久咳不愈者,毋论新久虚实或寒热夹杂,甚至缠绵数月或半年未见化燥化火者,或遍用中西诸药未效者,尤其对老弱虚人、小儿不耐抗生素或中西止咳药无效者。此方以其简便轻灵而屡建奇功,通治风寒久咳。

【加减】 咽痛喉痒者,加桔梗 5g、前胡 5g、薄荷 2g;恶风、食少乏力、手足不温者,加徐长卿 10g、荆芥 6g;久咳痰少黏稠者,加浙贝母 6g、桑叶 6g。

【方解】 朱大师治咳用药主张简便轻灵,简便轻灵之品能开达上焦,肺位上焦,治"上焦如羽,非轻不举"。风寒郁闭于肺,是外感久咳不愈之主要原因,临证中见风寒久咳者较多。究有外感风寒误投辛凉或甘寒之过,有早用镇咳肃肺之品至风寒郁闭于肺,更值一提时医统以炎症为热证,不论寒热,气管炎、流行性感冒、上呼吸道感染,统以消炎论治,均投类似寒凉中药之类的抗生素和消炎药,或以清热解毒中药统治"炎症",殊不知中医的辛温疏散、宣肺祛痰、发汗温阳等均有"消炎"之奇效。咳嗽之总病机为痰涎或水饮。《黄帝内经》云:"聚于胃,关于肺。"上方辛开渗利,方中旋覆花、生半夏,降逆和胃,而又加茯苓以涤饮除痰。在张仲景《伤寒论》《金匮要略》中,咳者加半夏,痰多加茯苓,几为定律。盖旋覆花、半夏降逆,则气降咳自止;茯苓利水,则水去痰自除。

此方乃熔张仲景旋覆代赭汤、小半夏加茯苓汤、芍药甘草汤、甘草麻黄汤于一炉,并以旋覆花合小半夏汤为组方主药。方中旋覆花咸温微辛,功能为消痰、下气、软坚、行水,伍半夏、生姜,又取三药之辛开,辛者能散能横行,故能携麻黄宣散肺气达于皮毛,降中有宣,宣中有降,肺之治节有权。取旋覆花之味咸,咸能入肾,故能纳气下行以归根,使胃中之痰涎或水饮下行,即无上逆犯肺之害。方中少用生白芍、甘草,以酸甘合化,既益肺津,又轻敛肺气,且二药为伍,有缓解支气管平滑肌痉挛之功,故有止咳作用。临床反复体会生半夏、旋覆花、生姜、白芍、甘草五药在方中为举足轻重之品,不可代替。此方药简,剂小量轻,不取煎服,而取口杯加盖隔水炖服,亦是取效之关键。

久咳丸(朱良春)

【组成】 五味子50g,罂粟壳600g,白矾30g,杏仁72g。

【用法】 上药研极细末,炼蜜为丸,如绿豆大,每次服10~15丸,每日2次。

【功效】 定喘止嗽。

【主治】 久咳不已,或频频咳嗽,影响休息或睡眠者。

【方解】 本方中五味子味酸收敛,甘温而润,能上敛肺气,下滋肾阴,为治疗久咳虚喘之要药;罂粟壳酸收,主入肺经,具有较强的敛肺气止咳逆作用;白矾、杏仁化痰止咳。全方有定喘止嗽之功,无敛邪闭肺之弊,但有外邪发热者,暂勿服用。

加味小青龙汤(张琪)

【组成】 麻黄10g,半夏10g,五味子10g,白芍10g,桂枝10g,甘草10g,肉苁蓉10g,细辛5g,干姜5g,熟地黄25g,淫羊藿15g,枸杞子15g。

【用法】 水煎服。

【功效】 温寒化饮。

【主治】 痰饮宿痰,外感寒邪之咳喘,慢性支气管炎、肺气肿属痰饮病者。

【方解】 慢性支气管炎、肺气肿属痰饮病,若复感外邪,则常见咳嗽,咳痰呈泡沫清稀状,甚则气喘不得卧,伴发热恶寒,肢体酸楚,舌白润,脉浮滑等。此为表寒里饮之证,小青龙汤解表化饮止咳为首选,药后汗出而诸症缓解。临床观察,如属新感,病愈不易复发;如属痰饮宿积咳喘之症不易根治,多遇寒而发。张大师根据临床患者常伴小便清频、手足逆冷,多在小青龙汤基础上加用补肾之品,如熟地黄、肉苁蓉、淫羊藿、枸杞子等,命名为加味小青龙汤,以增强疗效,控制复发。

清肺饮(张琪)

【组成】 麦冬20g,沙参15g,知母10g,川贝母15g,桑白皮10g,鱼腥草30g,生地黄15g,黄芩10g,瓜蒌20g,桔梗15g,枳壳15g,甘草10g,半夏15g。

【用法】 水煎服。

【功效】 清肺养阴,止咳化痰。

【主治】 慢性支气管炎、支气管扩张症、肺部感染等以咳逆上气,痰黏稠不爽或痰黄黏,胸闷或痛,舌红少津,脉滑或数等。

【加减】 若喘不得卧,加葶苈子、杏仁;身热不退,加金银花、连翘;有表证外邪不解,加麻黄。

【方解】 方中麦冬、沙参、知母、生地黄清肺养阴;黄芩、桑白皮泻肺热;枳壳、桔梗利肺气;瓜蒌开胸利膈;半夏化痰;鱼腥草清热解毒,专清肺经热邪,为治风热犯肺之要药。近代药理证实,鱼腥草有效成分鱼腥草素在体外实验对流感杆菌、肺炎球菌、金黄色葡萄球菌有明显抑制作用,故本方以此药为主药,既能清泄肺热又能利尿消肿,临床用之屡屡有效。

三阴固本方(郭子光)

【组成】 蛤蚧 2 对(去眼珠),冬虫夏草 20g,紫石英 60g,紫皮核桃 60g,上等沉香 30g,川贝母 30g,五味子 50g,山茱萸 50g,枸杞子 50g,白术 50g,巴戟天 50g,熟地黄 50g,甜杏仁 50g,茯苓 50g,炒白果仁 50g,半夏 50g,人参 50g,黄芪 100g,桑白皮 100g,山药 100g,甘草 40g。

【用法】 上药共研极细末,炼蜜为丸,每次服 8~10g 的丸药,每日 3 次。上药为40 日量。

【功效】 肺脾肾三脏并治,阴阳两调,气阴双补,扶正固本。

【主治】 慢性支气管炎之迁延缓解期。

【加减】 畏寒肢冷、阳虚甚者,加肉桂 40g、补骨脂 50g、熟附子片 30g。

【方解】 本方扶正固本,不论单纯型或喘息型,只要是迁延缓解期,均可以本方从本图治,以增强体质,增强抗病能力,改善肺功能。本方也可在间歇期实行冬病夏治,做预防性治疗(在易发病季节之前服两个疗程,每 20 日为一个疗程,疗程间休息3~5 日)。

此方予熟地黄、枸杞子等滋阴,巴戟天等温阳,使阴阳两调,蛤蚧、冬虫夏草、人参、黄芪、五味子等气阴双补,既补肺以益卫气固表,以防外邪侵袭,健脾以杜生痰之源,亦有培土生金之意,又益肾以固本,以达肺脾肾三脏并治之功。

小青龙汤变方(裘沛然)

【组成】 麻黄,桂枝,细辛,干姜,龙胆草,黄芩,甘草,五味子(或诃子),桃仁,杏仁,制半夏,紫菀,前胡,枳壳(或枳实)。

【用法】 水煎服。

【功效】 辛温蠲饮,苦寒泄肺。

【主治】 慢性支气管炎之寒热兼夹证。

【加减】 如气喘较剧,加葶苈子、白芥子、紫苏子;痰多,加竹沥、天南星;肢体水肿,加猪苓、茯苓、车前子;气虚,加人参、黄芪;肾虚,加补骨脂、巴戟天等。

【方解】 方中麻黄、桂枝疏解表邪；细辛既可表散风寒，又能内化寒饮,并有止嗽之功,一药三用,其功颇宏,《长沙药解》云其能"敛降冲逆而止咳,驱寒湿而荡浊,最清气道,兼通水源,温燥开通,利肺胃之壅阻……专止咳嗽",其与五味子配伍,一散一收,既收敛耗散之肺气,又不致凝邪；干姜为温化寒饮之良药,"同五味则通肺气而治寒嗽"(《本草求真》)；龙胆草、黄芩苦寒,降肺气,清痰热,其与细辛、干姜相伍,寒温并用,为惯用的配伍方法,对慢性支气管炎等寒热兼夹之证颇为收效；尤其甘草一味,书皆云其有调和诸药之功,其实甘草还是一味极佳的止咳药,即使胸满痰涌之症,但用无妨。《汤液本草》谓"中不满而用甘为之补,中满者用甘为之泄,此升降浮沉也"；枳壳(枳实)利气宽胸,古贤所谓"治痰先理气"是也；余药为化痰止咳之品。全方清肺与温化合用,辛散与酸收并投,化痰与顺气兼顾,对慢性支气管炎的病机颇为切合,故有较好疗效。

生津益肺汤（李振华）

【组成】 辽沙参20g,石斛15g,知母12g,川贝母12g,桔梗10g,前胡8g,黄芩10g,杏仁10g,生桑白皮15g,地骨皮18g。

【用法】 水煎服。

【功效】 补气养阴,生津润肺。

【主治】 慢性支气管炎(久咳)之肺阴虚损者。症见干咳少痰或痰少难咳,咽痒声哑,盗汗颧红,口干,便干,舌红少苔。

【方解】 前人言"肺无补法",是为告诫后学者,治疗咳嗽不可骤用补法,以免闭门留寇,因此,补气阴应该用于久咳确无实邪。若阴虚合并有表邪未解,或内挟痰热实邪,则可在散表祛邪的同时,兼用补气养阴。方中用辽沙参、石斛、地骨皮等滋阴益气,清热润肺；黄芩、前胡、川贝母等清肺化痰止咳；桔梗与杏仁宣降肺气。另则,久咳肺张叶举,肺气浮散无根,咳不易止,可稍敛肺气,李大师常选用五味子、炙款冬花、百合、诃子之中一二味以收敛止咳。

参考文献

[1] 邱志济,朱建平,马璇卿.朱良春治疗外感久咳的经验和特色选析·著名老中医学家朱良春临床经验(25)[J].辽宁中医杂志,2002,29(1):18-19.

[2] 刘耒,迟继铭.张琪教授运用仲景方治疗咳喘的经验[J].中医药学报,2001(5):36.

[3] 张佩青.国医大师临床经验实录·国医大师张琪[M].北京:中国医药科技出版社,2011:133.

[4] 郭子光.现代中医治病学[M].成都:四川科学技术出版社,2002:87-88.

[5] 裘沛然.裘沛然再谈疑难杂症——辛温蠲饮,苦寒泄肺:治疗慢性支气管炎、肺源性心脏病[J].现代中医药,2004,24(3):30-33.

[6] 杨晓庆,黄清.李振华教授辨治咳嗽经验[J].中国现代医生,2009,47(3):490.

第五节 肺 炎

加味麻杏甘石汤（张琪）

【组成】 麻黄10g,黄芩10g,川贝母10g,桔梗10g,甘草10g,杏仁15g,牛蒡子15g,生石膏50～100g。

【用法】 水煎服。

【功效】 解表清热,化痰止咳。

【主治】 表邪不解,邪热迫肺之肺炎咳喘。

【加减】 如见舌红少津,为肺阴亏耗,宜于方中加沙参、麦冬、玉竹、生地黄。

【方解】 麻杏甘石汤治疗上呼吸道感染、肺炎甚效。张大师常在此方基础上加川贝母、鱼腥草、黄芩,以增加清肺化痰之效,尤以小儿肺炎效佳。但生石膏之量以大于麻黄10倍为佳,故此方取名加味麻杏甘石汤。生石膏为质重之药,似与轻清宣透相悖,但据张大师临床经验,生石膏与麻黄合用不仅不会遏制邪气外出,反而有解肌透表之功,尤其肺热甚者非此药不能收功。

肺炎方（颜德馨）

【组成】 半枝莲,鸭跖草,金荞麦,鱼腥草,虎杖,百部。

【用法】 水煎服。

【功效】 清肺解毒,活血化痰。

【主治】 急性肺炎者,湿邪入肺发热,恶风寒,咳嗽咳痰,气喘,胸痛,口渴,或伴高热呓语,神昏肢厥等。

【加减】 若恶寒无汗者,加羌活发汗退热;高热便秘者,加生大黄通便泄热;咳喘甚者,加葶苈子宣泻肺热。

【方解】 肺炎涉及中医学"风温""咳喘""厥脱"等范畴,病初多见发热,恶风寒,咳喘,胸痛,口渴;倘若失治误治,病邪入里,则见高热呓语、神昏肢厥等。辨证虽有卫气营血之分,但其病机总由温邪直袭肺卫,热毒与气血相悖而为病,其主症高热、咳喘、脓痰均与热毒有关。热毒搏结营卫,卫强营闭而高热;壅遏肺道,气失肃降而咳喘;灼伤津液,炼津煎液而为脓痰。故治疗急性肺炎,当从热毒袭卫、痰瘀壅肺立法。颜大师自拟肺炎方,经临床多年应用,疗效显著。此方取半枝莲、鸭跖草为君,其性味苦寒,功效清热解毒,善退热毒之邪;金荞麦与鱼腥草均为治疗肺痈良药,既能清热解毒,又可活血化痰,辅助君药增强清肺解毒之力;肺与大肠相表里,故佐以虎杖泄腑通便,致使邪有出路;使以百部,润而不燥,开泄降气,化痰止咳。诸药合用,共奏清肺解毒、活血化痰之功效。

参考文献

[1] 刘耒,迟继铭.张琪教授运用仲景方治疗咳喘的经验[J].中医药学报,2001,29(5):36.
[2] 颜乾麟.国医大师临床经验实录·国医大师颜德馨[M].北京:中国医药科技出版社,2011:109-110.

第六节 肺 结 核

何氏加味地黄丸(何任)

【组成】 北沙参12g,生地黄20g,天冬10g,麦冬10g,牡丹皮10g,五味子6g,黄柏10g,山药10g,炙百部20g,平地木15g,茯苓20g,炙龟甲15g,山茱萸10g,仙鹤草20g。

【用法】 水煎服。

【功效】 养阴益肺。

【主治】 肺结核之肺阴虚证。

【方解】 劳瘵病程缓慢,并有传染,多因瘵伤正气,正不胜邪,而感受瘵虫所致。其证多见潮热、盗汗、咳嗽、咯血、胸痛、消瘦,舌红脉细等。此种病类似肺结核,故其治宜一面补虚,复其真元;一面杀虫,绝其病根。肺痨之补虚,主要是补阴虚,以滋阴为主。火旺者兼以降火,略助以益气。亦有少数兼见阴阳两虚者,则兼顾之。此方由六味地黄丸去泽泻,加北沙参、天冬、麦冬、炙龟甲、炙百部以养阴润肺;加平地木化痰止咳,利湿,活血;针对肺结核咯血,加用仙鹤草以收敛止血。

保肺丸(朱良春)

【组成】 土鳖虫120g,紫河车120g,百部180g,制何首乌450g,白及450g,生地榆180g,葎草180g,黄精180g。

【用法】 前5味共碾粉末,另以后3味煎取浓汁泛丸,烘干或晒干,每次服9g,每日2～3次。

【功效】 活血散瘀,培土生金。

【主治】 肺结核。如耐药性强的肺结核,或用抗结核西药治愈的肺结核后遗症。

【方解】 朱大师所创之"保肺丸"乃是其继承张锡纯学术的一大创新,后辈历年证之临床,屡收理想的效果。此方配伍精当,用土鳖虫活血散瘀,穿透厚壁空洞,推陈致新;配合白及补肺泄热,敛肺止血,逐瘀生新,消肿生肌。何首乌制用能滋补肝肾,李时珍谓其功在地黄、天冬之上。紫河车大补气血,《本草经疏》谓其"乃补阴阳两虚之药,有返本还元之功"。性虽温而不燥,有疗诸虚百损之功能,其扶正祛邪排毒之力远胜于"十全育金汤"中之野台参。现代药理证明其含有多种抗体及脑垂体激素,能诱生干扰素以抑制多种病毒。百部杀虫而不耗气血,《滇南本草》谓其能"润肺,治肺热咳嗽,消痰定喘,止虚劳咳嗽,杀虫",现代药理证明其抗多种病菌且抑制结核杆菌。生地榆清热凉血,护胃抗痨,收敛止血。肺结核即肺痨,多有潮热盗汗、咳嗽、咯血等阴虚火旺症状,生地榆对肺结核之潮热尤为显效,朱大师谓其微寒而不凝,性涩而不滞,止血尚能行血,敛热又可化瘀。葎草散结除蒸,擅退虚热,对肺结核之低热,或谓痨热,朱大师尤喜用之。黄精功能补五脏,润心肺,填精髓,强筋骨,并有抗菌降压的作用,现代药理研究证明其对结核杆菌及多种真菌均有抑制作用,对肺结核之痨咳潮热尤为显效,其对耐药性强的肺结核病例,或用抗结核西药治愈的肺结核后遗症有卓效。

地榆葎草汤(朱良春)

【组成】 生地榆 30g,山药 30g,青蒿子 20g,葎草 20g,百部 15g,甘草 6g。

【用法】 水煎服。

【功效】 凉血清热,补虚培元。

【主治】 肺结核伴长期发热者。

【方解】 地榆葎草汤配合使用在长期服抗结核西药而连续发热数月不退者,意在补"保肺丸"药量之不足,乃有调正、平衡、汤丸互补之意,要知此类长期发热、朝轻暮重的病例,必须停服一切抗结核西药,才能收到理想的退热效果。

参考文献

[1] 何任.肺系病诊治说略[J].浙江中医学院学报,2003,27(2):18-19.
[2] 邱志平,朱建平,马璇卿.朱良春治疗肺结核及后遗症特色选析——著名老中医学家朱良春教授临床经验(29)[J].辽宁中医杂志,2002,29(5):254-255.

第七节　急性呼吸窘迫综合征

加味大承气汤(张琪)

【组成】 大黄 20g,芒硝 15g,枳实 15g,厚朴 15g,葶苈子 15g,黄芩 15g,甘草 10g,鱼腥草 30g。

【用法】 水煎服。

【功效】 通腑泄热解毒。

【主治】 毒热壅遏、肺失肃降作喘之急性呼吸窘迫综合征。

【方解】 重症感染性疾病易引起急性呼吸窘迫综合征,临床表现为喘促不得卧,呼吸困难,胸满腹胀,大便不通,脉象滑实,舌苔黄燥,此为毒热壅肺,肺失肃降。用通腑泄热之剂,有利于腹胀减轻,膈肌下降,解除肺膨胀,改善肺的通气功能。张大师指出,大承气汤除用于热性病阳明腑证外,凡实热内结皆可用之。并加葶苈子、黄芩、鱼腥草等清热解毒。该方通腑泄热解毒,服药后大便通,肺气得下降,哮喘迅即缓解。

参考文献

刘耒,迟继铭.张琪教授运用仲景方治疗咳喘的经验[J].中医药学报,2001,29(5):36.

第八节 咯 血

自拟咯血方(何任)

【组成】 玄参 12g,麦冬 15g,旋覆花(包煎)12g,代赭石 12g,仙鹤草 30g,茜草炭 12g,炙百部 20g,浮海石 12g,蛤粉炒阿胶 12g。

【用法】 水煎服。

【功效】 标本兼治,润肺清热,消痰降逆,凉血止血。

【主治】 支气管扩张、肺结核、肺癌等病证出现的属于肺阴不足、内热偏盛型的咯血。症见干咳少痰,胸闷,咯血(多由咳甚引发),纯血鲜红,或痰中带血,或反复咯血,舌质红、少苔或苔薄黄,脉细数或滑数。

【加减】 若咯血较多可加藕节、白茅根;若肺阴虚明显者,可加西洋参、生地黄、鲜石斛;病程日久,肺胃阴虚可加七味都气丸;胸闷痰多者,加浙贝母、瓜蒌皮、杏仁、桑白皮;若内热较盛者,加黄芩、知母、牡丹皮;若痰中脓血相兼者,加鱼腥草、薏苡仁;若鼻咽癌、肺癌患者,可加七叶一枝花、蒲公英;若肺结核低热、盗汗者,加野百合、糯稻根。

【方解】 方中玄参、麦冬、阿胶润肺清热,待阴液充足,虚火得制,咯血自止。用蛤粉炒阿胶者,乃取化痰止咳止血之用。仙鹤草苦凉,为收敛止血之佳品,可用于各种出血,《本草纲目拾遗》谓:"消宿食,散中满,下气,疗吐血各病。"茜草炭凉血止血,兼能行瘀,有止血而不留瘀之功。两草合用,凉血止血,为治咯血之要药。咯血由咳逆而出,故顺气降逆、化痰止咳乃是治咯血的重要环节。旋覆花消痰降气;代赭石善镇逆气,兼能止血;百部化痰止咳;尤其值得一提的是浮海石一味,《本草备要》谓:"入肺清其上源,止渴止嗽,通淋软坚,除上焦痰热,消瘿瘤结核。"四药合用化痰降逆止咳,能防止咳逆引动咯血。全方九味,合而用之,有润肺清热、消痰降逆、凉血止血之功,既针对病本以润肺清热,又面对病标以降逆止血,标本兼治,对肺阴亏虚、内热偏盛之咯血,方药与证候丝丝入扣。

使用本方时应注意以下几点。

1. 咯血一般以内热炽盛、迫血妄行为多。葛可久氏有"血热则行,血冷则凝,见黑则止"之说。因而,治疗咯血一般应从清热凉血着手论治。本方主要适用于肺阴亏虚,内热偏盛之咯血。若属风寒袭肺者,可用金沸草散加减;风热犯肺者,可用银翘散合苇茎汤;肝火犯肺者,可用泻白散合黛蛤散;气不摄血者,可用拯阳理劳汤加减。

2. 咯血乃血随气逆,故降逆化痰止咳乃为治咯血重要一着,并且注意慎用升举之品。再者,肺为娇脏,喜润恶燥,咯血之时,切不可滥投温燥,半夏、桂枝亦当慎用,并可适当加瓜蒌皮、橘络等润肺宁络之品。

3. 服用本方期间,一般应尽量避免服辛辣炙煿及生痰动火之品,如生姜、大蒜、辣椒、桂圆等。吸烟及饮酒均不利于咯血治疗,应当戒除。

参考文献

何若苹,金国樑.何任教授治疗咳血临床经验举隅[J].浙江中医学院学报,1993,17(4):31.

第九节　肺　　癌

星夏涤痰饮(周岱翰)

【组成】　生南星 15g,法半夏 15g,壁虎 5g,薏苡仁 30g,鱼腥草 30g,仙鹤草 30g,夏枯草 15g,桔梗 10g,杏仁 10g,全瓜蒌 15g,三七 5g,浙贝母 15g。

【用法】　水煎服。

【功效】　化痰解毒,祛瘀散结,健脾燥湿。

【主治】　肺郁痰瘀型肺癌。

【加减】　若临床遇体虚之象较重者,可在本方基础上加入健脾扶正益气之药,如茯苓、白术、党参等。诸药之用意多为解毒、散结,解五脏之毒,散五脏之痰湿瘀结。临证可根据实际五脏盛衰情况而加减补益或泄损相应脏器之药,"虚则补之,实则泄之"。

【方解】　周大师曾言:"肺如蜂窝,易满易虚。"痰饮水湿皆可令其满,寒热燥火皆可令其虚。痰湿积聚则气机阻滞,气机阻滞则无法推动血行,血液便停滞不畅,久滞则成瘀;肺癌之邪毒攻击肺腑,邪盛则正气虚衰,气虚则无力推动及固摄血液,行于脉中则血溢脉外,留滞体内而形成瘀血,瘀血形成后进一步阻滞血行;另有寒热皆可致瘀血形成,过寒则无法温煦推动血液而致血瘀,过热则煎熬血液成瘀。因此肺癌病多虚实夹杂,痰瘀毒结。治疗上应注重涤肺中之痰,攻散癌毒,且当调和阴阳寒热,以涤痰化瘀。星夏涤痰饮方中共十二味药,八味药可入肺经。其中生南星燥湿化痰,消肿散结,多用于治疗顽痰;法半夏燥湿化痰,消痞散结,为温化寒痰之要药;全瓜蒌清肺化痰,利气宽胸。此三药各有燥湿、温化、清利之效,合力以涤肺中之痰。薏苡仁解毒散结;鱼腥草清热解毒;浙贝母散结解毒,清热化痰。三药皆可攻散癌毒,且在攻散癌毒之余助力化痰。桔梗宣肺利咽,祛痰排脓;杏仁止咳平喘。二药归于肺经,化痰且利咽止咳。肺中之痰清,癌毒消散,则癌病减轻。

脾为生痰之源,生痰之根本便为脾。清代医家周学海于《读医随笔》中言:"痰则无论为燥痰,为湿痰,皆由于脾气不足,不能运化而成者也。"脾虚痰生,痰湿困脾;又脾气虚弱,生化无源,正气虚损,正气虚弱则邪气肆虐,肺癌之病更甚,形成肺癌虚实夹杂的病机。是故治疗肺癌当理脾中之痰,固摄本源。星夏涤痰饮中仙鹤草、薏苡仁皆有健脾之效:薏苡仁健脾渗湿,且解毒散结,抗癌毒之效佳;仙鹤草健脾补虚,苦能泄痞。而方中法半夏善入脾胃,燥湿散结,虽健脾之效不强,但可助健脾之功。本方治疗肺郁痰瘀型肺癌,此型体虚不甚者。

五脏皆可生痰,五脏协调关系失衡则痰生,痰浊流窜,导致全身各处脏腑机能失常,遂临床肺癌后期病灶可转移至全身各个器官,使多个器官病变而出现相应病症。治疗上便应化五脏之痰,调节各脏之间的平衡,断绝病邪流窜。星夏涤痰饮中壁虎入肾经、鱼腥草、夏枯草入肝经,浙贝母入心经。其中壁虎亦为抗肿瘤之要药,现代诸多研究表明壁虎有抗多种肿瘤之功效。

参考文献

唐幸林子,方灿途,孟金成,等.国医大师周岱翰运用星夏涤痰饮治疗肺癌经验[J].中医药导报,2019,25(8):35-36,40.

第2章 心系病症

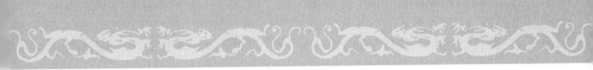

第一节 高 血 压

石决牡蛎汤（邓铁涛）

【组成】 石决明（先煎）30g，生牡蛎（先煎）30g，白芍 15g，牛膝 15g，钩藤（后下）12g，莲子心 3g，莲须 10g。

【用法】 水煎服。

【功效】 平肝潜阳。

【主治】 肝阳上亢之高血压病。症见头痛，头晕，易怒，夜睡不宁，口苦或干，舌边尖红（或如常），苔白或黄，脉弦有力者。多见于高血压病早期。

【加减】 苔黄、脉数有力者加黄芩；兼阳明实热便秘者加大黄；苔厚腻者去莲须加茯苓、泽泻；头痛甚者加菊花或龙胆草；头晕甚者加天麻；失眠加夜交藤或酸枣仁。

【方解】 此方用介类之石决明、牡蛎以平肝潜阳为主药，钩藤、白芍平肝息风为辅药，莲子心清心平肝，莲须益肾固精为佐，牛膝下行为使药。

莲椹汤（邓铁涛）

【组成】 莲须 10g，桑椹 12g，女贞子 12g，墨旱莲 12g，山药 30g，龟甲（先煎）30g，生牡蛎 30g，牛膝 15g。

【用法】 水煎服。

【功效】 滋肾养肝。

【主治】 肝肾阴虚之高血压病。症见眩晕，精神不振，记忆力减退，耳鸣，失眠，心悸，腰膝无力，或盗汗，舌质嫩红，苔少，脉弦细或细数者。常见于久患高血压病者。

【加减】 气虚者，加太子参；舌光无苔者，加麦冬、生地黄；失眠者，加酸枣仁、柏子仁；血虚者，加何首乌、黄精。

【方解】 常因肝阳过亢不已而伤阴伤肾所致。此方以莲须、桑椹、女贞子、墨旱莲滋养肝肾为主药，山药、龟甲、生牡蛎为辅药，牛膝为使药。

肝肾双补汤（邓铁涛）

【组成】 桑寄生 30g，何首乌 24g，玉米须 30g，磁石（先煎）30g，生龙骨（先煎）30g，川芎 9g，淫羊藿 9g，杜仲 9g。

【用法】 水煎服。

【功效】 双补肝肾，兼予潜阳。

【主治】 阴阳两虚之高血压病。症见头晕，眼花，耳鸣，腰酸，腰痛，阳痿，遗精，夜尿，或自汗盗汗，舌淡嫩或嫩红，苔白厚或薄白，脉虚弦或紧，或沉细尺弱者。

【加减】 气虚者，加黄芪 30g；肾阳虚为主者，可用附桂十味汤（肉桂 3g，熟附子 10g，黄精 20g，桑椹 10g，牡丹皮 9g，茯苓 10g，泽泻 10g，莲须 12g，玉米须 30g，牛膝

9g);肾阳虚甚兼浮肿者,用真武汤加杜仲 12g、黄芪 30g。

【方解】 本型属本虚标实。在高血压病中期多见。以桑寄生、何首乌、淫羊藿、玉米须、杜仲双补肝肾,予磁石、生龙骨以潜阳。

赭决九味汤(邓铁涛)

【组成】 黄芪 30g,赭石(先煎)30g,决明子 30g,党参 15g,茯苓 15g,白术 15g,法半夏 10g,陈皮 3g,甘草 3g。

【用法】 水煎服。

【功效】 益气祛痰。

【主治】 气虚痰浊之高血压病。症见眩晕、胸闷,食少,倦怠乏力,或恶心,吐痰,舌胖嫩,舌边齿印,苔白厚浊,脉弦滑,或虚大而滑者。常见于高血压病后期。

【加减】 兼肝肾阴虚者加何首乌、桑椹、女贞子;兼肾阳虚者,加肉桂心、仙茅、淫羊藿;兼血瘀者,加川芎、丹参。

【方解】 重用黄芪合六君子汤补气以除痰浊,配以赭石、决明子以降逆平肝。

双降汤(朱良春)

【组成】 水蛭(粉碎装胶囊吞)0.5~5g,生黄芪 30g,丹参 30g,生山楂 30g,豨莶草 30g,广地龙 10g,当归 10g,赤芍 10g,川芎 10g,泽泻 18g,甘草 6g。

【用法】 水煎服。

【功效】 益气活血,逐瘀化痰,降压降黏,降脂通脉。

【主治】 气虚、血瘀、痰浊兼夹之高血压伴高血黏、高血脂者。

【方解】 气虚兼夹痰瘀是高血压病的重要病机之一,盖气虚则血运无力,血流不畅久而成瘀;气虚则运化无能,膏粱厚味变生痰浊,乃至气虚痰瘀互为因果。如脂浊黏附脉络血管,络道狭窄,遂成高血压,脂浊溶于营血遂成高血黏,故变生诸症。方中用水蛭、地龙破血逐瘀为主药;合丹参、当归、赤芍、川芎活血通脉;生山楂、泽泻、豨莶草除降脂泄浊之外,还有祛瘀降压之效;重用黄芪补气降压,取其双相调节之妙,补气则血行畅达,免除破瘀伤正之弊。更要提及的是黄芪降压和升陷之理,此乃"双相作用"。临床研究证明,本方具有改善微循环、增加血流量、改变血液黏稠度、改善脂质代谢等作用,服后既可降压降黏、降脂通脉、防止心脑血栓梗阻,又能减肥轻身。

潜降汤(颜正华)

【组成】 何首乌,枸杞子,白芍,磁石,珍珠母,酸枣仁,茯苓,远志,夜交藤,益母草,怀牛膝,木香。

【用法】 水煎服。

【功效】 滋养肝肾,潜降虚阳。

【主治】 肝肾阴虚、虚阳上亢之高血压病。症见头晕眼花，或头晕痛，耳鸣耳聋，盗汗遗精，腰酸腿软，心悸失眠，面红目赤，舌红少苔，脉弦细数，或寸脉摇摇者。

【加减】 眩晕重者，加白蒺藜、钩藤、天麻、石决明平潜肝阳；便干者，加黑芝麻润肠通便；虚风内动、四肢麻木者，加桑枝、桑寄生、豨莶草、红花、鸡血藤祛风活血通络。

【方解】 颜大师强调治疗这类患者，除滋养肝肾、潜降虚阳外，用药不可疏略安神。"心为五脏六腑之大主"，神安则脏安，脏安则诸病自已。本方名"潜降"者，不独潜降虚阳，亦指安定神志。而安神定志，并用酸枣仁、远志与茯苓三味，常常跃然于颜大师临证处方中。

滋阴潜阳汤（张琪）

【组成】 赭石30g，珍珠母30g，白芍20g，钩藤20g，决明子20g，玄参20g，生地黄20g，玉竹20g，生牡蛎20g，怀牛膝15g，黄芩15g，菊花15g，甘草15g。

【用法】 水煎服。

【功效】 滋阴潜阳，平肝清热。

【主治】 阴虚阳亢证之高血压合并冠心病者。症见头晕眩或痛胀，目干涩，耳鸣，肢麻或手足震颤，烦躁易怒，心痛，胸憋闷，舌红绛，苔薄燥，脉弦数或弦滑。

【方解】 阴虚阳亢证多见于心肝同病，肝郁化热，心阴亏耗，阴虚阳亢，化热生风，此型多见高血压合并冠心病。方以生地黄、玄参、玉竹滋阴养阴，赭石、珍珠母、生牡蛎平肝潜阳，白芍、黄芩、决明子平肝泄热，钩藤、菊花清头目息风，怀牛膝引热下行。不少患者用降压药后血压下降，但症状不除，或仅头晕痛减轻，而心悸不宁，五心烦热，胸痛不减，用此方热除，胸痛减，诸症消除，血压亦随之下降。

参考文献

[1] 邓铁涛.邓铁涛临床经验辑要[M].北京：中国医药科技出版社，1998：5-7.
[2] 邱志济，朱建平，马璇卿.朱良春治疗高血压病用药经验特色选析——著名老中医学家朱良春临床经验(28)[J].辽宁中医杂志，2002，4(29)：194-195.
[3] 高承琪.颜正华辨治眩晕经验[J].北京中医药，2009，9(28)：669-670.
[4] 吴嘉瑞，张冰.国医大师颜正华眩晕治验举隅[J].中华中医药杂志，2010，25(10)：1596-1598.
[5] 马小青.张琪辨证治疗心系疾病的经验[J].陕西中医，2005，26(2)：144-146.

第二节 冠 心 病

冠心病一号方（邓铁涛）

【组成】 党参（或太子参）18g，丹参18g，竹茹10g，法半夏10g，橘红10g，茯苓15g，枳壳6g，甘草5g。

【用法】 水煎服。

【功效】 益气祛痰,活血通阳。

【主治】 冠心病证属气虚痰阻者。

【加减】 气阴两虚者合生脉散;血瘀胸痛甚者加三七粉、豨莶草或失笑散;气虚甚者合用四君子汤或重用黄芪;血压高者加决明子、代赭石、钩藤、牛膝;血脂高者加山楂、决明子、何首乌。

【方解】 党参(或太子参)益气,竹茹、法半夏、橘红、茯苓等祛痰以通心阳,丹参活血通络。

邓氏冠心胶囊(邓铁涛)

【组成】 党参 15g,五爪龙 15～30g,白术 9g,法半夏 9g,川芎 9g,竹茹 9g,枳壳 9g,茯苓 12g,橘红 5g,三七 5g,甘草 5g。

【用法】 水煎服。

【功效】 益气健脾,化痰祛瘀。

【主治】 冠心病证属脾虚痰瘀阻滞者。

【加减】 若瘀血明显,胸闷痛频作,舌紫暗,舌下脉络纡曲怒张者,合邓大师家传"五灵止痛散"(蒲黄 2 份,五灵脂 2 份,冰片 1 份)1.5～3g 冲服;若阳虚而心动过缓者,合补中益气汤或黄芪桂枝五物汤加减;若阳气虚衰,四肢厥冷,脉微细或脉微欲绝者,选用独参汤、参附汤或四逆汤加人参汤(参用刺人参、红参或西洋参)。邓大师常以刺人参或红参,配合西洋参,根据阳气虚程度调整两种参的比例,并选加少量除痰和祛瘀药如三七、陈皮(一般 1～3g),一同炖服。

【方解】 本方以四君子汤、温胆汤为主,加入五爪龙益气、三七和川芎活血。五爪龙即五指毛桃根,又名南芪,相比黄芪而言,补气力稍逊,但补不助火、不伤阴,大剂量应用亦较安全,更适用于两广地区使用;三七活血而不峻,化瘀而不伤正;川芎宽胸活血,止痛较好。综观本方配伍,以益气健脾为主,其次化痰、活血,体现了邓大师论治冠心病的学术思想。

冠心病介入术后方(邓铁涛)

【组成】 三七 10g,法半夏 10g,红参(另炖后兑入)10g,苍术 30g,枳壳 6g,橘红 6g。

【用法】 水煎服。

【功效】 益气除痰,祛瘀通络。

【主治】 急性冠脉综合征(ACS)介入术后证属气虚夹瘀或气虚夹痰夹瘀者。

【方解】 急性冠脉综合征多属中医胸痹重症,标实明显,痰瘀互结,心脉痹阻。邓大师通过大量临证提出,冠状动脉介入术可以直达病变,开通闭塞之经络,可归属于中医"祛邪"治法,具有活血破瘀之功效。故冠心病冠脉介入术后以本虚为主,加之冠脉介入术的"破血"作用,易耗伤正气,故本虚症状较前还可能加重。正气不足,邪必所凑,气血不能调和,瘀血、痰浊内生。再次瘀阻脉络,发为胸痛,其治疗扶正为主,祛邪为辅。临床也发现 ACS 患者经冠脉介入后胸闷、胸痛症状可迅速、显著减轻甚至消除,但气短、疲倦、心悸、汗出等症状并没有随着患者胸痹的缓解而改善,从而影响患者的生存质量。冠脉介入术后证候表现主要为气虚夹瘀或气虚夹痰夹瘀,这已为临床观察所证实。根据邓大师对 ACS 冠脉介入术后正虚突出的辨证认识,结合介入术后多使用抗凝、强化抗血小板聚集的疗法(类似于中医活血、破血之功用),以益气化痰为主,辅以活血。

方中以红参为君药大补元气,温通心阳以扶正。以法半夏、橘红、苍术为臣药。法半夏辛温性燥,为燥湿祛痰之要药,可杜生痰之源;橘红苦温芳香,芳香则醒脾行气,气化则痰消,燥湿可助法半夏祛痰,理气可使气顺痰消;苍术重用燥湿化痰。三七入肝经血分而善活血通脉止痛;枳壳轻用开胸行气,气行则痰瘀自行,又可防破气伤正。二者均起佐使之功。全方通补同用,共奏益气除痰、祛瘀通络之功。

五灵止痛散(邓铁涛)

【组成】 蒲黄 2 份,五灵脂 2 份,冰片 1 份。

【用法】 上药研极细末,制成散剂,每次 1.5～3g,冲服。用开水送服或舌上含服。

【功效】 活血化瘀,通络止痛。

【主治】 瘀血明显之心绞痛。症见胸闷痛频作,舌紫暗,舌下脉络纡曲怒张者。

【加减】 疼痛甚者,可配合外用冠心止痛膏(近年来又在五灵止痛散的基础上,结合心绞痛的病机特点及中医脏腑经络学说,加减研制成冠心止痛膏,外贴心俞、膻中、虚里等穴,使其药效通过脏腑和经络的联系直达病所。汤散、膏剂内服外用合而治之,标本兼顾,急则治标,缓则治本)。

【方解】 五灵止痛散即由失笑散(五灵脂、蒲黄)合冰片(梅片)组成。它是邓大师父亲邓梦觉先生所拟的止痛药散,用以治疗各种急性痛证,加之邓大师长期临床实践验证疗效确切。失笑散源于宋代《太平惠民和剂局方》,失笑散药性平和,药味简单,五灵脂、蒲黄活血祛瘀,通利血脉止痛,古人谓用本方后,痛者每在不觉之中诸痛悉除,不禁欣然失笑,故名失笑散。近人对失笑散进行药理研究,证明对机体有明显的镇静止痛作用。失笑散中的单味药物,五灵脂能够缓解平滑肌痉挛,蒲黄可缩短凝血时间。所以,明代李时珍《本草纲目》上记载:五灵脂"主气血诸痛",治疗男女一切心腹、胁肋、少腹诸痛,疝痛,血痢,肠风,身体血痹刺痛;蒲黄"凉血活血,止心腹诸痛"。古人的临床经验与现代药理研究结果是一致的。前人用失笑散止痛,偏重血瘀方面,而对气滞、邪闭所致的痛证似兼顾不够。不通则痛,痛则不通,这是中医认识痛证的高度理论概括,也是临床用药的理论依据。因此,如果在失笑散里再加入一种强有力的通利脉络、走窜气分的药物,其止痛效力会得到更大发挥。经过几十年的临床实践,邓大师认为冰片(梅片更佳)最合适。冰片是凉开药,气味芳香走窜,有行气通络、辟秽开窍、清热止痛的作用,加入失笑散方中,相得益彰。然药方分量之比例,又几经研究加以调整,历时半个世纪方才定型。按定型后的分量配制的药散疗效肯定,此后该药交给广州中药三厂采用新工艺研制成成品药投放市场。邓大师根据祖传治疗痛证的验方,创制出五灵止痛散,用于治疗心绞痛发作获得较满意的效果。

益气养心汤(张琪)

【组成】 黄芪 30g,人参 15～20g,甘草 15g,川芎 15g,当归 15g,茯苓 15g,麦冬 15g,五味子 15g,石菖蒲 15g,远志 15g,丹参 15g,桂枝 10g,三七粉 10g。

【用法】 分 2 次冲服。

【功效】 益气养心。

【主治】 冠心病心绞痛证属气虚者。症见胸闷或疼痛(多为隐痛),活动后加重,气短乏力,怔忡,自汗,舌淡,脉虚或沉弱。

【方解】 宗气积于胸中,有走息道、司呼吸、贯心脉、行气血的功能。宗气贯心脉,心血才能运行不息。反之,如气虚无力推动血液运行,则形成胸痹、心痛。方中人参、黄芪益气为主,川芎、当归、丹参养血行血,麦冬、五味子与人参为生脉饮,补心气养阴,桂枝、甘草助心阳,使阴阳相济。茯苓、石菖蒲、远志养心宁神。三七活血,合丹参、川芎行血通络,与补气养心之药配伍,可奏补中有通之功效。

益气滋阴饮(张琪)

【组成】 生地黄 20g,玉竹 20g,西洋参 15g,麦冬 15g,五味子 15g,玄参 15g,牡丹皮 15g,丹参 15g,川楝子 10g。

【用法】 水煎服。

【功效】 益气滋阴,养营通络。

【主治】 冠心病、心肌炎的气阴两虚证。症见胸闷痛,气憋,心烦,手足心热,心悸烦热,口干,舌红少苔或暗红有薄苔,脉细数或弦数者。

【方解】 心气亏虚,心阴不足,气阴两虚,一方面无力推动营血之运行,另一方面不能达到营养濡润之功效。方中西洋参、麦冬、五味子、生地黄、玄参、玉竹益气滋阴,丹参、牡丹皮、川楝子行气活血通络,补中有通,以补为主,以通为辅,取得相辅相成之效。

重订加味瓜蒌薤白汤(张琪)

【组成】 瓜蒌 20g,薤白 20g,桂枝 15g,半夏 15g,茯苓 15g,人参 15g,郁金 10g。

【用法】 水煎服。

【功效】 益气通阳宣痹。

【主治】 冠心病之气虚胸阳痹阻证。症见胸前疼痛,或痛连后背,短气,舌体胖嫩,苔白腻,脉沉滑或短促者。

【方解】 胸中阳气充沛,如"离照当空",阴得阳气之施化,则水津四布,灌溉周身,气血运行条达无阻;若胸中阳气不振,痰饮结聚,痹阻气机,则影响气血之运行,心之脉络瘀阻,因而产生冠心病一系列症状。方中瓜蒌开胸涤痰,薤白辛温散胸膈结气,两者并为主药,以开胸宣痹通阳;半夏、茯苓化痰,桂枝温通和营,郁金开郁理气;然本证型之根源为心气不足,故加人参补气养心,通补兼施,使痹开阳气通,疼痛缓解。临床上冠心病此证型较多见,本方疗效显著,伴随胸痹心痛症状的缓解,部分病例心电图也随之明显改善。

重订加味血府逐瘀汤(张琪)

【组成】 当归15g,生地黄15g,桃仁15g,红花15g,枳壳15g,赤芍15g,川芎15g,柴胡15g,怀牛膝15g,丹参15g,牡丹皮15g,桔梗10g,甘草10g。

【用法】 水煎服。

【功效】 活血化瘀,通络宣痹。

【主治】 冠心病之心血瘀阻证。症见心前区憋闷或刺痛,痛引肩背,重则痛不可忍,心悸,唇甲发绀,舌暗红或有瘀斑,脉涩。

【方解】 心主血脉,若血行不畅,日久则酿成心血瘀阻证,此因瘀血内阻,心脉气机不畅所致。本方以血府逐瘀汤加丹参和牡丹皮活血化瘀,可调整心血运行,降低血液黏度,改善和促进血液循环,增加肺血流量和心肌供血,故用于肺源性心脏病心力衰竭有良好疗效;也可用于脑动脉硬化、腔隙性脑梗死、高脂血症,临证见头晕健忘、心烦易怒等属气滞血瘀者。

重订加味温胆汤(张琪)

【组成】 法半夏20g,茯苓20g,陈皮15g,甘草15g,竹茹15g,枳实15g,石菖蒲15g,杏仁15g,生姜15g,郁金10g。

【用法】 水煎服。

【功效】 和胃化痰通络。

【主治】 冠心病之气滞痰湿阻络证。症见心绞痛发作时气憋欲吐,恶心吐逆,伴有气上逆攻冲,体质肥胖多痰,头晕,心悸,舌体肿大,苔白腻。

【加减】 阴虚者加石斛、五味子、麦冬滋养胃阴;阳虚者加白术、肉桂健脾温中。

【方解】 本方的特点是心胃同治。以温胆汤和胃化痰,降逆和中;郁金、石菖蒲开郁通络;杏仁利肺降气;生姜温中。冠心病此证型与胃病极易相混,误诊者较多,临证需详加诊察,必要时做心电图排除心绞痛,以免误诊误治。

归芎参芪麦味汤（李济仁）

【组成】 当归 15g，潞党参 15g，紫丹参 15g，川芎 10g，五味子 10g，黄芪 20g，麦冬 12g。

【用法】 水煎服。

【功效】 补益心脾肾，益气养血和血。

【主治】 冠心病（胸痹、真心痛）之心脾肾亏损，瘀血痹阻证者。

【加减】 若为气虚、阳虚型，治当益气温阳，开痹通络，基本方加大黄芪用量，潞党参易为红参，阳虚证象明显者，则加肉桂、附子；若为气滞型，当以开胸理气为治疗大法，基本方加金铃子散、广郁金、枳实调治；若为痰浊阻滞型，治宜宣痹通阳，活血化痰，基本方合瓜蒌薤白汤加枳实调治；若为血虚、阴虚型，阴虚阳亢者，血压往往偏高，治以滋阴养肝，补肾安神。用基本方并早晚分服柏子养心丸。高血压者酌加何首乌、白芍、干地龙调治；若为血瘀型，当活血祛瘀、通络止痛，以基本方加失笑散及红花、甘松，若见结代脉则加苦参、甘松调治。

【方解】 方中当归专擅补血，又能行血，养血中实寓活血之力，与川芎配伍，益增活血祛瘀、养血和血之功，故推为主药。党参、黄芪益气补中，实为治本求源之施，辅主药以共同扶正。丹参长于祛瘀治血，麦冬养阴益肾、润肺清心，于冠心病确有佳效。又取五味子益气生津，以改善血液循环。

颜氏益心汤（颜德馨）

【组成】 党参 15g，丹参 15g，黄芪 15g，葛根 9g，赤芍 9g，川芎 9g，决明子 30g，山楂 30g，石菖蒲 4.5g，降香 3g。

【用法】 水煎服。

【功效】 益气养心，活血通络，化痰止痛。

【主治】 冠心病心绞痛、心肌梗死，尤其对老年人及心肌炎后遗症证属气虚血瘀者有效。

【加减】 瘀阻心脉，胸痛剧烈，加三七粉、血竭粉等量和匀，每次 1.5g，冲服，或加失笑散、乳香 4.5g、没药 4.5g；胸部窒闷加枳壳 4.5g、牛膝 4.5g，以调畅气机，开通胸阳；痰壅气滞，胸痛及背者，加瓜蒌 15g、薤白 9g，以宣痹化饮；气虚及阳，面青唇发绀，汗出肢冷者，加人参 9g、附子 6g，以温阳通脉；气阴两虚，口干苔少者，加麦冬 12g、玉竹 12g、五味子 5g，或配生脉饮、天王补心丹，以益气养阴，复脉安神。

【方解】 胸痹多从血瘀论治，以活血化瘀为主，因胸痹多属本虚标实，故活血同时加入补益之品。胸痹治疗但重心脾，盖心主血而贯宗气，培补宗气可使心脉充实而流畅全身。故在化瘀基础上，伍用补益心脾之法，不可妄投攻破，正如张锡纯所言："气血同虚不能流通作痛者，则以补虚通络为宜，不可惟事开破。"颜大师处方用药多着眼"通"字,以调畅气血而安脏腑为治则。

方中重用党参、黄芪益气养心为君,以培补中气、宗气;辅以丹参、山楂、赤芍活血通脉为臣;葛根、川芎升发清阳,降香、决明子降浊止痛,升降相因;加入石菖蒲一味引药入心经,兼有化痰开窍之力。其中川芎为血中之气药,既可活血祛瘀,又可行气通滞;黄芪为补气虚之要药,与党参配伍,则补气升阳之效增强;山楂消食导滞,且有降脂化痰之力。诸药相配,共奏益气养心、活血通脉、化痰祛瘀止痛之功。此方一药多效,选药精当,以调气和血为法,以"调和"与"通阳"为特点,充分体现了颜大师治疗冠心病的学术观点。

温阳活血方(颜德馨)

【组成】 熟附子,当归,赤芍,生蒲黄。

【用法】 水煎服。

【功效】 温补心阳,活血开窍,防治冠状动脉介入术后再狭窄。

【主治】 经皮冠脉介入术(PCI)后阳虚血瘀证者。

【方解】 经皮冠脉介入术后患者中医证型分布的流行病学调查显示,阳虚血瘀证在经皮冠脉介入术后患者中占有近1/3的比例。方中以辛温大热之附子为君,助阳生火,大补心阳,其性善走,又能疏通心脉,有一举两得之功;配以生蒲黄活血化瘀,芳香开窍;佐使当归、赤芍养血和营。

痰痹验方(任继学)

【组成】 生槐花50g,葛根25g,瓜蒌皮25g,胆南星10g,桂枝10g,橘络10g,旋覆花15g,山楂15g,厚朴花15g,法半夏15g,郁金30g。

【用法】 水煎服。

【功效】 温阳涤痰。

【主治】 痰浊痹阻胸阳之冠心病,亦称痰痹。症见胸闷如窒,胀痛彻背,如物之塞,时缓时急,心悸,痰黏气短,肢体沉重,恶心头晕,舌体肥胖有齿痕,质淡或舌裂,苔白腻或薄白,脉多弦滑或沉滑者。

【方解】 桂枝、瓜蒌皮、胆南星、法半夏以温阳涤痰,旋覆花、厚朴花、郁金、山楂、生槐花理气活血,橘络活络止痛。

理气化瘀验方(任继学)

【组成】 生蒲黄15g,五灵脂15g,延胡索15g,川楝子15g,川芎15g,青皮15g,鹿衔草15g,生槐花50g,葛根25g,生山楂25g,沉香10g,三七粉(冲)10g。

【用法】 水煎服。

【功效】 理气化瘀,导滞止痛。

【主治】 气滞血瘀之冠心病。症见心前区痞闷刺痛,心悸气促,左肩胛及臂内酸麻而痛,可伴有夜间呼吸气促,胸闷加重,口唇爪甲青暗,舌红,边有瘀斑,苔少或淡灰而腻,脉多沉涩,或结、促、代,或雀啄之象者。

【方解】 延胡索、川楝子、青皮理气导滞,生槐花、生蒲黄、五灵脂、三七粉、川芎、生山楂、鹿衔草化瘀止痛。

养阴降覆汤(任继学)

【组成】 生地黄 15g,旋覆花 15g,降香 15g,合欢皮 15g,枸杞子 15g,赤芍 15g,当归 15g,沙参 15g,麦冬 15g,郁金 30g,生槐花 50g,葛根 25g,三七粉(冲)10g。

【用法】 水煎服。

【功效】 滋阴补血,活络止痛。

【主治】 阴血虚之冠心病。症见心前区烦闷,绵绵作痛,热极而痛,失眠、多梦、头晕,视物不清,腰酸肢软,口燥咽干,手足心热,善怒,舌深红少苔,脉多细数或脉代、脉促者。

【方解】 生地黄、沙参、麦冬、枸杞子、赤芍、当归等滋阴补血,旋覆花、降香、合欢皮、郁金、生槐花、三七粉等活络止痛。

温阳通络饮(任继学)

【组成】 鹿角胶 15g,淡菜 15g,降香 15g,川芎 15g,桂枝 15g,炮附子 15g,白胶香 15g,生槐花 50g,葛根 25g,枸杞子 25g,细辛 2.5g,三七粉(冲)10g。

【用法】 水煎服。

【功效】 温阳益气,活络止痛。

【主治】 阳气虚之冠心病。症见心前区闷痛,动则痛益甚,心悸气短,自汗,畏寒肢冷,舌淡苔白,脉多沉细而迟或脉结代者。

【方解】 鹿角胶、桂枝、炮附子、细辛等补(温)阳益气,川芎、生槐花、三七粉、白胶香等活络止痛。

郭氏基本方(郭子光)

【组成】 黄芪,制何首乌,川芎,丹参,葛根。

【用法】 水煎服。

【功效】 益气养血,行血活血,通脉止痛。

【主治】 冠心病之气虚血瘀证者。由于素体禀赋不同及生活方式的差异,气虚或兼阳虚、阴虚,或夹痰湿、气郁等,形成不同的证候。兼阳虚者,多为心阳不振,见畏寒,肢冷,舌淡白,脉沉微涩;兼阴虚者,多为心阴不足,见心烦易怒,口苦咽干,手足心热,舌体瘦红,少津;夹痰湿者,常表现为胸闷塞,体胖,舌淡胖,苔白润,若痰湿郁久化热则苔黄滑腻;夹气郁者,多胸脘闷塞,时时嗳气,嗳气后稍觉舒展。

【加减】 若兼阳虚者,加桂枝、良姜,甚则附片以温通心阳;兼阴虚者,酌加牡丹皮、麦冬、生地黄之类;夹痰湿气郁者,酌加全瓜蒌、薤白、法半夏、郁金、香橼、枳壳之类;若疼痛较剧或以刺痛为主者,是血瘀重,酌加三七粉、延胡索、桃仁、红花、蒲黄、五灵脂之类以加重活血化瘀力量;若腑气不通,大便秘结,务必使大便通畅,腑气通行则血脉畅利,酌加瓜蒌仁、决明子、鸡血藤等以润肠通便;有心绞痛反复发作,经久不愈者,此为气血久不行,瘀血入络也,当配合应用虫类通络药物,如全蝎、蜈蚣、僵蚕、水蛭等以搜剔络脉,或用通心络、活血通脉胶囊等含有虫类药物的中成药。

【方解】 方中以黄芪益气,"血为气母",故用制何首乌养血,旨在益气;川芎、丹参行血活血;妙在葛根的升散、性动,用之以减弱经络中阴血凝聚属静的性质,达到通经活血的目的。

填精补血化瘀方(颜正华)

【组成】 熟地黄15g,制何首乌15g,黄精10g,枸杞子10g,当归10g,川芎10g,丹参10g,蜂蜜20g。

【用法】 水煎服。

【功效】 补肾精,养心血,化瘀滞,通脉络。

【主治】 冠心病之精血亏虚,瘀血阻络证者。

【加减】 如兼食欲不振者,去熟地黄,加陈皮10g、炒麦芽10g;兼耳鸣者,加磁石30g;兼腰痛者,加杜仲10g、桑寄生30g;兼盗汗者,加五味子6g、浮小麦30g;兼大便黏滞不爽,加决明子30g、全瓜蒌30g;偏于阴虚火旺者,去熟地黄,加生地黄15g、麦冬15g;肝火偏旺,症见急躁易怒、目赤者,加龙胆草6g、夏枯草15g;头痛者,加白蒺藜12g、蔓荆子12g、川芎10g;眩晕者,加天麻6~10g、钩藤15g;失眠较重者,加炒枣仁30g、生龙骨30g、生牡蛎30g、夜交藤30g。

【方解】 方中以甘温、走肝入肾、填精补血的熟地黄为君药,培固下元、生精补骨髓,《本草从新》称其可"滋肾水、填骨髓、利血脉、补益真阴",用治一切精亏血少之证。制何首乌既可补肾精、益血气,又可止心痛,协助君药补肝肾、利血脉。黄精、枸杞子味甘、性平,前者气阴双补,入脾经补脾气而益脾阴,入肺经滋肺阴,入肾经填肾精,李时珍称之:"补诸虚,止寒热,填精髓。"枸杞子为填补下元精气、明目之要药,《新修本草》曰:"补益精气,强盛阴道。"三药共助君药补肝肾益精血,兼能通血脉,为臣药。当归味甘性温,入肝、脾经,补血活血而和血止痛,为治血虚血滞证之常用药物;川芎味辛性温,入肝胆心包络,具有辛散、温通之性,功可活血化瘀、行气止痛、疏通痹阻之心脉;丹参味苦微寒,入心肝血分,既可活血养血,通行脉滞,又可清心除烦,善疗瘀血阻络、心腹刺痛。此三药共为佐药,既助君臣药以养精血,又能活血通脉。蜂蜜甘平,安五脏而和百药,为诸使药。上述诸药和合而用,补精血而无滞邪之弊,行瘀血而无伤正之虞,共达填精养血,祛瘀止痛,上下同治,标本兼顾之效。

从现代药理学角度分析,富含磷脂的何首乌具有促进机体脂质代谢、降低血脂,并阻止脂质向血管壁渗透,降低动脉硬化指数,减少机体过氧化脂质的作用。同时,还可降低血液黏稠度,改善微循环,增加冠脉血流量,从而发挥保护心肌、防治冠心病的作用。近年来,何首乌已成为临床抗动脉粥样硬化的常用药物。黄精能降低三酰甘油、低密度脂蛋白及胆固醇,增加冠脉血流量,抗实验性动脉粥样硬化。地黄提取物可增加动物心肌血流量,改善心肌血氧供给。枸杞子水提取物甜菜碱,可升高血及肝中磷脂水平,防止脂质在肝中沉积,抗脂肪肝,抗四氯化碳引起的肝损害,能增强机体免疫系统功能,促进骨髓造血干细胞增殖,提高造血功能。丹参具有增加冠脉血流量、抗凝血、促纤溶、抗血栓形成,降低血清总胆固醇水平,抑制动脉粥样硬化斑块形成等多方面效应。川芎、当归均可扩张冠脉,增加心肌血流,降低血脂和血液黏稠度,对实验性的动脉粥样硬化症有一定的防治作用。总之,方中药物相辅相成,相互协同,对防治冠心病有相得益彰之妙。

瓜蒌薤白加减方(颜正华)

【组成】 全瓜蒌 20g,薤白 12g,丹参 20g,赤芍 15g,川芎 10g,红花 10g,降香 6g,佛手 6g。

【用法】 水煎服。

【功效】 理气活血,疏通心络。

【主治】 冠心病之气滞血瘀,心络痹阻者。

【加减】 临床若兼纳呆腹满者,则佐以陈皮、枳壳等理气和胃之品;若痛如针刺,舌暗有瘀斑,舌下青紫者,可酌情加入一些活血化瘀药,如郁金、姜黄等;若痰浊痹阻心络而致痞满胸闷者,可配伍开窍宽胸化痰之郁金、石菖蒲等;若心痛夹虚者,则应在活血化痰通络的基础上,加入补益心神、振奋心阳之品,如生黄芪、甘草、桂枝等;失眠较重者,加炒枣仁 30g、生龙骨 30g、生牡蛎 30g、夜交藤 30g。

【方解】 瓜蒌薤白汤出自汉代医圣张仲景《金匮要略》,原文云:"胸痹之病,喘息咳唾,胸背痛,短气,寸口脉沉而迟,关上小紧数,瓜蒌薤白白酒汤主之。"原方组成:瓜蒌一枚(捣),薤白半升,白酒七升。方中瓜蒌苦寒滑利,豁痰利气,宽畅胸膈;薤白辛温,通阳散结以止痹痛;白酒通阳,可助药势,使痹阻得通,胸阳得宣,则诸症可解。

颜大师认为,胸痹系因心脉挛急或闭塞引起的膻中部位及左胸膺部疼痛为主症的一类病证。轻者仅感胸闷如窒,呼吸欠畅;重者突然疼痛如刺如灼如绞,面色苍白,大汗淋漓,四肢不温。胸痹之病机可概括为"本虚标实"。所谓本虚,包括气虚、血虚、阴虚、阳虚;标实则包括痰浊、血瘀、气滞、寒凝四个方面。瓜蒌薤白汤乃治疗胸痹之佳方,薤白温阳散结、行气导滞,瓜蒌清肺化痰、宽畅胸膈,两药合用有温阳化气,活血化痰,通络除痹之奇效,共为君药。丹参、赤芍、川芎、红花均为活血之品,助君药发挥化瘀之功,同为臣药。降香、佛手理气化瘀,以助君臣药之力,为佐使。

现代药理研究表明,瓜蒌薤白汤具有扩张冠状动脉、增加冠脉血流量、减慢心率、抑制血小板凝聚等作用。

心痹一号(周信有)

【组成】 瓜蒌9g,丹参15g,黄芪30g,延胡索20g,生山楂20g,地龙15g,桂枝6g,降香6g,淫羊藿20g,川芎15g,郁金15g,赤芍15g,三七粉5g(早晚分冲),水蛭粉5g(早晚分冲)。

【用法】 水煎服。

【功效】 益气活血,化痰通络。

【主治】 冠心病证属气虚血瘀,痰浊阻滞者。

【加减】 冠心病久治不愈,出现慢性心衰、下肢浮肿,为一派脾肾阳虚之象,这时可重用益气温阳之品,原方可加红参9g、五味子9g、制附片9g,再加猪苓、茯苓、泽泻、车前子等利水之品,原方的水蛭粉加至10g,分两次服用。

【方解】 周大师认为,冠心病的症状和病理变化主要表现为虚实夹杂、本虚标实的特点,本虚以气虚为主,标实主要表现为心血瘀阻、血脉不通,不少病例兼有痰浊阻滞。本方组成体现治疗冠心病通补兼施、标本兼顾的综合性治疗原则,即体现综合运用、整体调节的特点。方中黄芪益气运血生肌,恢复心肌细胞活力;淫羊藿补肾助阳,上煦心阳,以统血脉,疏通瘀阻;赤芍、丹参、延胡索、郁金、川芎、山楂、地龙、三七、水蛭活血祛瘀,通脉止痛;瓜蒌豁痰散结,宽胸理气;桂枝、降香通阳宣痹以止顽痛。

丹曲饮(雷忠义)

【组成】 丹参,红曲,赤芍,牡丹皮,黄连,炙黄芪,瓜蒌皮,薤白,法半夏,水蛭粉,葛根,银杏叶,三七粉。

【用法】 水煎服。

【功效】 宣痹通阳,理气化痰,活血化瘀,清热解毒。

【主治】 胸痹(冠心病心绞痛)痰瘀毒互结型。症见胸闷痛,有灼烧感,心烦,易怒,头晕,少寐,五心烦热,大便干结,舌红苔腻。

【方解】 雷大师认为,随着生活方式及人们饮食结构的变化,高脂、高糖、高盐饮食的增多,且工作方式多静少动,肥胖者迅速增加,导致人体代谢紊乱,气血津液代谢失调,痰湿内盛,气机阻滞,瘀血形成,痰瘀互阻,日久化热生毒,痹阻心脉而致胸痹。雷大师指出,气血津液代谢紊乱、脏腑功能失调是产生痰瘀毒的根源,长期以来对胸痹心痛的认识及临床实践观察是痰瘀毒理论形成的基础。在此病机认识基础上创制了丹曲饮。该方选丹参、红曲为君药,活血化瘀,化浊散结。瓜蒌皮、水蛭粉、银杏叶、三七粉、法半夏、薤白、黄连、赤芍为臣药,助君药宣痹散结,活血化痰。牡丹皮活血解毒为佐药,防止活血药性太过而诱发出血。加黄芪补气以治其本,葛根升阳亦为佐药。黄连、牡丹皮引诸药入心经亦兼使也。方中诸药主入心经,兼入肺、脾、肝、胃、大肠经,配伍严谨,君臣佐使,共奏宣痹散结、通络解毒、益气通脉之作用。标本兼治,气血同调,通补相兼,防治结合,起到预期的效果,是治疗胸痹的有效方药。

养心活血汤(雷忠义)

【组成】 党参 15g,麦冬 15g,五味子 10g,丹参 30g,陈皮 10g,三七粉 3g(冲服)。

【用法】 水煎服。

【功效】 益气养阴,活血化瘀,祛痰通络。

【主治】 冠心病心绞痛、心肌梗死、心力衰竭、心肌病、心律失常、高血压等多种心血管疾病证属气阴两虚,痰瘀互结证。

【方解】 雷大师病证结合,衷中参西,提出冠心病以气阴两虚、痰瘀交阻证为多。方中党参补中益气,党参可根据病证不同而代以人参,以彰显大补元气之功;或以西洋参突出补气养阴生津之效;也可以用太子参气阴双补而扶脾益胃。麦冬润肺清心、养胃生津;五味子敛肺滋肾、生津收汗。以上三药合用具有益气养阴功效,主要针对气阴两虚的病机。陈皮理气健脾、燥湿化痰。丹参活血通经、清心除烦,三七化瘀止血、活血定痛,两者合用增强其活血化瘀、通络的功效。

补肾抗衰片(阮士怡)

【组成】 党参,丹参,杜仲,桑寄生,龟板,淫羊藿,何首乌,石菖蒲,茯苓,砂仁,夏枯草,海藻等。

【用法】 每次 4 片,口服,每日 2 次。

【功效】 健脾益肾,涤痰降浊,活血散结。

【主治】 脾肾不足,痰瘀互结之不稳定型心绞痛者。

【方解】 方中党参益气生津;丹参通络活血;杜仲、桑寄生、龟板、淫羊藿、何首乌皆有调补肝肾,益精填髓之功;石菖蒲、茯苓健脾化湿,祛痰开窍;砂仁行中焦脾胃之气,中焦为人体气机升降之中枢,中焦调达,则全身气机调畅;夏枯草、海藻软坚散结,祛除血脉之瘀浊则全身气机通畅,合而用之,令肾气健旺,则热毒、痰瘀自去,气血和畅,五脏经脉条达,达到保护血管、抑制炎症反应、稳定斑块的作用。

愈梗通瘀汤(陈可冀)

【组成】 生晒参 15g,生黄芪 15g,丹参 15g,当归 10g,元胡 10g,川芎 10g,藿香 15g,佩兰 15g,陈皮 10g,半夏 10g,生大黄 6g。

【用法】 水煎服。

【功效】 益气活血,清瘀抗栓,利湿化浊。

【主治】 气虚血瘀,痰湿毒蕴之冠心病急性心肌梗死者,凡心血管疾病包括高血压、冠状动脉粥样硬化、心律失常、心绞痛等见于上述证者均可应用。

【方解】 全方乃标本并治,通补兼施之剂。方中人参、黄芪并用,扶正益气生肌,补气行血;当归、丹参并用,调气养血,使气血各有所归,活血而不破血;元胡、川芎并用,理气定痛,化瘀抗栓通脉,气血同治;藿香、佩兰、陈皮、半夏合用,理气燥湿化痰;生大黄一则活血化瘀,二则推陈出新,通腹泻浊。陈大师认为,方中人参以用生晒参或红参为好,津液亏损者可用西洋参,党参平补且作用和缓,似不能与生晒参等温补益气之效相比,同时,现代药理研究证明人参中的人参皂苷具有保护心肌、血管内皮、改善心肌重构的作用。凡心血管疾病包括高血压、冠状动脉粥样硬化、心律失常、心绞痛等见于上述证候者均可应用。

冠心病二号方(陈可冀)

【组成】 丹参,赤芍,川芎,红花,降香(按2∶1∶1∶1∶1组成)。

【用法】 水煎服。

【功效】 行气活血,祛瘀通络。

【主治】 冠心病证属气滞血瘀者。

【方解】 冠心病主要病机是心脉瘀阻,心主血脉,肺主治节,二者相互协调,则气血通畅。心不主血脉,肺不主治节,则血行瘀滞,以致心脉痹阻。此方基于郭士魁教授经验方而首创,方中丹参活血祛瘀止痛,常用于治疗血瘀心痛、心悸、失眠之症;赤芍散瘀止痛,可散邪行血,现代药理研究发现,赤芍能扩张动脉,增加冠脉血流,抑制血小板凝聚;川芎活血行气,为血中之气药,气善走窜而无阴凝黏滞之态;红花活血通经,祛瘀止痛,善治胸痹心痛,为破血、行血、和血、调血之药;降香化瘀止血,理气止痛,其辛散温通,常用于内外科出血之证,现代药理研究发现,降香有抗血栓、抗惊厥、镇痛之效。此方活血药与行气药合用,活血化瘀,行气散滞,为治疗气滞血瘀型冠心病的重要方剂。

芎芍胶囊(陈可冀)

【组成】 川芎,赤芍。

【用法】 每日3次,口服,每次2粒。

【功效】 活血化瘀,畅通心脉。

【主治】 冠心病、动脉粥样硬化、血脂异常属瘀血阻滞证者。

【方解】 芎芍胶囊中,川芎辛温无毒,《神农本草经》言其"主中风入脑头痛,寒痹",功能消瘀血,养新血,"上行头目,中开郁结,下行血海,旁通络脉,为血中之气药",可以活血行气,祛风止痛。现代研究证实,川芎中有效成分川芎嗪有改善心肌供血、抗凋亡、抗炎、改善内皮功能和心肌代谢、保护心肌细胞等作用。赤芍苦平无毒，《神农本草经》言其"除血痹，破坚积寒热疝瘕，止痛"，可疏通血脉，活血化瘀。现代研究证实，赤芍中有效成分芍药苷也有扩张血管、增加冠脉血流量和心肌血流供应、保护缺血心肌、抗血小板聚集、抗血栓形成、促进血管新生等作用。二药合用，寒温相济，理气活血，对改善患者全身的血瘀状态有良效。

滋肾活血方（刘志明）

【组成】　何首乌，瓜蒌，桑椹，桑寄生，薤白，三七。

【用法】　水煎服。

【功效】　滋肾活血，通阳化浊。

【主治】　冠心病属肾虚血瘀，痰浊闭阻之证。

【加减】　但凡气虚者，可加党参进行调养；嗳气者，加用柿蒂；出现热象者，可加用蒲公英；多发咳嗽者，加用紫菀；有尿血者，加用大小蓟；便秘者，加大黄通便。

【方解】　方中何首乌、瓜蒌为君药以滋肾通阳，《开宝本草》谓何首乌"止心痛，益血气，黑髭发……久服长筋骨，益精髓"。《名医别录》谓瓜蒌"主胸痹，泽悦人面"，现代药理研究亦表明瓜蒌可提高抗缺氧能力，扩张冠状动脉，增加冠状动脉血流量，降低血脂、血糖，可广泛用于冠心病的治疗。故两者合用可滋肾阴，通心阳，胸痹则除。桑椹、桑寄生、薤白为臣药，桑椹、桑寄生助何首乌以滋肾，薤白助瓜蒌以通阳。三七为佐药，能止血并化瘀，《医学衷中参西录》曰其"治虚劳之瘀滞经络"，临床用于冠心病有很好疗效。研究表明，三七总甙能明显缓解心绞痛，改善心电图和心功能，对冠心病患者有明显的疗效。全方从心肾着手，共奏滋肾活血、通阳化浊之效。

三参丹饮（段富津）

【组成】　白参，黄芪，三七，丹参，川芎，当归，血竭。

【用法】　水煎服。

【功效】　益气活血，化瘀止痛。

【主治】　冠心病之气虚血瘀证。

【方解】　此方以白参为君药，甘温益气，大补元气。黄芪、三七为臣药，黄芪性甘温，益气固表，与白参相伍，白参善补中气，黄芪偏固表气，君臣相伍，补一身表里之气；三七性温，味甘微苦，功善化瘀止血，活血定痛，与白参、黄芪相伍，达益气活血止痛之效。丹参、当归、川芎、血竭共为佐药，丹参既能活血化瘀止痛，又能引诸药入心经；当归亦入心经，既补血又活血；川芎为血中之气药，善活血行气，补血而不滞；血竭能化瘀定痛。四药相佐，既行气活血又养血，可助三七化瘀活血定痛。诸药合用，达益气活血、化瘀止痛的功效。

参考文献

[1] 杨利.邓铁涛教授治疗冠心病经验采菁[J].湖北民族学院学报·医学版,2005(22):35-37.

[2] 李晓庆,王侠,吴焕林.邓铁涛经验方治疗急性冠脉综合征冠脉介入后的临床研究[J].中西医结合心脑血管病杂志,2009,7(7):757-759.

[3] 邓铁涛.中国百年百名中医临床家丛书·邓铁涛[M].北京:中国中医药出版社,2001.

[4] 杨利.邓铁涛教授治疗冠心病经验采菁[J].湖北民族学院学报,2005,22(3):35-37.

[5] 马小青.张琪辨证治疗心系疾病的经验[J].陕西中医,2005,26(2):144-146.

[6] 李济仁,李梢,李艳.冠心病诊治经验[J].中医杂志,1994,35(8):465-466.

[7] 严夏,李际强.颜德馨教授益气活血法治疗胸痹经验介绍[J].新中医,2005,8(37):7-8.

[8] 严夏,李俊,王大伟.益心汤调气和血治疗冠心病探析[J].上海中医药杂志,2006,40(10):6-7.

[9] 颜琼枝,颜乾麟.颜德馨教授对冠脉介入术后再狭窄的病机认识[J].中国中医急症,2010,1(19):85-86.

[10] 江望,张少波.郭子光教授"杂合以治"冠心病心绞痛[J].河南中医,2006,7(26):27-28.

[11] 吴嘉瑞,张冰.国医大师临床经验实录·国医大师颜正华[M].北京:中国医药科技出版社,2011.

[12] 孟宪宗,周语平.周信有教授辨治冠心病经验[J].甘肃中医学院学报,2007,24(2):1-3.

[13] 武雪萍.雷忠义主任医师治疗冠心病的学术思想和临床经验研究[D].中国中医科学院,2012.

[14] 王勇.国医大师雷忠义中医药辨治冠心病的临床经验[J].陕西中医药大学学报,2018,41(3):22-23,40.

[15] 王丹,李小妮,邹煜,等.补肾抗衰片干预不稳定型心绞痛的临床疗效及其对血清炎症介质的影响[J].中国实验方剂学杂志,2016,22(14):171-176.

[16] 周静,高晟,吴深涛.补肾抗衰片在肾虚痰瘀型 2 型糖尿病治疗中的应用[J],山东医药,2015,55(30):63-64.

[17] 李思铭,徐凤芹.愈梗通瘀汤对急性心肌梗死患者半年预后的影响[J].中国中西医结合杂志,2019,39(8):927-931.

[18] 陈士奎.我国开创的中西医结合科研及其启示（一）——著名中西医结合医学家陈可冀院士与血瘀证及活血化瘀研究[J].中国中西医结合杂志,2016,36(9):1029-1031.

[19] 张京春.陈可冀院士治疗冠心病心绞痛学术思想与经验[J].中西医结合心脑血管病杂志,2005,3(7):634-636.

[20] 袁蓉,王燕,丛伟红,等.芎芍胶囊治疗心血管病研究进展[J].中国中药杂志,2017,42(4):640-643.

[21] 李洁.国医大师刘志明辨治冠心病规律及滋肾活血方经 mTORC1 调控 H9C2 能量代谢研究[D].中国中医科学院,2019.

[22] 金娟,郭东浩,孔菲.国医大师段富津运用"三参丹饮"治疗气虚血瘀型胸痹经验撷要[J].辽宁中医药大学学报,2019,21(12):84-87.

第三节 心 律 失 常

李氏益心汤（李辅仁）

【组成】 党参 20g,丹参 20g,麦冬 15g,五味子 10g,龙眼肉 10g,郁金 10g,炒远志 10g,石菖蒲 10g,柏子仁 10g,瓜蒌 15g,薤白 10g,葛根 10g,生黄芪 20g。

【用法】 水煎服。

【功效】 养心安神,化瘀通痹。

【主治】 各种多发性期前收缩,心房颤动,冠心病属于气虚血瘀证者。

【加减】 大便干燥者,加肉苁蓉 30g;心火偏旺者,加炒栀子 10g;口干者,加玄参 10g、石斛 10g;多梦者,加夜交藤 30g;下肢水肿者,加泽泻 20g。

【方解】 李大师认为,临床治病中气血辨证尤为重要,气血运行周身,是人体脏腑经络生理活动的物质基础。气血的辨证是补充八纲之不足,故阴阳为总纲,表、里、寒、热、虚、实、气、血为八要。血气行血脉之中,因心气虚乏,心血不足,气虚而血流缓慢无力运行,形成气虚血瘀,出现舌质暗或紫,脉象迟缓、迟涩或结。气血不调则百病丛生,男子调其气,女子调其血,气血为人之神也。治疗冠心病、心律失常时,以调其气血为首要。方中党参、丹参自拟为"二参汤",益气化瘀活血。配生脉饮、黄芪益气强心,改善气血不足并益元气以扶正;炒远志、石菖蒲为远志汤,专治久心痛;配龙眼肉、柏子仁,奏健脾宁心启闭之功;葛根配丹参共奏滋润筋脉、活血化瘀、行血止痛之效。

养阴益心汤（李振华）

【组成】 红参 6g,炙甘草 6g,麦冬 15g,丹参 15g,茯苓 15g,生地黄 12g,阿胶 10g,远志 10g,九节菖蒲 10g,桂枝 2～3g。

【用法】 水煎服。

【功效】 养阴益气,宁心安神。

【主治】 室性期前收缩属气阴亏虚证。症见心悸胸闷,气短乏力,心烦急躁,口燥咽干,失眠多梦,头晕或面色不华,舌质微红,少苔,脉结代。

【加减】 气滞血瘀者,加郁金 10g、延胡索 10g、桃仁 10g 以理气活血;气虚甚者,加黄芪 30g 以益气补中;胸部闷痛者,加薤白 10g、檀香 10g 以理气宽胸;心悸失眠甚者,加琥珀 3g(分两次冲服)、龙骨 15g 以宁心定神。

【方解】 方中生地黄、麦冬、阿胶补心血、养心阴以充血脉;红参既可补养心阴,又能合茯苓、甘草健脾益气,以助气血生化之源;桂枝用法宜轻不宜重,目的在于通阳而非温阳,偶发期前收缩者用 2g,频发期前收缩者用 3g;丹参活血化瘀,养血安神;柏子仁、九节菖蒲、远志养心安神,透窍定悸。诸药合用,使心之阴血充足,心气复而心阳通,心神得养而自安。

豁痰宁心汤（李振华）

【组成】 党参15g,茯苓15g,炒枣仁15g,白术10g,橘红10g,法半夏10g,节菖蒲10g,远志10g,厚朴10g,郁金10g,砂仁8g,枳壳6g,桂枝6g,薏苡仁30g,甘草3g。

【用法】 水煎服。

【功效】 健脾益气,豁痰定悸。

【主治】 室性期前收缩属痰湿阻滞证。症见心悸胸闷,气短喘促,体倦乏力,四肢沉重,或逐渐肿胖,脘腹胀满,大便溏薄,头晕头沉,口干不欲饮,嗳气,舌质淡暗,舌体胖大,边有齿痕,苔白腻,脉弦滑或濡缓。

【加减】 气虚甚者,加黄芪30g、生山药30g,以益气健脾;大便溏薄甚者,加肉豆蔻10g、苍术10g,以燥湿固涩;脘腹胀满者,加木香6g、大腹皮10g,以理气化湿、除满消胀;痰郁化热者,加黄连6g、胆南星10g、竹茹10g,以清热化痰;痰郁交阻者,加贝母10g、瓜蒌10g、檀香10g,以宽胸理气;心悸明显者,加龙齿15g、琥珀3g,以镇心安神。

【方解】 方中党参、白术、茯苓益气健脾利湿;枳壳、厚朴、砂仁醒脾理气,燥湿化浊;橘红、法半夏降逆豁痰;桂枝通阳利水,配白术、茯苓、薏苡仁以增强脾之运化功能;节菖蒲、炒枣仁、郁金、远志化湿透窍,安神定悸。诸药合用,共奏健脾化湿、通阳宁心之效。

三圣饮子（李玉奇）

【组成】 人参10g,苦参10g,川芎10g,丹参15g,淫羊藿15g,何首乌15g,附子5g,肉桂5g,生地黄20g,麦冬20g,甘草20g。

【用法】 水煎服,1个月为一个疗程。

【功效】 养心益气,和血温阳。

【主治】 阳气不足,瘀血痹阻之心房颤动。症见气短心悸,烦躁不安,呼吸急迫,心前区绞痛,疲倦无力,自汗,少寐,下眼睑肿,尿少便秘,伴血压偏高,面色青灰少华,舌质多绛,脉沉细而结代。

【加减】 血压偏高并体胖者,人参改等量西洋参,附子减半,加决明子20g、山楂10g;伴有中风先兆,并血压偏高者,减附子,加天麻;习惯性便秘者,加黑芝麻20g、火麻仁10g;兼有气喘者,加沙参20g。

【方解】 人参、苦参、丹参同用,为治心病之三圣。人参益气,丹参通脉,古有记载。唯苦参用于心病并不多见,《证治准绳》载苦参丸治肺毒邪热,尚能修魂补魄,《医宗金鉴》载苦参地黄丸治肠风下血,《金匮要略》载苦参汤治狐惑……均未提及治心病,只是在《肘后备急方》中提及苦参合苦酒治中恶心痛,徐洄溪的《本草经百种录》论苦参以味为治,指出苦入心,寒除火,治心中之火。李大师受《肘后备急方》的启迪,以苦参为方治疗100例心房颤动,效果显著。研究发现,苦参对心电图的改善具有特异性。

重订炙甘草汤加减方（张琪）

【组成】　炙甘草 20g,生地黄 15g,西洋参 15g,麦冬 15g,阿胶 15g,桂枝 10g,干姜 10g,麻仁 10g,大枣 5 枚。

【用法】　清酒煎服,每日 2 次。

【功效】　振奋心阳,滋养心阴,使阴阳互动。

【主治】　心律失常之阴阳两虚证。症见气短心悸,自汗,精神萎靡,口干不欲饮,脉弱或脉结代。

【加减】　或加玉竹、丹参助滋阴活血通络之力;气虚加黄芪;阴虚明显重用生地黄、麦冬、阿胶,加玄参、玉竹;阳虚明显重用干姜、桂枝,或加附子温肾助心阳;有瘀血加丹参活血通络。

【方解】　心阳不振,鼓动无力;心阴亏虚,濡润营养失职,形成阴阳两虚。多见于冠心病、心肌炎、心律失常等。该方以炙甘草为主,调中益气;西洋参、桂枝、干姜、清酒益气助心阳以通脉络,生地黄、麦冬、阿胶滋养心之阴液,使阴阳互根;且桂枝、干姜、大枣调和营卫,清酒通利脉道。配伍精当,用方得当,多奏佳效。

益气活血汤（张琪）

【组成】　黄芪 30g,丹参 20g,生地黄 20g,红参 15g,麦冬 15g,五味子 15g,赤芍 15g,红花 15g,柴胡 15g,川芎 15g,桃仁 15g,枳壳 15g,桔梗 15g,当归 15g,甘草 15g。

【用法】　水煎服。

【功效】　补气活血通络。

【主治】　心律失常属气虚血瘀者。

【方解】　气虚日久,必然影响血的运行,致气血不畅,酿成气虚血瘀证之心律失常等,治以补气活血。方中红参、黄芪、麦冬、五味子为益心气养心阴首选药,血府逐瘀汤加丹参用于血脉痹阻,一面补气之虚,一面行血之瘀,两者合用以达气旺血通、气行血活之效。

益气活血滋阴合剂（张琪）

【组成】　黄芪 30g,太子参 20g,麦冬 20g,生地黄 20g,丹参 20g,女贞子 20g,龟甲 20g,枸杞子 20g,五味子 15g,当归 15g,川芎 15g,红花 15g,柴胡 15g,赤芍 15g,桃仁 15g,枳壳 15g,玉竹 15g,甘草 15g。

【用法】　水煎服。

【功效】　补益心气,养阴活血。

【主治】　气阳两虚血瘀证之心律失常,如心房颤动。症见心悸怔忡,胸痛,气短乏力,腰痛,头晕耳鸣,五心烦热,舌红少津,脉虚数。

【方解】 然气阴亏耗日久,穷必及肾,阴亏阳浮,坎离失调,则心悸怔忡,心动过速,兼夹血行瘀阻,络脉不得流畅,于是心律失常,如心房颤动等症不断出现。方中黄芪、太子参、麦冬、生地黄、女贞子、龟甲、五味子、玉竹以益气养阴;丹参、当归、川芎、红花、赤芍、桃仁以活血化瘀;柴胡、枳壳以宽胸理气。

益气温阳活血合剂(张琪)

【组成】 黄芪25g,红参15g,川芎15g,丹参15g,当归15g,桃仁15g,红花15g,肉桂15g,麦冬15g,五味子15g,附子10g,柴胡10g,枳壳10g,生姜10g。

【用法】 水煎服。

【功效】 补气活血,温补肾阳,纳气归元。

【主治】 气阳亏虚,瘀血阻滞之心律失常者。症见心悸,胸憋闷或胸痛,气短不能续,动则气乏声嘶,懒言神倦,口唇发绀,腰背酸痛,耳鸣,头昏眩,小便频,尿有余沥,舌淡,质紫暗,脉沉迟微弱。

【方解】 肺为气之主,肾为气之根,心主血脉。心与肺气血互相依存。心病一方面与气虚血瘀有关,又与肾阳衰微、元气不能上达有关。以黄芪、红参补益心肺之气;肉桂、附子温补肾阳;川芎、丹参、当归、红花活血;柴胡、枳壳疏郁行气,使气行血行;佐以麦冬、五味子滋敛阴液,防助阳伤阴。

芪麦化瘀汤(张琪)

【组成】 黄芪30g,太子参20g,麦冬20g,生地黄20g,当归15g,川芎15g,红花15g,柴胡15g,赤芍15g,枳壳15g,女贞子20g,玉竹15g,枸杞子20g,甘草15g,五味子15g,丹参20g,桃仁15g,龟甲20g。

【用法】 水煎服。

【功效】 益气活血,滋补肾阴。

【主治】 适用于冠心病心绞痛、各种原因引起的心律失常等属气阴虚血瘀者,症见胸痛,气短乏力,心悸怔忡,腰痛,头晕耳鸣,五心烦热,舌红,少津,脉虚数。

【加减】 若阴虚甚者,加阿胶、玄参;心悸重者,加珍珠母、龙骨、牡蛎等;伴有胸闷者,加瓜蒌宽胸。

【方解】 本方由生脉饮和血府逐瘀汤化裁而成。黄芪、太子参、麦冬、五味子益心气滋阴;心主血脉,赖大气之斡旋,大气虚而无力统帅血之运行,因而形成气虚血瘀,血府逐瘀汤行气活血化瘀。两者合用达气旺血通,气行血活之效。气之根在肾,阴虚阳无所依附,女贞子、玉竹、龟甲、枸杞子滋补肾阴摄纳而止悸动。张大师常用此方治疗冠心病心绞痛,有较好的疗效。

益气复脉汤（张志远）

【组成】 黄芪 150g,生地黄 120g,桂枝 12g,炙甘草 12g,甘松 15g。

【用法】 水煎服。

【功效】 益气复脉。

【主治】 心律失常之阳气不足者。

【加减】 如心动过速者,可酌加紫石英 30g、茯苓 18g;心动过缓者,配伍熟附子 15g、红参 9g 等。

【方解】 黄芪甘温,益气升阳,生地黄甘寒,滋阴养血,气充阴足,脉道通利,二药共为君药;臣以桂枝、甘草,即桂枝甘草汤,辛甘化阳,通阳复脉;又因患者多精神紧张,思虑过度,故佐以甘松芳香以开郁结。本方取炙甘草汤之意,选药精炼,配伍巧妙。现代药理研究也证实,生地黄、甘松均有调整心率的作用。诸药配伍,酌情化裁,可用于治疗各种原因引起的心律失常。

参考文献

[1] 刘毅.李辅仁学术特点[J].山东中医学院学报,1993,17(5):22-24,73.

[2] 李郑生,黄清.李振华教授治疗室性早搏经验[J].中医研究,2009,11(22):45-47.

[3] 李玉奇.中国百年百名中医临床家丛书·李玉奇[M].北京:中国中医药出版社,2001.

[4] 马小青.张琪辨证治疗心系疾病的经验[J].陕西中医,2005,26(2):144-146.

[5] 张佩青.国医大师临床经验实录·国医大师张琪[M].北京:中国医药科技出版社,2011:132.

[6] 郑国庆.张志远临证七十年碎金录[M].北京:人民卫生出版社,2009:106.

第四节 心力衰竭

慢性心衰方（邓铁涛）

【组成】 花旗参(另炖)10g,麦冬 10g,炙甘草 6g,大枣 4 枚,太子参 30g。

【用法】 水煎服。

【功效】 益气生脉。

【主治】 慢性心功能衰竭之气虚为主者。

【加减】 血瘀加用桃红饮(桃仁、红花、当归尾、川芎、威灵仙)或失笑散;水肿甚者加用五苓散、五皮饮;兼外感咳嗽者加豨莶草、北杏仁、紫菀、百部;喘咳痰多者加紫苏子、白芥子、胆南星、海浮石;湿重苔厚者加薏苡仁、扁豆衣;喘咳欲脱之危症则用红参合真武汤浓煎频服,配合静脉注射参附注射液,或参麦注射液以补气固脱。

【方解】 邓大师用此慢性心衰方为基本方以益气生脉为主,可根据阳虚与阴虚之不同,而化裁为暖心方和养心方。心阳虚者用暖心方(红参、熟附子、薏苡仁、橘红等),心阴虚者用养心方(生晒参、麦冬、法半夏、茯苓、三七等)。除此二方外,阳虚亦可用四君子汤合桂枝甘草汤或参附汤,加五爪龙、黄芪、酸枣仁、柏子仁等;阴虚用生脉散加沙参、玉竹、女贞子、墨旱莲、桑椹等。

对于心衰的辨治,虽然强调辨证论治,但也不能忽视西医辨病对治疗的参考意义。必须病证结合,灵活变通。以上二方,可根据心衰的不同病因,适当调整治疗方案。基础病为冠心病者,多见气虚夹痰,痰瘀互结,可用"温胆加参汤",益气祛痰,温阳通脉。基础病为风湿性心脏病者,每有风寒湿邪伏留,反复发作,治疗则在原基础上加用威灵仙、桑寄生、豨莶草、防己、鸡血藤、桃仁、红花以祛风除湿,并嘱患者注意防寒避湿,预防感冒,防止风寒湿邪再次侵入为害。基础病为肺源性心脏病者,可配合三子养亲汤、猴枣散,以及鹅管石、海浮石等温肾纳气,降气平喘。基础病为高血压性心脏病者,大多数肝阳偏亢,则需配合平肝潜阳法,常用药物有决明子、石决明、代赭石、龟甲、牡蛎、钩藤、牛膝等。原有糖尿病或甲状腺功能亢进症(简称"甲亢")的患者,证候多属气阴两虚,糖尿病患者可加山茱萸、桑螵蛸、玉米须、仙鹤草、山药等,山药用量要大,一般用 60~90g;甲亢者则加用浙贝母、生牡蛎、山慈菇、玄参等,以化痰软坚、散结。

暖心方(邓铁涛)

【组成】 红参10g,熟附子10g,薏苡仁30g,橘红6g,三七粉3g。

【用法】 水煎服。

【功效】 温补心阳。

【主治】 充血性心力衰竭心阳虚者。

【加减】 血瘀者,加用桃红饮(桃仁、红花、当归尾、川芎、威灵仙)或失笑散,或选用丹参、三七、鸡血藤等;水肿甚者,加用五苓散、五皮饮;兼外感咳嗽者,加豨莶草、北杏仁、紫菀、百部;喘咳痰多者,加紫苏子、白芥子、莱菔子、胆南星、海浮石;湿重苔厚者,加薏苡仁;喘咳欲脱之危症,则用高丽参合真武汤浓煎频服,配合静脉滴注参附注射液或参麦注射液,以补气固脱。

【方解】 本方以红参为主药,配附子以温阳,薏苡仁健脾利水,橘红通阳化痰。此外,阳虚亦可用四君子汤合桂枝甘草汤或参附汤,加五爪龙、黄芪、酸枣仁、柏子仁等。

心衰是临床常见危重症之一,是多种心脑血管疾病的终末期表现,严重威胁患者生命。充血性心衰属中医学"心悸""怔忡""喘证""水肿"等范畴。邓大师认为,心衰虽然病情复杂,表现不一,但病机可以概括为本虚标实,以心之阳气(或兼心阴)亏虚为本,瘀血水停为标。心主血脉,血脉运行全赖心中阳气的推动,诚如《医学入门》所说:"血随气行,气行则行,气止则止,气温则滑,气寒则凝。"心之阳气亏虚,鼓动无力,血行滞缓,血脉瘀阻,从而出现心衰。故心脏阳气(兼阴血)亏虚是心衰之内因,是心衰发病及转归预后的决定因素,标实则由本虚发展而来。阳气亏虚可以导致血瘀,也可以导致水饮停积。心居胸中,为阳中之阳。心气心阳亏虚,则见气短,喘咳倚息,劳动则甚;重者张口抬肩,汗出肢冷,舌淡胖,脉沉细,甚者浮大无根。兼见口干心烦,舌嫩红少苔,则气(阳)损及阴,致气阴两虚。

辨治心衰,当分阴阳,在辨明阴阳的基础上,可视脏腑虚实的具体情况,灵活变通,随症加减。而在阴阳分治之中,邓大师又主张以温补阳气为上。心属火,为阳中之阳,人体生命活动有赖于心阳的温煦。心衰就是因为心阳气虚,功能不全,血脉运行不畅,以致脏腑经脉失养,功能失调。所以《素问·脏气法时论》说:"心病者,日中慧,夜半甚,平旦静。"日中阳气盛,心脏活动增强,故患者一般情况尚好。而夜半,阴气盛,阳气衰,故心衰更为加重。故本方治疗重在温补阳气。

养心方(邓铁涛)

【组成】 人参 10g(生晒),麦冬 15g,法半夏 12g,茯苓 30g,三七 3g。

【用法】 水煎服。

【功效】 补益心阴。

【主治】 充血性心力衰竭心阴虚者。

【加减】 血瘀者,加用桃红饮(桃仁、红花、当归尾、川芎、威灵仙)或失笑散,或选用丹参、三七、鸡血藤等;水肿甚者,加用五苓散、五皮饮;兼外感咳嗽者,加豨莶草、北杏仁、紫菀、百部;喘咳痰多者,加紫苏子、白芥子、莱菔子、胆南星、海浮石;湿重苔厚者,加薏苡仁;喘咳欲脱之危症,则用高丽参合真武汤浓煎频服,配合静脉滴注参附注射液或参麦注射液,以补气固脱。

【方解】 本方以人参为主药,培元益气,配麦冬以养阴,茯苓健脾利水,法半夏通阳化痰,三七虽功主活血,但与人参同科,也有益气强心的作用。此外,阴虚亦可用生脉散加沙参、玉竹、女贞子、墨旱莲、桑椹等。

心衰之心阴虚患者,也宜在益气温阳的基础上,加用滋阴养血之品。这一点从养心方即可看出,方中用人参、茯苓、法半夏三药益气祛痰通阳,而仅用麦冬一味滋心阴,退虚热。若虚热已退,气虚突出之时,仍以益气扶阳为主。

调心饮子(张琪)

【组成】 黄芪 25g,小麦 50g,大枣 5 枚,赤芍 15g,人参 15g,附子(先煎)15g,桂枝 15g,麦冬 15g,五味子 15g,红花 15g,丹参 20g,甘草 20g,鸡血藤 30g。

【用法】 水煎服。

【功效】 益气温阳,活血通络。

【主治】 充血性心力衰竭证属心阳虚衰、血络瘀阻者。

【方解】 方中人参、黄芪、小麦、甘草健脾益气;附子温肾健脾,补火助阳;桂枝温通经脉;丹参、红花、鸡血藤活血化瘀,行血通络。此方以益心气、温心阳、扶正固本为主,治疗心气心阳俱虚,无力推动血液运行而出现血瘀,脉象结代。益气温阳以治本,活血通络以治标。同时,心阴、心阳相互依存,阳虚日久必损及阴,而出现阴阳俱损的证候,本方用麦冬、五味子旨在防止耗伤阴液。在临床实践中应注意识别阴虚为主或阳虚为主,其中,阳虚气虚以脉象沉迟而结代,舌淡胖,苔滑润,形寒肢冷,全身乏力为特征。药理研究证实,人参能扩张冠状血管,增加血流量,降低心肌耗氧,提高心肌收缩力和耐缺氧能力,从而起到强心和调节心律的作用。在种类众多的人参当中,张大师喜用生晒参,认为其不寒不热,益气生津,为治疗心血管病的良药,一般用量为10～15g。此外,张大师还善用黄芪,认为黄芪甘温补气升阳,健脾疗虚,生血生津,活血利水为补气良药,尤其适合各种心血管病的益气治疗。药理研究表明,黄芪能增强机体免疫力,降低胆固醇,降低心肌耗氧量,提高心肌收缩力。同时,药理研究证明,附子、桂枝及生脉散都具有非洋地黄样正性肌力作用,用于治疗各种心脏病引起的心力衰竭,辨证以心阳虚衰,鼓动无力为主证时效果满意。

温阳益心饮(张琪)

【组成】 人参15g,附子15g,茯苓20g,白术15g,白芍20g,桂枝15g,生姜15g,泽泻20g,丹参20g,红花15g,葶苈子20g,甘草15g。

【用法】 水煎服。

【功效】 益气温阳利水。

【主治】 充血性心力衰竭证属心肾阳衰,水气凌心,血络瘀阻者。

【方解】 充血性心力衰竭以心肾阳虚为本,血瘀水停为标,基本病机是各种原因导致的心阳鼓动无力,心气虚不能正常推动血液运行,肾阳虚衰不能正常代谢水液,而出现瘀血、水饮交互为患,病机的特点是本虚标实,心阳鼓动无力、心气不能正常推动血液运行为病之本,瘀血、水饮等病理产物阻滞为病之标。

本方意在温补心肾之阳,活血利水。肾阳不足,气不化水则小便不利,手足厥冷;水湿溢于肌表则肢体水肿;水邪上凌心阳则心悸气短,不能平卧。本方为真武汤加味而成,真武汤为温肾助阳、健脾利水之剂。水之所制在脾,水之所主在肾,肾阳虚不能化气行水,脾阳虚不能运化水湿,则水湿内停;心阳不振则鼓动无力,血脉瘀阻,导致水气凌心故发为心衰。以大辛大热的附子温肾助阳、化气行水兼暖脾土,以温运水湿;茯苓、白术健脾利湿,淡渗利水,使水湿从小便而出;白芍养血柔肝兼利小便,再加入人参健脾益气;桂枝温经通阳化气,与附子合用则温肾壮阳、益气养心之力越强;并以丹参、红花活血化瘀改善血液循环,葶苈子平喘利尿。

慢衰灵口服液（路志正）

【组成】 生黄芪30g,太子参15g,炮附子12g,川芎12g,黄精15g,葶苈子12g。

【用法】 水煎服。

【功效】 温阳利水,交通心肾。

【主治】 心肾阳虚型充血性心力衰竭。

【方解】 充血性心力衰竭患者多属心肾阳虚的范畴。即心属火为统血之官,肾属水为藏精之脏,肾脉上络于心,心肾相交,水火共济,方能维持正常之功能活动。心衰的基本病理在于心肾阳虚,心肾阳虚为本,血瘀水泛,上凌心肺,外溢肌肤为标,系标本同病。慢衰灵口服液温心肾之阳,兼以活血利水。方中黄芪、太子参和附子益心气温肾阳治其本;川芎活血化瘀以畅血行;葶苈子利尿治其标;黄精益气养阴且性柔,可缓附子刚烈之燥及葶苈子利尿伤阴之弊。现代医学认为,太子参、生黄芪、黄精可增强心肌收缩力及免疫功能,附子所含去甲乌药碱有明显的强心作用,川芎增加冠状动脉流量,葶苈了增强心肌收缩力且有利尿作用,故应用于临床可取得较好疗效。

自拟心衰基本方（郭子光）

【组成】 黄芪,制附子,人参,桂枝,茯苓,猪苓,白术,泽泻,汉防己,益母草,丹参,黄精,麦冬。

【用法】 水煎服。

【功效】 益气通阳,活血利水,少佐养阴生津。

【主治】 心力衰竭的基本证候以少阴格阳证为主者。典型表现为四肢厥逆,但欲寐,小便不利,脉微欲绝,或呈现雀啄脉、鱼翔脉、虾游脉等。或症见面颊潮红,唇舌红赤,心烦,汗出,或背胸腹灼热难当(格阳于上证);或症见下肢热甚难受(格阳于下证);或症见全身反不恶寒而恶热(格阳于外证);或少数症见口唇赤如涂朱,口干,手足心热等(因使用大量利尿药,过度通利损伤气阴)。

【方解】 郭大师辨治本病始终抓住三个基本环节,即基本病机、基本证候、基本治法,疗效颇为显著。郭大师认为,气虚阳微是本病的基本病机。本病本虚标实,气虚阳微为本,血瘀水停为标。基本证候为少阴格阳证,并认为,本病凡具有格阳证,单纯用西药强心药治疗收效不佳,加用利尿药又易伤气阴,而中药单纯使用辛温通阳法,效果也不好。因此,郭大师提出益气通阳的基本治法,通阳则综合辛温通阳和利小便通阳二法,自拟出一个治疗本病的基本方。方中以黄芪、人参益气,以附子、桂枝温通阳气,以茯苓、猪苓、泽泻、白术、汉防己利小便通阳气,佐以益母草、丹参活血化瘀,黄精、麦冬养阴生津。全方益气通阳而不燥浮火,通利小便而不伤气阴。

益气温阳活血利水心衰方（雷忠义）

【组成】 红参,制附片,桂枝,白术,麦冬,五味子,黄芪,茯苓,丹参,泽泻,葶苈子,小叶草薢,北五加皮。

【用法】 水煎服。

【功效】 益气温阳,活血利水

【主治】 心力衰竭证属气虚血瘀水停者。

【方解】 方中制附片、桂枝温通心肾之阳,红参、黄芪益气温阳,白术、茯苓、小叶草薢、泽泻健脾利水消肿,丹参活血通络,葶苈子、北五加皮泻肺平喘。五味子养阴、敛肺气,合麦冬寓阴中求阳之意。全方共奏益气温阳、活血利水之效,有强心、利尿、扩血管、调节心肌能量代谢的作用。

参考文献

[1] 刘小斌,郑洪.国医大师临床经验实录·国医大师邓铁涛[M].北京:中国医药科技出版社,2011:143-145.

[2] 罗川晋,李先隆,吴伟.邓铁涛调脾护心法治疗扩张型心肌病心力衰竭经验[J].中医杂志,2018,59(4):285-288.

[3] 邹十目,吴焕林,邓铁涛.邓铁涛教授治疗充血性心力衰竭经验选粹[J].中医药学刊,2004,22(4):583-590.

[4] 李南夷.邓铁涛教授治疗心衰的思路与方法[J].新中医,1995,27(10):6-8.

[5] 孙元莹,吴深涛,姜德友.张琪治疗充血性心衰经验介绍[J].辽宁中医杂志,2006,33(11).

[6] 杨丁友,王士雯,朱庆磊.慢衰灵口服液治疗心肾阳虚型心脏病左室舒张功能障碍患者的临床观察[J].中国中西医结合杂志,2003,5(23):344-346.

[7] 宋帮丽,傅春华,方芸芸.郭子光治疗顽固性心力衰竭经验[J].山东中医杂志,2008,27(9):630-631.

[8] 武雪萍,于小勇,范虹,等.雷忠义辨治心力衰竭的经验[J].陕西中医,2010,31(10):1372-1373.

第五节 高脂血症

决明子饮(张琪)

【组成】 决明子30g,钩藤15g,菊花20g,生地黄20g,玄参15g,赤芍20g,桃仁15g,当归15g,川芎15g,枳壳10g,黄芩15g,甘草10g。

【用法】 水煎服。

【功效】 清肝明目,化瘀活血。

【主治】 高脂血症证属肝阳上亢,瘀血内阻者。

【方解】 高血压、脑动脉硬化等为临床常见病,常伴高脂血症,它们互为因果,而高血脂多为心脑血管疾病发病及加重的重要因素,因此降血脂治疗尤为重要。肝阳亢盛,肝风内动,血瘀内阻,气血失于上荣者,即用此方,疗效极佳,辨证的关键在于肝阳上亢与瘀血同病。

方中决明子为主药,决明子味甘苦,性寒,入肝、肾经,故清肝火散风邪,补中兼具清散之功,为明目要药。现代药理证明,其能抑制血清胆固醇升高和主动脉粥样斑块的形成,又有润肠通便作用。生地黄、玄参凉血滋阴;桃仁、赤芍、当归、川芎养血凉血活血;黄芩苦寒清热;钩藤清头目息风。全方具有清肝明目,活血凉血之效。

王氏降脂方(王绵之)

【组成】 生黄芪,党参(气虚甚者用人参),半夏,泽泻,茯苓,丹参,何首乌,当归,怀牛膝,制香附。

【用法】 水煎服。

【功效】 标本兼顾,消补并施,重在补虚治本。补气健脾同时,用渐消缓散之法,不宜攻伐,以免耗伤正气。

【主治】 脾弱气虚,痰瘀气滞证之高脂血症者。

【加减】 治痰常加橘红、桔梗、贝母等,若痰浊壅盛,标实偏重者,多权宜合用胆南星、白芥子等,一俟舌苔由紧腻变松浮、由厚变薄,即改用他药,中病即止;理气多加枳壳、桔梗、木香等,量取适中;活血化瘀常加桃仁、红花,适当配伍白芍、地黄等阴柔补血之品,使祛瘀不伤正,又防理气耗气伤阴之弊。破血逐瘀之虫类药,如水蛭、虻虫等,尽量少用或不用。

【方解】 高脂血症属气血津液病变范畴,与痰浊、瘀血等证相似。王大师认为,其病位在血脉,而兼及其他脏腑,病机不外虚、痰、瘀、滞四字,可以虚实两端概括之,虚乃脾弱气虚,实即痰瘀气滞,即以脾虚气弱为本,痰瘀气滞为标,后者壅滞血脉使膏脂转输失常,又是形成本病的直接原因。方中重用生黄芪脾肺并补,补而不守,党参或人参大补脾肺之气,补而不走,两者相须为用,走守结合,培补后天以治生痰之源;泽泻、茯苓、半夏燥湿化痰,渗利水湿,使邪有出路;"一味丹参,功同四物",与怀牛膝、当归、何首乌相配,活血祛瘀,通利血脉,补血养血,祛瘀不伤正;更有制香附疏肝理气解郁,调畅三焦气机,与补药相合,补而不壅,与化痰药相伍,气顺痰自消,与活血药相配,气畅血行。诸药相合,标本同治,消补兼施,消不伤正,补而不滞,组方严谨,遣药精当,立意深明。

颜氏降脂方(颜德馨)

【组成】 黄芪,生蒲黄,海藻,水蛭,苍术,虎杖。

【用法】 水煎服。

【功效】 益气健脾,活血化痰。

【主治】 脾气亏虚,痰瘀气滞之高脂血症者。症见神疲乏力,心悸气短,胸痛,手足麻木,皮肤干燥,毛发不荣,舌暗,舌下络脉青紫者。

【方解】 痰浊入血,是形成高脂血症的关键环节,脏腑功能紊乱是痰浊产生的内在原因。脾为生痰之源,其作用尤为重要。颜大师认为,其余四脏产生痰浊的机制从根本上讲也会导致脾失健运,高脂血症伴心脑血管疾病者,多病程较长,虚象明显,瘀阻脉道虽与心气不足、肾气亏乏、肝郁气滞有关,但究其根本在于脾气虚。从脾论治高脂血症寓有固本清源之意。痰瘀,是高脂血症的主要病理产物。痰瘀停于血脉,血脉受损,是高脂血症继发冠心病、脑梗死等严重心脑血管疾病的主要原因。法当痰瘀同治,颜大师指出,善治痰瘀者必调其气。临床多用益气活血化痰法。方中黄芪为补气之要药,补气健中,气行则血行。现代药理研究表明,黄芪有扩张血管、促进血液循环、降低血液黏稠度等作用。朱丹溪谓苍术能治"六郁",乃治脾要药,《本草正义》说其善行,"能彻上彻下,燥湿而宣化痰饮"。黄芪伍苍术补气健脾,复脾升清降浊之能,且补而不滞,可谓治本。生蒲黄活血化瘀,药理研究证实,其含有较多的植物固醇,可与胆固醇竞争脂化酶,减少胆固醇的吸收;虎杖化瘀泄浊;海藻软坚化痰,三者配合能使瘀祛痰消,可谓治标。水蛭逐瘀通络而不伤血,引诸药直入血分可谓佐使。全方体现了标本兼治的治疗思路。

宁脂方(张镜人)

【组成】 太子参9g,白术9g,制半夏6g,陈皮6g,泽泻9g,丹参9g,山楂9g,玄明粉3g,荷叶15g。

【用法】 水煎服。

【功效】 健脾化痰,消积导滞,活血化瘀,降脂减肥。

【主治】 高脂血症,肥胖症,脂肪肝,痰湿型闭经,脂溢性皮炎等。

【方解】 脾胃为仓廪之官,在体为肌,开窍于口,胃主受纳,腐熟水谷,脾主运化,输布精微,升清降浊,为气血生化之源。然平素饮食失节,过食甘肥之品,久则困扰脾胃,必致运化乏力,输布失职,饮食不化精微反成痰湿,脂肪壅阻形成躯体肥胖。宁脂方采用太子参补益太阴,升清降浊;玄明粉泄利阳明,推陈致新;白术合泽泻以行水渗湿,制半夏配陈皮除痰理气;丹参活血调营;山楂消积行滞;荷叶出淤泥而不染,升清阳而减肥。

邓氏温胆汤(邓铁涛)

【组成】 竹茹10g,枳壳6g,橘红6g,胆南星(或法半夏)10g,茯苓15g,甘草6g。

【用法】 上药用净水750mL(3碗),煎煮为200mL(大半碗);复渣用净水500mL(两碗),煎煮为200mL(大半碗)。气虚痰浊证多属慢性疾病,可两日1剂,但每日1服,复渣第2天再服。

【功效】 补气化痰。

【主治】 高脂血症、脂肪肝和肥胖症之气虚痰浊证。

【加减】 血脂特高者,加山楂 30g、玄参 10g、丹参 15g;广东人气(阴)虚湿热者,加太子参 20g、石斛 15g、薏苡仁 30g;心血管疾病者,加五味子 6g、麦冬 10g、太子参 15g、五爪龙 30g、鸡血藤 30g;脑血管疾病、高血压者,加天麻 10g、白术 15g、钩藤 10g、白蒺藜 10g、生牡蛎 30g 或石决明 30g;精神科疾病者,加夜交藤 20g、酸枣仁 20g、五味子 6g、钩藤 10g、石决明 30g;甲亢者,加山慈菇 15g、玄参 10g、生牡蛎 30g、浙贝母 15g、石斛 15g、薏苡仁 20g;动脉硬化者,加五爪龙 30g、鸡血藤 30g、土鳖虫 6g;肢体疼痛者,加威灵仙 20g、老桑枝 30g、杜仲 15g、川续断 10g;大便秘结者,枳壳易枳实,加玄参 15g、肉苁蓉 15g;免疫亢进者,加山慈菇 15g、玄参 10g、薏苡仁 20g;尿酸高者,加薏苡仁 30g、玉米须 30g;血糖高者,加山药 30～60g、玉米须 30g、黄芪 30g、白术 15g;舌质黯者,加入丹参 15g、生三七 10g、路路通 20g;舌苔腻者,加入川草薢 15g、白术 15g、薏苡仁 20g;有外感者,加豨莶草 15g、千层纸 10g、桑叶 10g、玄参 10g。

【方解】 温胆汤乃中医名方,临床应用有 1300 年历史,源自唐代名医孙思邈《千金要方》卷十二胆虚寒篇,一说出自南北朝姚僧垣《集验方》。古方药物组成为陈皮、法半夏、竹茹、枳实、茯苓、甘草。主治"心虚胆怯,气郁生涎,涎与气搏,变生诸证,触事易惊,或梦寐不祥,或短气悸乏,或自汗,并温胆汤主之"。此方从温胆汤化裁而成,枳实易枳壳,或法半夏改胆南星。

何谓中医"痰证"? 痰证有狭义、广义之分。狭义痰证,是指咳吐可见之痰液;广义痰证,即指咳吐排出体外痰液,又泛指表现为痰的特异症状,称为"无形之痰",无形之痰从症测知。

师从邓大师多年的刘小斌教授总结邓氏温胆汤治痰证的特异症状或指征为:

(1)痰病多怪或怪病多痰,即疑难病症可以考虑应用邓氏温胆汤。

(2)精神科疾病,如焦虑症、忧郁症、失眠不寐、精神异常等。

(3)老年病,脉弦者。老年人脉弦,多是动脉硬化表现,老年人常见的高血压、冠心病、心律失常、中风、眩晕、震颤麻痹等,也可以考虑应用邓氏温胆汤。

(4)血液生化某些项目异常,如血脂高、尿酸高、血糖高、血沉快、免疫亢进、甲状腺功能异常增高等,症见中医气虚痰浊者。

(5)肥胖者,肥胖人多痰湿,如肥胖症、脂肪肝。

(6)大便秘结、脘腹胀满者,如老年人习惯性便秘。

(7)咳吐痰涎者,有外感但不宜用感冒药者。

(8)舌苔腻者,或舌黯者。

参考文献

[1] 张佩青.中国百年百名中医临床家丛书·张琪[M].北京:中国中医药出版社,2001.

[2] 郑贵力,王煦.王绵之教授治疗高脂血症学术思想及经验[J].北京中医药大学学报,2000,3(23):48-50.

[3] 赵昊龙,沈芸,魏铁力.颜德馨辨治高脂血症的经验[J].辽宁中医杂志,2002,29(1):6-7.

[4] 王松坡.国医大师临床经验实录·国医大师张镜人[M].北京:中国医药科技出版社,2011:35.

[5] 刘小斌,邓洪.国医大师临床经验实录·国医大师邓铁涛[M]北京:中国医药科技出版社,2011:133-134.

第六节 动脉粥样硬化

自制动脉硬化方(周仲瑛)

【组成】 海藻,水蛭,鬼箭羽,姜黄,僵蚕。

【用法】 水煎服。

【功效】 滋肾养肝,化痰消瘀,调和气血。

【主治】 肝肾亏虚,痰瘀痹阻血脉之动脉粥样硬化者。

【加减】 治风痰,常用天麻、白蒺藜、制天南星等;治痰火,常用黄连、黄芩、栀子等;治痰湿,常用苍术、白术、茯苓等;治瘀滞,常用川芎、郁金、香附等;治瘀热,常用水牛角片、牡丹皮、赤芍等;治瘀滞寒凝,常用红花、桂枝、肉桂等。

【方解】 动脉粥样硬化,以肝肾亏虚(阴虚)为主,因脏腑功能失调,气血津液代谢障碍,痰瘀内生,痹阻血脉,胶结凝聚所致。其脏腑辨证以滋肾养肝为主,气血津液辨证以化痰消瘀、调和气血为主。周大师常首选海藻,其既具有软坚化痰之功,又能祛经隧胶着之痰;再佐以祛风化痰、软坚散结之僵蚕,则痰得化得散。海藻凉润性凝,僵蚕辛温性散,寒温并用,一防过寒则痰愈凝,二防过温则津愈燥,阴阳相配,使化痰而不伤正,散结而不留邪,体现"痰浊为重、软脉通络"的辨治特点。周大师还常配伍少量水蛭,其咸苦平,取逐血破结软坚之效,再佐以鬼箭羽、姜黄,使温寒相配,祛瘀而不耗气,活血而不留瘀。治标之药,化痰药药量宜重,作为主;消瘀药药量宜轻,作为辅。海藻、水蛭长于软坚;僵蚕、鬼箭羽善于消散。故海藻、水蛭与僵蚕、鬼箭羽常合用,共达化痰消瘀之功。痰瘀消化,则脉软血通矣。

参考文献

王敬卿.周仲瑛治疗动脉粥样硬化经验[J].中医杂志,2004,7(45):493-494.

第七节 病毒性心肌炎

四参安心汤(张学文)

【组成】 苦参10~12g,西洋参或太子参10g,玄参10g,丹参15g,炒枣仁10g,炙甘草10g。

【用法】 水煎服。

【功效】 益气养阴,清心通脉。

【主治】 病毒性心肌炎证属气阴两虚,心经瘀热者。

【加减】 胸闷加全瓜蒌;气短汗出加炙黄芪、五味子;身微热加白薇或地骨皮;胸痛加赤芍、桃仁、三七;轻度水肿加茯苓、益母草。

【方解】 病毒性心肌炎是临床上较为常见的一种疾病,多伴发心律失常。中医学认为,初期邪在心肺,后期似"胸痹""心悸"。主要表现为胸闷,心悸,气短,乏力。常因患病体质、感邪轻重之不同可兼见水肿、头晕、腹胀等症。脉象多见沉细或结代。张大师认为,本病多由正气亏虚,机体抗病力低下,外邪乘虚而入,毒邪入里化热所致。邪毒留连,耗气伤津,很快由实转虚。本病急性期短暂,临床所见常已进入慢性阶段。张大师强调,本病的基本病理改变为心之气阴两虚,心经瘀热。益气养阴,清心通脉乃治疗本病的基本大法,并指出,预防感冒在本病的防治过程中,具有极其重要的意义。

方中西洋参益气养阴;玄参味苦性寒,归肾经,有滋阴降虚火之功;丹参味苦入血归心,祛瘀生新,行而不破;苦参味苦归心经,具有清热、祛风杀虫、通利小便之功,使心经邪热从小便而解。因心主血脉与心主神志的功能密切相关,故加炒枣仁养心安神,炙甘草益气复脉。现代药理研究表明,苦参有很好的抗心律失常作用,对各种快速型心律失常均有一定的疗效。苦参有降低心肌收缩力,减慢心搏,延缓传导及降低自律性等作用。苦参抗心律失常作用可能是一种非特异性"奎尼丁样"效应,即通过抑制异位起搏点而起作用。丹参也具有抗心律失常的作用,可能与其扩张血管,增加血流量及降低心肌耗氧量有关。因本病的基本病理改变为心之气阴两虚,阴阳俱虚,心阳不振,津液不能输布,凝聚为痰,痰阻气机,结于胸中,故方中可酌加瓜蒌、薤白、桂枝,以振奋心阳,通阳祛痰散结,标本同治,有利于心脏功能的恢复。

复方四参饮(张镜人)

【组成】 丹参12g,太子参12g,南沙参9g,苦参9g,炙甘草3g,广郁金9g,炒枣仁9g,莲子心2g。

【用法】 水煎服。

【功效】 益气养阴,活血清热。

【主治】 病毒性心肌炎证属气阴虚损者。

【方解】 病毒性心肌炎由多种病毒引起。初起可见感冒样表现,继而出现心悸,气促,胸闷,胸痛及心律失常等症状。因此,该病属于中医外感热病中的"风温""风热"及"心悸""怔忡"和"胸痹"等病证范畴。中医学认为,此病以正虚为本,尤其是心肺气阴两虚,以热毒内侵为标,因情志、疲劳、外感等因素而诱发。热毒侵心,可导致气阴更虚,营卫运行失畅,而致痰瘀内阻。治疗原则当推扶正祛邪。

张大师结合多年诊治外感内伤病的丰富经验,发现气阴虚损是病毒性心肌炎最多见的证型,亦是该病最基本最关键的病理机制。病初因气阴两虚之体质易感邪热,病中又可因邪热加重气阴虚损,导致瘀热内阻,痰浊滋生。久病又可因之反复发作,迁延难愈,终致脏损严重,气阴益虚。复方四参饮益气养阴,扶正治本,活血清热,祛邪治标,突出体现了张大师的辨证思想和治疗法则。方中太子参为补气药中轻补之品,功同人参而力薄,对气虚兼阴亏者尤宜。丹参有"一味丹参散,功同四物汤"之说,故得其调心血,且苦能降泄,微寒清肝,入肝、心两经,有除烦安神之效,此处用之对有瘀血内阻、虚热心烦、失眠心悸者尤宜。南沙参有滋润上焦之阴分的作用,兼有清热祛痰之力。苦参有"专治心经之火,与黄连功用相近"之说,近代药理也证实其具有抗心律失常之作用,对湿热郁火明显之心悸甚宜。莲子心长于清心除烦。广郁金为血中气药,擅入心经,活血通滞,取其辛开苦降,芳香宣达,对瘀热所致的胸闷、心悸有较好疗效。枣仁养心宁神调肝,是治虚烦惊悸不眠之良药。甘草可上可下,可内可外,有骤有缓,有补有泄,此处取其和中养心缓脉。八药相合,益心气,养心阴,调心血,清心热,通心滞,除心烦,安心神,缓心脉,攻补兼施,升降通调,相辅相成,其效益彰。

解毒清心饮(张琪)

【组成】 板蓝根 20g,大青叶 20g,金银花 20g,连翘 20g,薄荷 15g,桔梗 15g,竹叶 15g,枇杷叶 15g,牛蒡子 15g,麦冬 15g,柏子仁 15g,甘草 10g。

【用法】 水煎服。

【功效】 解毒清热,宣肺宁心。

【主治】 热毒侵心、兼袭表犯肺证之病毒性心肌炎急性期。症见心悸,胸闷,咳嗽,气短,发热,咽痛,舌红,苔薄黄,脉数或促。

【加减】 咳重气憋者加杏仁;气虚乏力者加党参;心烦者加豆豉、栀子。

【方解】 病毒性心肌炎是临床较为常见的心血管疾病之一,属于中医学"风温""湿温""心悸"等范畴。张大师认为,外感之邪为本病的直接致病原因,外感病邪中又以柯萨奇病毒导致的上呼吸道感染最为多见,正所谓"温邪上受,首先犯肺,逆传心包"。本病主要病机为湿热毒邪入侵,正气虚弱,正邪交争,正不胜邪,邪毒直入于里,蕴结于心所致。起病首先是由于邪毒客心、正邪交争而发病,其次是邪毒与正虚并存,起病初期由于邪毒炽盛,正气受损往往不明显。治疗上大剂量清热解毒药物,使毒邪尽去,正气来归,效果理想。方中板蓝根、大青叶、金银花、连翘、薄荷、桔梗、竹叶、枇杷叶、牛蒡子等解毒清热宣肺,麦冬、柏子仁、甘草宁心安神。诸药相合,以达解毒清热、宣肺宁心之效。

参考文献

[1] 于为民.张学文教授自拟"四参安心汤"治疗心肌炎并发心律失常举隅[J].中国中医急症,1995,4(1):31-32.

[2] 邵文彬,朱丽红.张学文教授临床用药经验拾萃[J].中医药学刊,2005,11(23):1947.

[3] 沈博生,郑秀春.益气养阴扶正治本活血清热祛邪治标张镜人复方四参饮治疗病毒性心肌炎[J].上海中医药杂志,1994,28(6):1-3.

[4] 朱永志,张少林.张琪治疗病毒性心肌炎四法[J].四川中医,1994,12(6):7-8.

第八节 肺源性心脏病

射干平喘汤（李辅仁）

【组成】 射干10g,南沙参15g,炒薏苡仁15g,清半夏10g,杏仁10g,玄参20g,炙前胡15g,炙紫菀10g,炒白术15g,葶苈子15g,丹参15g,赤芍15g,枳壳15g,川芎10g。

【用法】 水煎服。

【功效】 理气化痰,活血祛瘀。

【主治】 肺源性心脏病证属气滞血瘀痰阻者。

【方解】 肺源性心脏病(肺心病)属于中医学的"肺胀""痰饮""喘证"等范畴。气滞血瘀痰阻为慢性肺心病病机的中心环节。中医学认为,其病变首先在肺,继则影响脾、肾,后期病及于心、肝。病理因素有痰浊、水饮、瘀血、气虚、气滞,它们互为影响,兼见同病。李大师认为,痰浊、瘀血既是肺胀气虚所致的病理产物,又是肺胀病机演变过程中的主要病理因素。在肺胀病机演变中,痰瘀两者的产生有着共同的病因及物质基础,即脏腑功能的失调和气血运行的障碍,同时,两者又可互为因果,相互影响。

李大师强调,应重视气、血、痰的关系。"治痰治瘀以治气为先",因气为血之帅,气行则血行,气滞则血瘀,血瘀则痰凝。所以,理气活血化痰是治疗本病的重要法则。

射干平喘汤中射干、葶苈子均能宣肺,扩张支气管,促进痰的排出;炙前胡、炙紫菀、南沙参、玄参、清半夏能润肺化痰,稀化痰液,利于痰的排出;炒白术、炒薏苡仁健脾以绝痰源;丹参、川芎、赤芍能活血化瘀,促进血液循环;枳壳、杏仁则宣肺理气。诸药合用,共奏化瘀祛痰、益气健脾之功效。

参考文献

史学军.李辅仁教授验方治疗肺源性心脏病的疗效观察[J].中国全科医学,2006,9(12):1026-1027.

第九节 失 眠

四生饮（卢芳）

【组成】 生地黄50g,生白芍50g,生龙骨50g,生牡蛎50g。

【用法】 水煎服。

【功效】 滋阴潜阳,重镇安神。

【主治】 失眠证属阴亏肝旺者。

【加减】 若以阴虚为主症,见五心烦热、舌红少苔、脉细数,可加玄参以滋阴降火;若以失眠为主症,且系纯阴虚,舌干红无苔、脉细数,而无肝郁气滞及湿痰之象,可加枣仁、五味子、柏子仁;若失眠兼脾虚,舌体胖有齿痕、苔白腻,加合欢花、夜交藤;若以心火上炎为主症,心烦不寐,舌尖赤,可加黄连;若盗汗、自汗、脾气虚,加浮小麦;若阴虚明显,舌红无苔、脉细数重,加山萸肉50~100g;若纳呆、腹胀、暖气,可加佛手、香橼、茯苓、焦三仙、枳壳;若肝阳上扰症状明显,头昏胀痛,血压有时偏高,可加石决明、珍珠母以平肝潜阳;若血压偏低,可加枳实;若有脾虚浮肿,可加茯苓、白术、山药以健脾利湿;若以心悸为主,加栀子、牡丹皮,以清心火;若哭笑无常,可以加小麦、大枣;若出现功能性失明,可加养肝阴药如枸杞子、当归;若出现功能性失语,加郁金、菖蒲豁痰开窍药;若出现感觉运动异常如四肢抽搐、肢体麻木,可加川楝子以养肝舒筋;若以肝郁气滞为主证,可加川楝子、郁金等。

【方解】 方中生地黄味甘、性寒,入心、肝、肾经,滋阴清热,补肾养心,性虽寒不伤胃气,质虽润而不滋腻;白芍养血敛阴,柔肝止痛。二药滋肝肾之阴,配伍为四物汤之半,使滋阴养血之作用更强。生龙骨、牡蛎平肝潜阳,二药配合有益阴敛阳,镇静安神之效;而牡蛎配伍白芍敛阴潜阳及止汗。

安神汤(张志远)

【组成】 炒酸枣仁20g,黄连5g,生龙骨15g,生牡蛎30g,珍珠母30g,天麻15g,清半夏9g,橘红7g,郁金7g,全蝎5g。

【用法】 水煎服。每日1剂,分2次服,连服10~20日。

【功效】 清化痰饮,安神镇静。

【主治】 失眠证属心神失舍者。症见易醒,多梦,合目难眠,惊恐无法入睡。

【加减】 加入百合、夜交藤、合欢花,更能提高疗效。

【方解】 张大师认为,此类失眠多从"痰浊"论治,治疗以清化痰浊,宁心安神为主。方中清半夏、橘红两药合用旨在祛湿化痰;郁金是"血分之气药",性寒,入心经,能清心降火,化痰;龙骨、牡蛎镇静定志;炒酸枣仁宁心安神;黄连清心泻火;珍珠母滋阴清肝,安神定惊;天麻与全蝎起镇静安神的作用。此方是其个人经验用药。诸药合用既能清化痰饮,又能清痰饮日久之积热,辅以安神镇静,对心神失舍之失眠效果佳。

参考文献

[1] 李姣,李倜,卢天蛟.卢芳教授运用四生饮诊治神志病经验[J].中国卫生标准管理,2017,8(6):80-81.

[2] 王振,刘桂荣.张志远教授治疗失眠经验[J].中医药通报,2015,14(3):33-34.

第十节　阿尔茨海默病

益智治呆方（沈宝藩）

【组成】　鹿角胶（烊化）15g，益智 15g，山茱萸 13g，黄芪 13g，熟地黄 13g，远志 10g，石菖蒲 10g，当归 10g，郁金 10g，川芎 10g，酒大黄 6g。

【用法】　水煎服。每日 1 剂，分 2 次服，连服 4 周。

【功效】　补虚滋肾，化痰祛瘀。

【主治】　阿尔兹海默病证属肾虚痰瘀者。

【加减】　头晕、耳鸣耳聋者，加白芍、生地黄、龟甲、制何首乌；畏寒怕冷，四肢乏力、尿频、脉沉细者，可加肉桂、仙茅、乌药、淫羊藿、益智等；胸闷气促、疲倦乏力者，可酌情添加白术、茯苓、党参、黄精；形神倦瘦、胃胀腹满、嘴角流涎、苔厚腻、脉弦滑者，原方夫熟地黄，加橘红、厚朴、法半夏、制南星等；多言语、性燥易怒、大便秘结、舌红苔黄腻，脉弦滑数者，加生大黄、胆南星、枳实、黄连、磁石，原方去酒大黄。

【方解】　益智治呆方中用石菖蒲，其性味为辛苦温，入心、肝二经，具有化痰理气、开窍醒神之效。方中郁金味辛苦寒，入心、脾、肝三经，具有行气祛瘀、清气化痰、疏肝解郁之效，与石菖蒲配伍，有并祛痰瘀之效。鹿角胶为鹿角熬制经浓缩冷却后得到的固体胶，具有温补肝肾、滋阴养血之效，并含有多种氨基酸、多肽以及少量微量元素，现代药理研究已证明，鹿角胶具有改善血液循环、防骨质疏松等药理作用。益智具有温脾止泻、摄涎、暖身缩尿固精之效，其有效活性成分原儿茶酸对缺血、缺氧神经元亦有保护作用，能抑制谷氨酸因兴奋毒性反应而诱发的神经细胞出现凋亡，还能显著改善脑缺血或东莨菪碱所导致的记忆障碍大鼠的记忆能力。山茱萸温补肝肾，远志安神益智、化痰解郁。沈大师治疗老年痴呆善用大黄，因为大黄不仅能帮助泻下通络，亦能祛痰化痰。《本草正义》谓"破积聚，涤实痰"，痴呆治疗除了痰火瘀阻脑窍取用生大黄，一般以酒大黄为主。大黄经酒制后可减轻大黄寒凉之性，以增加活血化瘀效用。诸药配伍，共奏补益虚损、化痰祛瘀之效。

温肾健脑通络汤（刘祖贻）

【组成】　淫羊藿 15g，巴戟天 10g，熟地黄 10g，枸杞子 10g，菟丝子 10g，五味子 10g，黄精 30g，全蝎 5g，灵芝 15g，僵蚕 10g，珍珠母 30g，茯苓 10g，柴胡 10g，山楂 15g，丹参 30g，红花 10g，石菖蒲 10g。

【用法】　水煎服。

【功效】　温肾化瘀。

【主治】　阿尔茨海默病，证属瘀阻脑络者。

【加减】　不寐者，茯苓改为茯神，加酸枣仁、何首乌藤；惊恐不安者，加生龙骨、磁石、琥珀;痰浊壅盛者,加竹沥、法半夏、陈皮;语言障碍、迟缓不利者,重用石菖蒲,加郁金;肢体颤抖、行动困难者,加天麻、牛膝;头晕耳鸣者,加木蝴蝶、远志;大便秘结者,加大黄、芒硝。

【方解】 方中淫羊藿、巴戟天辛温,长于补肾壮阳,为君药。"善补阳者,必于阴中求阳,则阳得阴助而生化无穷",故用熟地黄质润入肾,补肾阴,填精髓,则肾精充足,髓海化生有源,脑髓充沛,神明得养。肝肾同源,菟丝子、枸杞子甘平,滋补肝肾,益精养血;石菖蒲芳香走窜,醒脑开窍。因本病以清窍蒙蔽为特点,芳香之品走窜通达,善于化浊开窍,但芳香之品易耗伤正气,故用五味子收敛固涩。丹参、红花两者合用,活血祛瘀,能更好促进血运,改善微循环,提高疗效。柴胡,一则助清阳之气灌注于脑,以壮髓海;二则升举脾胃清阳之气,以促化源。心气充沛,则神明有主,记忆可复,因此方中加灵芝以补心血,益心气,安心神,且珍珠母质重入心经,有镇惊安神之功。茯苓健脾祛湿,黄精润肺益肾,两者补泻并用,使虚得益而实得祛,正气充而病邪却。诸药合而为臣。僵蚕、全蝎为佐药,善于入络搜剔,涤痰散结力专,对脑络瘀阻尤能建功。运用虫类药物时应顾护胃气,故于方中加入山楂以促进药食运化,而勿使之壅滞,为使药。

参考文献

[1] 渠乐,周云,沈宝藩.国医大师沈宝藩运用益智治呆方治疗老年呆病临床研究[J].四川中医,2019,37(6):111-113.

[2] 任晨斌,伍大华.国医大师刘祖贻用温肾活血法治疗阿尔茨海默病经验[J].中医药导报,2016,22(16):14-15.

国医大师专病验方集

第3章　肝胆病症

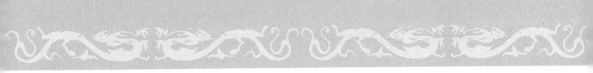

第一节 黄 疸

燥湿利胆汤（李振华）

【组成】 栀子9g,黄柏9g,茵陈(后下)18g,郁金9g,川楝子12g,滑石(包煎)18g,甘草3g。

【用法】 水煎服。

【功效】 燥湿清热,疏肝利胆。

【主治】 表证已解而黄疸未退者。

【加减】 如大便秘结者,可加大黄9g,以荡涤热结。

【方解】 如表证已解,然黄疸未退系中焦湿热未解。方中栀子、黄柏、茵陈,苦寒燥湿,清热利胆;川楝子、郁金,疏肝理气,以便气行湿行,湿祛热散;滑石、甘草为"六一散",清利湿热,使湿热从小便而去。

参考文献

李振华.常见病辨证治疗[M].郑州:河南人民出版社,1979:35-41.

第二节 急性肝炎

肝五方（张琪）

【组成】 茵陈(后下)20g,大青叶20g,板蓝根20g,藿香15g,黄连7.5g,龙胆草10g,白花蛇舌草50g,金银花25g,苍术15g。

【用法】 水煎服。

【功效】 清热解毒,理气化湿。

【主治】 急性无黄疸型肝炎见下列证候者:①肢体沉重,头昏沉,倦怠无力,恶心欲吐,脘腹痞满,时有腹泻,面色晦暗,小便色黄,低热,肝区痛,舌苔白腻,脉沉滑或濡。②肝功能有明显改变,表面抗原出现阳性,肝大质软。

【方解】 本方以化湿清热解毒之品组成,有较好的疗有疗效。板蓝根有凉血解毒清热的作用,治咽喉肿痛、丹毒、腮腺炎有显著疗效,用于治疗急性肝炎颇有疗效。龙胆草治肝经湿热、目赤肿痛、阴囊肿痛、耳聋等,必须有口苦、舌苔白腻、小便赤、脉弦数等肝胆热象方可应用,否则无效。白花蛇舌草味甘、淡,性凉,清热解毒,除治尿路感染外,亦为治急性肝炎之有效药,用之治乙型肝炎表面抗原阳性者颇有疗效。

肝六方（张琪）

【组成】 茵陈(后下)50g,栀子20g,大黄50g,金银花50g,板蓝根30g。

【用法】 水煎服。

【功效】 清热除湿,利胆退黄。

【主治】 急性黄疸型肝炎具有下列证候者:①黄染明显,色泽鲜明如橘子、有光泽,身热口苦,呕吐恶心,不欲食,腹满,大便秘,小便色深黄,舌苔干或黄,脉缓大有力或沉滑。②肝区痛,肝大有触痛,肝功能有明显异常。

【方解】 本方为治疗阳黄的有效方剂,既包括现代医学的黄疸型病毒性肝炎,也包括其他肝、胆、胰腺疾患。虽本方对前者有效,但对其他致黄疸之患者则应辨证与辨病结合应用,不能认为本方对阳黄皆有效。茵陈味苦、微寒,有除湿、清热、退黄作用。凡湿热熏蒸而发黄者,多以此药为主。茵陈的主要成分为挥发油、叶酸。挥发油中含茵陈酮等,功能有:①抗菌作用,对金黄色葡萄球菌、大肠埃希菌、伤寒杆菌等有明显的抑制作用。②利胆作用,能促进胆汁分泌,故能退黄疸,同时有解热降压作用。本品绝大部分为挥发油,如高温煮沸时间过久,其挥发油被挥发,即降低或失去药效。宜轻煎不宜久煎,一般皆后下,用于解热,用浸剂疗效较好。

肝七方(张琪)

【组成】 茵陈(后下)50～100g,黄连15g,金银花50g,龙胆草15g,当归25g,败酱草50g,大黄15g,茯苓20g,白术20g,郁金15g,甘草15g,丹参25g。

【用法】 水煎服。

【功效】 清热解毒,健脾利湿,佐以活血化瘀。

【主治】 急性重型肝炎,急、亚急性黄色肝萎缩有如下症状者:①黄疸进行性加深,身热,意识障碍,在昏睡前期或已入昏睡,先昏睡继而烦躁不宁,谵语和狂躁,最后转入昏迷或半昏迷,腹胀满,或有腹水,小便少色黄赤,舌质红绛,苔黄燥,脉滑数或弦数。②肝功能明显减退,黄疸指数随黄疸加重而增高,血氨有时升高,伴明显肝臭。

【加减】 如腹胀者可加牵牛子、海藻等,以攻逐水气。

【方解】 本方以清热解毒为主,健脾利湿为辅,活血化瘀次之。方中金银花、败酱草、黄连、茵陈、大黄皆为清热解毒,利疸退黄之药;白术、茯苓健脾利湿;当归、丹参、郁金活血祛瘀。急性肝萎缩黄疸进行性加深,呈现昏迷、半昏迷状态为邪热内陷心包之症,故以大黄等清热解毒之药为主,可与安宫牛黄丸合用。症见腹胀、腹水,故辅以白术、茯苓以健脾利湿。佐以活血化瘀之药,如丹参、郁金、当归等以增强疏肝利胆之功能。败酱草辛苦微寒,清热解毒,消痈排脓,同时又有活血行瘀之效,因此,对血滞所致之胸腹疼痛有效。黄色肝萎缩属危笃之症,预后不佳,但近年来经中西医结合治疗,疗效有了明显提高,一部分患者可以转危为安,得以挽救。

参考文献

张琪.临床经验集[M].哈尔滨:黑龙江科学技术出版社,1984:107-110.

第三节 慢性肝炎

慢肝六味饮（邓铁涛）

【组成】 党参（或太子参）15～30g，茯苓 15g，白术 12～15g，甘草 5g，川草薢 10g，黄皮树叶（或珍珠草）15～30g。

【用法】 水煎服。

【功效】 健脾补气，扶土抑木。

【主治】 单纯脾气虚型的慢性肝炎患者。临床证候为面色淡白，少气自汗，倦怠乏力，身重，食欲不振，胁部不适感，腹胀便溏，舌淡嫩，或舌体胖有齿印，苔白或兼浊，脉虚弱。

【加减】 若患者有其他兼夹证候出现时，则可根据辨证所得，采取适当的兼治法，在上方的基础上加减用药。其加减法如下。

脾虚较甚，并见气短声低，精神不振者，加黄芪 15～25g。

兼湿浊上泛，并见脘闷，恶心呕吐，舌苔厚浊，脉缓滑者，加法半夏 10g，砂仁 3g，以和胃降浊。

若湿浊中阻，以身肢困重，腹胀便溏明显者，加薏苡仁 15g，豆蔻仁 6g，以通阳除湿。

兼肝气郁结，并见胁痛较明显，易急躁，头晕，头痛，脉兼弦者，加素馨花 10g、郁金 10g，以疏肝解郁。

兼肝阴不足，并见头目眩晕，失眠多梦，舌边尖红，苔少，脉弦细弱稍数者，加桑寄生 30g（或桑椹 15g）、墨旱莲 12g、女贞子（或五味子）12g，以太子参 20g 易党参，去川草薢，以养肝阴。

兼肾阴虚，并见面白唇红，头晕，睡眠不佳，口干咽燥，腰膝酸痛，舌质红嫩，苔薄白或苔少，脉细数而弱者，加何首乌 30g、山茱萸 12g、熟地黄 20g、桑寄生 30g、墨旱莲 12g，以太子参 18g 易党参，山药 12g 易白术。

兼肾阳虚，并见面色青白或晦暗，精神不振，腰腿酸痛，四肢欠温，脉兼迟或稍沉者，加杜仲 15g、巴戟天 12g、肉桂（焗）2g，楮实子 10g，以温补肾阳。

兼血瘀阻络，并见面色黧黑或唇色紫暗，胁痛明显，胁下瘀块（肝大，质较硬，易扪及），舌质紫暗，或有瘀点，脉弦缓或涩者，加丹参 15g、茜草根 12g、桃仁 10g、土鳖虫 10g，以活血祛瘀。

兼湿郁化热，并见口苦，小便黄浊，或轻度黄疸，或低热，舌嫩红，苔黄白厚浊，脉数者，加金钱草 25g、田基黄（或鸡骨草）25g、土茵陈 25g，以太子参 18g 易党参，以清利湿热。

【方解】 总的原则不离健脾，组方的核心是四君子汤加川草薢、黄皮树叶。本方取四君子汤补益脾气,健运脾阳以"实脾";用黄皮树叶以疏肝解毒,行气化浊;川萆薢入肝、胃两经,升清而降浊。

肝舒胶囊(邓铁涛)

【组成】 太子参(党参),茯苓,白术,川萆薢,楮实子,丹参,珍珠草,白芍,白花蛇舌草。

【用法】 水煎服。

【功效】 益气健脾,活血解毒。

【主治】 慢性丙型肝炎。

【加减】 若兼湿浊上泛,并见脘闷、恶心呕吐、舌苔厚浊、脉缓滑者,加法半夏10g、砂仁 6g,以和胃降浊;若湿浊中阻,以身肢困重、腹胀便溏明显者,加薏苡仁15g,以通阳除湿;兼肝气郁结,并见胁痛较明显,易急躁、头晕头痛、脉弦者,加柴胡12g、郁金 10g,以疏肝解郁;兼肝阴不足,并见头目眩晕、失眠多梦、舌边尖红、苔少、脉弦细弱者,加桑寄生 30g、女贞子 12g;兼肾阴虚,并见面白唇红、头晕、口干咽燥、腰膝酸痛、舌质红嫩、苔薄白或苔少、脉细数而弱者,加何首乌 30g、山茱萸 12g、熟地黄 20g、桑寄生 30g、墨旱莲 12g;兼肾阳虚,并见面色青白、精神不振、腰腿酸痛、四肢欠温、脉兼迟或稍沉者,加杜仲 15g、巴戟天 12g、肉桂 2g,以温补肾阳;兼血瘀阻络,并见面色黧黑或唇色紫暗、胁痛明显、肋下癥块、舌质紫暗或有瘀点、脉弦缓或涩者,加丹参 15g、茜草根 12g、桃仁 10g,以活血祛瘀;兼湿郁化热,并见口苦、小便黄浊、或轻度黄染、或低热,舌嫩红、苔黄白厚浊、脉虚数者,加金钱草 25g、茵陈 25g、鸡骨草 25g,以清利湿热。

【方解】 本方为四君子汤加味。太子参、茯苓、白术,补气健脾;川萆薢祛除困郁脾土之湿浊;楮实子疏肝行气解郁;珍珠草清热利湿解毒,可代黄皮树叶;丹参活血化瘀,预防慢性肝炎出现早期硬化;白芍柔肝养阴,缓解胁肋胀痛。诸药合用,有健脾疏肝,活血解毒,治疗丙肝之效。

临床研究显示,中药制剂肝舒胶囊可提高干扰素治疗慢性丙型肝炎的疗效,且有助于减少复发。

和肝汤(方和谦)

【组成】 当归 12g,白芍 12g,白术 9g,柴胡 9g,茯苓 9g,生姜 3g,薄荷(后下)3g,炙甘草 6g,党参 9g,紫苏梗 9g,香附 9g,大枣 4 枚。

【用法】 水煎服。

【功效】 调和气血,疏理肝脾。

【主治】 肝郁血虚,脾胃失和所致的慢性肝炎患者,症见两胁作痛,胸胁满闷,头晕目眩,神疲乏力,腹胀食少,心烦失眠,月经不调,乳房胀痛,脉弦而虚者。

【方解】 和肝汤的组成有三个特点：其一，本方以当归、白芍为君药，养血柔肝。肝为刚脏，体阴而用阳，当归、白芍以阴柔之性涵其本。其二，以柴胡、薄荷、紫苏梗、香附为臣药；柴胡、薄荷疏肝解郁，加入紫苏梗、香附不仅降肝之逆，且能调达上、中、下三焦之气。四药合用有疏肝解郁、行气宽中之功，此所谓："肝欲散，急食辛以散之。"以辛散之剂遂其性。其三，又以党参、茯苓、白术、甘草四君汤为佐药，甘温益气，健脾和胃。既遵张仲景"见肝之病，知肝传脾，当先实脾"之旨，又收"肝苦急，急食甘以缓之"之用，达到以甘温缓急杜绝其变的目的。上述特点使和肝汤成为一个调和气血、疏理肝脾、体用结合、补泻适宜的方剂，在临床上广泛应用于肝脾失和的多种病证。

疏肝养阴汤（李振华）

【组成】 当归9g，白芍15g，蒸何首乌18g，枸杞子15g，五味子9g，柴胡6g，山药24g，茯苓12g，郁金9g，川楝子12g，牡丹皮9g，栀子9g，甘草3g。

【用法】 水煎服。

【功效】 疏肝养阴，理气清热。

【主治】 慢性肝炎之肝肾阴虚证。

【加减】 如午后腹胀者，可加理气而不香燥伤阴的萝卜子30g；如胀甚者，可去栀子、五味子；如脾大者，去五味子、栀子、枸杞子，加鳖甲21g、穿山甲（已禁用）9g、延胡索9g、桃仁9g，以软坚活瘀；如失眠重者，可易蒸何首乌为夜交藤30g；如牙龈出血者，加生地黄炭15g。

【方解】 本方系从"滋水清肝饮"演化而来。方中当归、白芍、蒸何首乌、枸杞子、五味子、柴胡，疏肝养肝，滋阴养血；郁金、川楝子，疏肝理气；配牡丹皮、栀子，散郁清热；山药、茯苓、甘草，理脾祛湿而不伤阴。本方具有滋阴养肝而不助湿伤脾，健脾理气而不燥湿伤阴，肝、脾、肾三脏兼顾，药物相互为用的特点。故适用于慢性肝炎、肝肾阴虚的病理。

疏肝化瘀汤（李振华）

【组成】 当归9g，川芎9g，赤芍15g，柴胡6g，白术9g，茯苓15g，郁金9g，川楝子12g，青皮9g，延胡索9g，穿山甲（已禁用）9g，丹参21g，桃仁9g，甘草3g。

【用法】 水煎服。

【功效】 疏肝理气，活血化瘀。

【主治】 慢性肝炎之肝脾血瘀证。

【方解】 肝脾血瘀证之慢性肝炎系肝郁日久，气滞血瘀血行不畅，故肝脾大而刺痛，衄血亦为血瘀性出血，多见慢性肝炎迁延期或早期肝硬化。方中当归、川芎、赤芍、延胡索、穿山甲（已禁用）、丹参、桃仁，活血化瘀，通达经络；郁金、川楝子、青皮、柴胡,疏肝理气,使气行血行;白术、茯苓、甘草,健脾祛湿,以协调肝脾,共奏疏肝理气、活血化瘀之功效。

养肝调达汤(任继学)

【组成】 桑椹,枸杞子,黄精,羌活,防风,生麦芽,蜜升麻,虎杖,牛蒡子,羚羊角(水牛角代),土茯苓。

【用法】 水煎服。

【功效】 柔润养肝,调达肝气。

【主治】 慢性肝炎之肝阴亏虚,气郁化热者。

【方解】 方中桑椹、枸杞子、黄精甘润为君,滋阴养肝之体,柔肝之用,其气不燥;佐用羌活、防风之辛润以顺肝性,开达肝气,以助脾胃升降之力;臣以生麦芽、蜜升麻、虎杖、牛蒡子,活络清热,以涤余邪;伍羚羊角(水牛角代)、土茯苓以分清浊而除伏热,以疏肝体也。

犀泽汤(颜德馨)

【组成】 广犀角粉(水牛角代)3g,泽兰 9g,金钱草 30g,土茯苓 30g,平地木 30g,败酱草 15g。

【用法】 水煎服。

【功效】 清热解毒,化湿祛瘀。

【主治】 慢性肝炎、肝硬化患者属湿、热、瘀交结者。临床所见,乙型肝炎患者常面色晦黄,巩膜浑浊,神萎肢重,烦躁易怒,五心烦热,或低热缠绵,口苦而黏,嗳气泛恶,脘腹胀满,胸胁胀痛或刺痛,小溲黄赤,舌红有瘀斑,苔黄白而腻,脉弦数或濡数等。

【加减】 气滞郁结,胸胁胀闷者,加沉香曲、川楝子、大腹皮、枳壳、广木香;血瘀显著,右胁刺痛者,加丹参、桃仁、郁金、红花、延胡索、三棱、莪术;湿甚于热,肢重纳呆者,加猪苓、赤苓、生薏苡仁;热甚于湿,口苦心烦者,加金银花、黑栀子、夏枯草、蒲公英;热毒甚者,则选加白花蛇舌草、龙葵、蜀羊泉、蛇莓、石打穿、半枝莲、七叶一枝花等。

【方解】 既有湿热交结肝脾之征,复有瘀血内滞脉络之象。其病理变化有三端:肝气横逆,克伐脾胃,湿从内生是其一;肝气郁结,日久化火,热毒内蕴是其二;湿热郁肝,久病入络,浸淫血分,煎熬成瘀是其三。治疗既需清热利湿,又当活血祛瘀。犀泽汤中广犀角(水牛角代)粉、泽兰入血以清热解毒,活血化瘀;土茯苓、金钱草、平地木以疏肝清热,利尿化湿;败酱草凉血活血。诸药配伍,共奏清热毒、消瘀血、利湿浊之功效。

健脾疏肝饮（颜德馨）

【组成】 苍术 9g，白术 9g，桂枝 4.5g，茯苓 9g，厚朴 9g，郁金 9g，木瓜 6g，谷芽 9g，麦芽 9g，姜半夏 9g，青皮 6g，陈皮 6g，甘草 3g。

【用法】 水煎服。

【功效】 健脾燥湿，疏肝理气。

【主治】 慢性肝炎、早期肝硬化患者属脾虚肝郁，湿浊内蕴者。

【方解】 肝脾两脏关系十分密切。生理情况下，肝木需脾胃之气以培之；病理情况下，肝病最易传脾。临床所见肝病患者常有面色萎黄、胁肋疼痛、胸腹痞满、纳食欠馨、神疲乏力、大便溏薄、舌苔厚腻、脉濡弦等症状，均与肝脾相关。此时应健脾化湿，疏肝解郁，治肝从脾。若盲目补肝，迭进柔腻之品，极易加剧水留湿著，土壅侮木。相反，若重视健脾醒脾，脾得健运，元气旺盛，湿浊不生，水谷精微充养肝木生生之气，自能保肝祛痰。

悟及肝病之治，保肝不如健脾，而健脾不如运脾，运脾莫过苍术，遂创制健脾疏肝饮，治疗土衰木横之肝病，疗效显著。健脾疏肝饮取平胃散、二陈汤意，以健脾运、化湿浊为主。其中苍术一味，尤为颜大师所擅用，誉为"运脾胜品"，以其燥湿运脾，振奋生化之权，起废振颓；辅以郁金、木瓜、谷芽、麦芽、白术等以疏肝郁，和胃气；加入少量桂枝温阳祛湿，以期"离照当空，阴霾自散"。全方共奏健脾燥湿、疏肝理气之功。

肝一方（张琪）

【组成】 柴胡 15～20g，白芍 50g，枳实 15～20g，甘草 15g，白术 15～20g，茯苓 15～20g。

【用法】 水煎服。

【功效】 柔肝止痛，疏肝理气，健脾和胃。

【主治】 迁延性或慢性肝炎属肝旺脾虚而见下列证候者。①肝区（右季肋部）隐痛（或胀痛、刺痛），腹胀满，食纳不佳，全身疲乏，头晕心烦，目干涩，手足心热，小溲色黄，舌苔白腻，脉弦滑或滑数。②肝大（少数患者有脾大），触之痛，肝功能有改变（或无改变），有蜘蛛痣及肝掌。

【加减】 血清谷丙转氨酶活性增高者，可加龙胆草 15g、板蓝根 30g；乙肝表面抗原阳性者，加白花蛇舌草 50g、蒲公英 30g，以清热解毒；舌质红，小溲黄赤，手足热，热重于湿者，可加金银花 30g、败酱草 25g、大青叶 20g；食纳不佳者，可加山楂 15g、麦芽 30g、神曲 15g；腹泻者，除加重茯苓、白术用量外，可选加扁豆 15g、山药 25g；脘腹胀满者，加厚朴、木香、槟榔；体弱气虚者，酌加人参、黄芪；部分正虚邪恋患者，可用人参、黄芪与解毒清热之剂合用。

【方解】 此方又名慢肝复康汤。方中柴胡为疏肝之圣药，用之以调达肝气；白芍养血柔肝,缓中止痛,柴胡、白芍合用,一疏一柔,疏而不燥,柔而不滞。枳实行气;甘草和中缓中。诸药配合,药力专而奏效捷。肝以阴为体,以阳为用,内藏相火最忌香燥克伐,以免耗伤肝阴,但养肝又切忌甘寒滋腻如生地黄、熟地黄、玉竹等以助湿有碍脾胃之运化,故重用白芍敛阴养血以益肝之体,一般用量在30g左右。加茯苓、白术者,以健运脾气,诸药配伍,对于肝旺脾虚之慢性迁延性肝炎及慢性活动性肝炎有良好疗效。

从临床观察,慢性或迁延性肝炎一般都出现肝气亢盛,肝脾不和之证候,如头晕、目干、五心烦热、烦躁易怒、胁痛、腹胀、疲乏无力等。肝藏血,体阴而用阳,肝气亢逆,则化热而伤血,血热外溢,故出现蜘蛛痣、肝掌,少数患者还出现鼻衄、齿衄等。不少妇女患肝炎伴有月经不调,随着肝炎治疗的好转,月经亦随之恢复正常。故在治疗本病时,必以柔肝止痛、敛阴养血的白芍为主。方中柴胡疏肝,枳实理气,协同白芍以平肝气之横逆,和以甘草敛肝阴、缓肝急。如胃脘痛,肝气偏亢横逆犯脾,则出现消化功能紊乱症状、腹胀便溏等,为部分肝炎患者的常见症状,故用白术、茯苓以健脾。

肝二方(张琪)

【组成】 当归20g,赤芍15g,生地黄20g,丹参20g,牡丹皮15g,桃仁15g,柴胡15g,甘草10g。

【用法】 水煎服。

【功效】 活血化瘀,疏肝行气。

【主治】 慢性肝炎、迁延性肝炎属肝郁气滞血瘀而见下列证候者。①肝区、脾区(左、右季肋部)有顶、胀、热、痛之感,心烦易怒,掌心热,红紫,目干,视物不清,有时齿衄、鼻衄,面色黧黑,妇女月经异常,经行发热。②舌质紫,有瘀斑,口唇紫,有蜘蛛痣,脉弦有力。③肝大或脾大,肝功能有改变。

【方解】 本方为活血化瘀之剂,但见典型血瘀证候即可应用,不必悉具。血瘀的辨证有时明显,有时不甚明显,应用本方时,当依据舌紫暗、唇青等症状。瘀血作痛系由气血瘀滞所致,"不通则痛",其特点是"痛有定处"和"痛处拒按",可作为辨证的依据。

方中当归、赤芍、丹参、桃仁活血祛瘀,生地黄、牡丹皮清热凉血,柴胡疏肝理气。诸药合用,活血化瘀,用于肝郁气滞血瘀之证。

肝三方(张琪)

【组成】 人参15~20g,黄芪30g,当归25g,白芍30g,白术20g,茯苓20g,枳实15g,郁金15g,丹参15g,山楂15g,甘草15g。

【用法】 水煎服。

【功效】 益气补血,疏肝理脾。

【主治】 慢性肝炎属气血不足而见下列证候者。①病程久,体质瘦弱,呼吸气短,体衰乏力,食纳欠佳,腰酸腿软,眩晕耳鸣,脘腹胀满,便溏,胁痛。②无里热证(间或有假热现象,如口干苦、尿黄、脉虚数)。③肝脏肿大,肝功能有明显改变,舌苔白润或腻,脉弦细无力。

【方解】 本方应用于病程久,患者身体虚弱,腰胁作痛,无里热证者。其功效为益气补血,疏肝理脾,寓消于补之中。适用于慢性肝炎见上述证候者。肝炎患者除湿邪郁壅实证者外,亦常见虚症,如胀满、嗳气、不思食、便溏等。另外,清阳不升,浊阴不降可见眩晕、耳鸣、苔白或腻。若脾气虚失于运化,气血不足,可见倦怠乏力、面黄不泽、脉沉细无力等,均可用此方治之。

本方黄芪、人参大补肝经性升之气,黄芪性升,对于肝弱而不升之病情最为适宜,故以黄芪为主药,助以人参加强其补气升清之作用。气弱则血不足,故辅以当归、白芍养肝之体以助肝之用(肝体阴而用阳)。肝气不疏,则气自留结,故用枳实、郁金、丹参等疏其壅滞。人参、黄芪与枳实、郁金同用,"补而不滞邪,通而不伤正",同时重用人参、黄芪,辅以当归、白芍,又具有"阳生阴长"之妙,更增强益气补血之功。

肝四方(张琪)

【组成】 醋炙鳖甲40g,白芍40g,当归25g,郁金15g,红参15g(或党参50g),牡丹皮15g,青蒿20g,生地黄30g,丹参20g。

【用法】 水煎服。

【功效】 益气补血,育阴软坚。

【主治】 慢性肝炎、肝硬化、脾功能亢进。以下症状为应用本方之依据。①两胁胀痛,头晕,疲倦,手足心热,腰酸乏力,肝掌、蜘蛛痣,面色不华,口唇紫,腹胀,鼻衄或齿衄、吐血、便血,舌紫无苔,脉弦滑或脉数。②肝脾大,尤以脾大为明显,另见血红蛋白、红细胞、白细胞、血小板降低。

【加减】 本证若兼出血,如吐血、便血等,则于方中加入小蓟、藕节、地榆、血见愁、仙鹤草等止血之品;如气虚体弱,可加黄芪25~40g、人参15g。

【方解】 本方具有益气补血,育阴软坚的作用。以鳖甲为主药,具有滋阴潜阳,散结消癥之作用。古人谓其治胸胁积聚作痛,或久疟、疟母等证。疟母即脾大,故本药为治脾大之主药,辅以人参补气,当归、白芍与鳖甲、郁金、丹参合用则"补而不滞,消而勿伤",此消补兼施乃治癥积之大法。

柴芩护肝汤(张琪)

【组成】 柴胡20g,白芍30g,枳实15g,甘草15g,白术20g,茯苓20g,黄芪30g,五味子15g,败酱草30g,茵陈20g,板蓝根20g,虎杖20g,蒲公英30g,连翘20g。

【用法】 水煎服。

【功效】 疏肝理脾,清热解毒。

【主治】 慢性肝炎症见胁肋胀满疼痛,五心烦热,肝掌,舌赤,脉弦或弦数等。

【加减】 腹泻者加山药,茯苓、白术加量;脾大者,可加入制鳖甲、土鳖虫、桃仁等;鼻出血者,加焦栀子。

【方解】 本方由四逆散加茯苓、白术、黄芪及清热解毒之品组成。其中柴胡为疏肝之圣药,用之以调达肝气;白芍养血柔肝缓中止痛,柴芍合用,一疏一柔,疏而不燥,柔而不滞;枳实行气,甘草和中缓中,诸药配合,药力专而奏效捷。肝以阴为体,以阳为用,内藏相火最忌香燥戕伐以耗伤肝阴,但养肝又切忌甘寒滋腻,如生地黄、熟地黄、玉竹等,易助湿有碍脾胃之运化,故重用白芍敛阴养血以益肝之体,一般用量为30~50g。加茯苓、白术、黄芪者,以益气健脾,培土抑木,体现了"见肝之病,当先实脾"的思想;加板蓝根、蒲公英、败酱草等清热解毒之品,乃针对患者乙肝表面抗原阳性及胆红素高,或丙型肝炎者而辨病辨证用药。

化肝解毒汤(周仲瑛)

【组成】 虎杖15g,平地木15g,半枝莲15g,土茯苓20g,垂盆草20g,赤芍10g,姜黄10g,黑大豆10g,生甘草3g。

【用法】 水煎服。

【功效】 清化湿热,解毒化瘀。

【主治】 慢性迁延型乙型肝炎及乙肝病毒携带者,以湿热毒瘀互结为主要证候者。

【加减】 因肝病病程较长,病机错综复杂,必须辨证准确,灵活用药。如有肝郁气滞症状,喜用柴胡10g,香附15g以调达肝郁,柴胡通过直接抑制肝星状细胞基质金属蛋白酶抑制因子-1(HSC TIMP-1)的基因表达,起到抗肝纤维化的作用;气火郁结,则加牡丹皮10g,栀子10g以清热泻火,凉血化瘀;湿热阻于中焦,脘腹胀满,加炒黄芩10g、厚朴9g;肠腑湿热加凤尾草15g、败酱草15g;湿热在下加炒苍术10g、黄柏10g;湿热发黄,加茵陈12g、栀子10g;热毒偏重,酌加龙胆草6g、大青叶15g、蒲公英15g;湿浊偏重,加草果5g、蚕沙(包)10g;血分瘀毒,加白花蛇舌草20g、大黄6g;营分郁热,酌加牡丹皮10g、水牛角片10g、紫草10g;肝郁血瘀,酌加丹参10g、土鳖虫5g、桃仁10g;肝血虚,加当归10g、白芍10g;肝肾阴虚,加桑椹10g、墨旱莲10g;阴虚有热,加生地黄10g、石斛10g;脾气虚酌,加党参10g、白术10g、黄芪12g;肾阳虚,加淫羊藿10g、菟丝子10g。

【方解】 本方以祛邪为主,邪祛则正复。故治疗重在清化湿热,解毒,化瘀。方中虎杖、平地木、半枝莲清热化湿解毒,凉血活血;辅以土茯苓、垂盆草相互协同,增强其解毒化瘀之效;佐以黑大豆、生甘草调养肝脾而解毒;赤芍、姜黄入肝经为使药,以增强凉肝活血作用。诸药合用,共奏清化湿热,化解肝毒,凉血化瘀之功。

现代药理研究发现,虎杖能抑制乙型肝炎抗原阳性,虎杖单体I和II可使乙型肝炎抗原滴度降低 8 倍,并可明显增加肝胆汁分泌和松弛奥狄氏括约肌;半枝莲可抑制乙型肝炎病毒生长,强度中等,促进细胞免疫功能;甘草中的甘草甜素通过增殖机体免疫,发挥抑制病毒和抗肝纤维化的作用。

周大师用药不仅遵循中医理论,而且符合现代药理研究。乙型肝炎总属邪盛而伤正,周大师用本方之意重在祛邪,祛邪即寓扶正之意。但在治疗的恢复巩固阶段,则须配用扶正调补的方药。慢性乙型肝炎病邪多已深入血分,故用药重在活血,兼清化湿热,但忌用消克破血伐肝之品。只有药证合拍,才能收到较好的疗效。

肝毒净冲剂(周仲瑛)

【组成】　虎杖,土茯苓,垂盆草,半枝莲,白花蛇舌草,赤芍,炙僵蚕。

【用法】　水煎服。

【功效】　清化湿热瘀毒。

【主治】　慢性乙型肝炎湿热瘀毒证者。症见肝区胀痛或刺痛,纳差,脘痞,泛恶,腹胀,两腿酸重,口干苦黏,大便溏垢或秘,小便黄,面色暗滞,或见血缕,手掌红,舌暗红,或有瘀斑,舌苔腻,色黄或白,脉弦或脉濡数。

【方解】　周大师认为,慢性乙型肝炎的病理特点是湿热瘀毒互相交结所致,而气病及血,瘀毒郁结,尤为病变的主要环节。因肝为藏血之脏,湿热毒邪伤肝,迁延持续不解,必致气病及血瘀滞肝络,或湿瘀互结,或热郁血瘀,促使病情发展。于此可知,湿热瘀毒互结是本病的病理基础,且贯穿于疾病的始终,为确立清化瘀毒这一治疗原则提供了理论依据。所谓清化瘀毒,意指清解泄化湿热互结所致的瘀毒,包括凉血和血、化解肝毒、化瘀滞、通肝络等作用。通过凉血以解毒,和血以化瘀。适用于湿热瘀毒证,病毒指标持续阳性,表现湿热与血瘀互结的瘀毒证候,如面色暗红,两颧布有赤丝血缕,颈胸部散发血痣赤点,手掌鱼际殷红,舌质紫等。方中虎杖清化湿热瘀毒为君,虎杖、土茯苓、垂盆草以清化湿热,虎杖、白花蛇舌草以清热解毒,虎杖、半枝莲、赤芍以活血化瘀。

参考文献

[1]　邓铁涛.中国百年百名中医临床家丛书·邓铁涛[M].北京:中国中医药出版社,2001:55-56.

[2]　刘小斌,郑洪.国医大师临床经验实录·国医大师邓铁涛[M].北京:中国医药科技出版社,2011:157-158.

[3]　李文泉,权红,高剑虹,等.方和谦创"和肝汤"的组方原则和临床应用[J].上海中医药杂志,2008,42(2):1-3.

[4]　李振华.常见病辨证治疗[M].郑州:河南人民出版社,1979:41-45.

[5] 任继学.悬壶漫录[M].北京:北京科学技术出版社,1990:42.

[6] 颜新.颜德馨治疗肝病经验方二则[J].江苏中医,1998,19(10):12-13.

[7] 王颖航.慢性肝炎效方四首——张琪肝炎治验[J].中国社区医师,2007,14(23):33.

[8] 张琪.张琪临床经验辑要[M].北京:中国医药科技出版社,1998:34.

[9] 张琪.临床经验集[M].哈尔滨:黑龙江科学技术出版社,1984:106.

[10] 张佩青.国医大师临床经验实录·国医大师张琪[M].北京:中国医药科技出版社,2011:133-134.

[11] 刘春蕾,赵木昆,程荣朵.周仲瑛用化肝解毒汤治疗乙型肝炎经验[J].医学研究与教育,2010,27(1):63-64.

[12] 金妙文,周仲瑛,王志英,等.肝毒净冲剂治疗慢性乙型病毒性肝炎的研究[J].南京中医药大学学报,1995,11(2):43-45.

第四节　肝　硬　化

软肝煎（邓铁涛）

【组成】　太子参 30g,白术 15g,茯苓 15g,川萆薢 10g,楮实子 12g,菟丝子 12g,鳖甲(先煎)30g,土鳖虫(研末冲服)3g,丹参 18g,甘草 6g。

【用法】　水煎服。

【功效】　健脾养肝肾为主,软坚化瘀为辅。

【主治】　肝炎所致之肝硬化及酒精中毒性肝硬化。

【加减】　肝炎所致之早期肝硬化,转氨酶高者,加黄皮树叶 30g;酒精中毒所致之肝硬化,加葛花 10～15g;肝阴不足,舌红苔少者,加墨旱莲 10g、女贞子 10g、石斛 15g,更兼剥苔者加龟甲 30g;牙龈出血或皮下有出血点者,加仙鹤草 30g 或阿胶 10g;有黄疸者,加田基黄 15～30g。

【方解】　本方取意于"见肝之病,知肝传脾,当先实脾"之旨。以太子参、白术、茯苓和甘草(四君子汤)以健脾。早期肝硬化,病久伤及肝肾,故以楮实子、菟丝子、鳖甲以养肝肾;病已及血分,故用土鳖虫、丹参以祛瘀活血。此方辨证加减耐心久服,一则以减慢其硬化进程,再则冀其软化。治疗效果与病之浅深成正比,因此,早期发现、早期治疗最为重要。

化验检查血清蛋白低,或 A/L 比值倒置,西医多采取滴注白蛋白治疗,直接补充血清蛋白,似较先进,但邓大师认为直接给予不如间接使之内生为佳。除辨证论治能帮助内生之外,邓大师体会:用鳖甲或龟甲约 500g,加山药 30g,薏苡仁 15g,炖服,每周 1 次或 10 日 1 次,对血清蛋白的提高有较好的作用,注意不要食滞便可。

利肝实脾煎（李玉奇）

【组成】　土茯苓 20g,冬瓜仁 30g,桃仁 15g,虎杖 30g,卷柏 20g,当归 30g,龙胆草

5～20g,山药 20g,茯苓 20g,海金沙(包煎)20g,紫草 15g,大青叶 20g,柴胡 25g。

【用法】 水煎服。

【功效】 疏肝利胆,清热利湿。

【主治】 肝硬化早中期。症见肝区胀闷,时有呃逆,但不明显,厌食,口苦但不渴,厌油腻,全身倦怠,易怒嗜睡,午后有轻微低热,但不出汗,或偶有巩膜轻微黄染,大便多溏,少有便秘,小便黄浊,舌体偏胖,舌质绛多覆以白苔,脉来多弦细或弦实者。

【加减】 若皮肤轻微黄染,加浮萍 15g,茵陈 50g,大黄 5g,萆薢 20g,丹参 20g;若腹胀呃逆日甚,加白术 20g,水红花子 15g,莱菔子 15g。

【方解】 所谓实脾,即清热利湿使脾气得以运化,水湿得利以解除肝经郁滞。既病时肝木横侮脾土,而病情加重时脾又反克于肝,互为因果。如《素问·六微旨大论》说:"亢则害,承乃制,制则生化,外列盛衰,害则败乱,生化大病。"顺其性调和肝脾,肝柔脾健,病可除,医者最忌只攻打不防守。方中虎杖清热解毒,利胆退黄,利湿散瘀;土茯苓、冬瓜仁利水渗湿;桃仁、卷柏、当归活血化瘀通经;山药、茯苓健运脾胃兼祛水湿;龙胆草、海金沙、柴胡清利肝胆湿热;紫草、大青叶清热解毒凉血。诸药合用,共奏疏肝利胆、清热利湿之效。

柔肝饮子(李玉奇)

【组成】 黄芪 40g,海藻(水洗)30g,牡蛎 40g,鳖甲 40g,昆布(水洗)20g,知母 25g,茯苓 20g,泽泻 20g,白术 20g,苦参 20g,槐花 40g,薏苡仁 20g,王瓜皮 50g,当归 25g,胡黄连 15g,王不留行 20g,炙水蛭粉(冲服)1g。

【用法】 除水蛭粉外,水煎服,6 个月为一个疗程,1 年半为一个治疗周期,其间系统监护。汤剂煎时,先用食用红小豆 50g 煮汁滤出红小豆,用其汁代水煎药,每用此法不变。另炙水蛭粉,每次 1g,白开水冲服,每日 2 次,累积用量不得超过 200g。

【功效】 养阴益气柔肝。

【主治】 中晚期肝硬化伴腹水和脾大者。患者面容憔悴而无华,少气无力,小便短涩,口苦,食少纳呆,呼吸短促,脐下部水肿明显,大便多溏,尿色多黄,午后低热,全身倦怠乏力,舌质多淡,灰苔如云叠,脉来弦实有力。

【加减】 若食少纳呆,加水红花子 15g,扁豆 15g;若呕血,加生赭石 20g,茅根 50g,藕节 50g,青皮 5g;若水肿不消,倍王瓜皮,加丝瓜 20g;若一过性高热,加柴胡 40g、生石膏 25g、青蒿 15g、卷柏 20g。

【方解】 方中含黄芪鳖甲汤和当归补血汤。前四味排列分别为君、臣、佐、使。以黄芪为君药是针对病久当虚,然虚极而生瘀,气亏血闭滞,若补虚而兼化瘀非黄芪莫属。张仲景治黄汗、盗汗,脾水重用黄芪,既能助气又能破瘀。臣以海藻,咸苦而寒,苦能散结,寒能除热,尤其利尿可通十二经水道,可解黄芪之甘温,平抑其温阳之气而益阴。佐以牡蛎化痰软坚,清热除湿,张仲景"牡蛎泽泻散"治大病瘥后腰以下有水气,利水而不伤阴液。使以鳖甲补阴血而祛瘀。合以诸药可益阴柔肝,清热利尿。值得指出的是,知母利尿,其功益肺气以通调水道,下输膀胱,行水而不伤阴津。王瓜皮治皮水而不伤正气。王不留行通经活络以治肝。苦参、槐花临床实践证明有降低门静脉高压,防止呕血的功能。诸药合用,可起到益气养阴、柔肝散结、通利水道、健脾行气之功用,使肝脾之精气得以复苏。

疏肝活瘀汤(李振华)

【组成】 当归 12g,赤芍 15g,白术 9g,茯苓 24g,柴胡 6g,香附 9g,郁金 12g,延胡索 9g,丹参 24g,莪术 9g,牡丹皮 9g,鳖甲 21g,穿山甲(已禁用)9g,泽泻 9g,车前子 15g。

【用法】 水煎服。

【功效】 疏肝健脾,行气化瘀。

【主治】 肝硬化腹水之肝脾血瘀且水湿停滞证。

【加减】 如大便隐血者,可加三七 3g(分 2 次冲服)、黑地榆 12g;如脾大,可配服鳖甲煎丸,每次 3～6g,每日 2～3 次;如见大便呈柏油样,甚至大量吐血,可参照大出血治疗。

【方解】 肝脾血瘀证系肝脾失调,肝郁气滞日久,气滞血瘀,脾虚水湿不运,阻滞气机,使血瘀更甚。在气滞、血瘀、水湿的病理中,以血瘀为主。本方具有协调肝脾,行气活血化瘀的作用。方中柴胡、郁金、香附,疏肝理气,行气解郁,使气行则血行;当归、赤芍、牡丹皮、丹参、莪术、延胡索,活血化瘀,行气清热;穿山甲(已禁用)、鳖甲,通经活络,育阴破癥;白术、茯苓、泽泻、车前子,健脾除湿,甘淡利水。诸药相互为用,共奏疏肝健脾、行气化瘀之功。

肝八方(张琪)

【组成】 海藻 40g,牵牛子 30g,木香 15g,厚朴 50g,生姜 25g,槟榔 20g,白术 25g,人参 15～20g,茯苓 50g。

【用法】 水煎服。

【功效】 行气逐水,健脾益气。

【主治】 肝硬化腹水(单腹胀)具有以下证候者:①腹部膨大,腹水,小便少,身体消瘦,面色黧黑,舌质紫,苔白,脉弦缓或弦细。②肝功能明显异常。

【加减】 肝硬化高度腹水,审其人形气尚实,体质尚健者,可于本方内加入甘草 5～10g,大戟 5g,以峻逐水邪,通利二便,消除腹水,如畏其峻而不用,则贻误病机。

【方解】 本方为攻补兼施之剂,海藻、牵牛子、木香、厚朴、槟榔为行气逐水之药。人参、白术、茯苓为益气健脾之品。适用于肝硬化腹水,以腹胀为主者,有一定疗效。牵牛子,苦寒有毒,有泻下作用,逐水消肿为治疗肝硬化腹水之有效药物。海藻、槟榔、厚朴、木香行气利水。诸药合用,相辅相成。但肝硬化患者体质日耗,气血不足,一味攻下则正气不支,必须用人参、茯苓、白术益气健脾,共成攻补兼施之剂。

藻朴合剂(张琪)

【组成】 海藻40g,厚朴30g,牵牛子30g,木香15g,槟榔20g,生姜25g,人参15g,白术20g,茯苓30g,知母20g,天花粉20g。

【用法】 水煎服。

【功效】 逐水行气,益气养阴。

【主治】 肝硬化腹水之水停气郁且气阴亏虚之证。

【方解】 方中海藻为治疗腹水的有效药物,其治大腹水肿,有软坚散结之作用,但治疗本病用量宜大,一般用25～50g为佳。牵牛子苦寒有毒,有泻下作用,逐水消肿,为治肝硬化腹水有效药物,配合厚朴、槟榔、木香行气利水,诸药合用,相辅相成。但肝硬化腹水患者体质日耗,气血不足,一味攻下则正气不支,故须掌握消补兼施之大法,正邪兼顾方能取效,方中加人参、茯苓、白术,益气健脾。

此外,肝硬化腹水多出现肝阴亏耗、阴虚内热证候,如舌红绛、五心烦热等,故方中加知母、天花粉,亦可加白芍以敛阴,防止燥热更伤阴液。诸药合用,共成逐水行气,益气养阴之剂。

清化四逆散(张琪)

【组成】 柴胡,白芍,枳实,甘草,白术,茯苓,茵陈,黄连,黄芩,藿香,砂仁,陈皮,厚朴。

【用法】 水煎服。

【功效】 疏肝健脾,清化湿热,行气消胀。

【主治】 肝硬化之气滞湿热证。

【方解】 一部分早期肝硬化患者,血瘀征象不显著,其主要病机在于肝经气郁,此时当以疏肝解郁为主要治法,然肝为刚脏,体阴用阳,疏肝宜避辛燥伐肝,常用四逆散加味。肝炎后肝硬化多见腹胀纳呆,口苦苔腻,便溏尿黄等证候,乃脾胃失和,湿热中阻。宜加入白术、茯苓以健脾助运,佐以茵陈、黄芩、黄连以清热,藿香、砂仁、厚朴、陈皮等以醒脾化湿。

化瘀软肝汤(张琪)

【组成】 柴胡,生地黄,丹参,赤芍,当归,桃仁,牡丹皮,甘草。

【用法】 水煎服。

【功效】 活血化瘀,清热凉血。

【主治】 肝硬化之血瘀血热证。

【方解】 部分肝炎肝硬化,病程较短或病程长而正气亏虚不著,血瘀血热表现为主者,常用此方化裁。当归、丹参、赤芍、桃仁活血化瘀,生地黄、牡丹皮清热凉血兼能活血,柴胡疏肝以助血行,甘草调和诸药,共奏活血化瘀、清热凉血之效。张大师指出,此方专事活血,故不可久服,以免伤正。

消补护肝汤（张琪）

【组成】 红参,黄芪,白术,茯苓,柴胡,白芍,甘草,枳实,厚朴,茵陈,焦山栀,牡丹皮,炙鳖甲,丹参,桃仁,郁金,泽兰叶。

【用法】 水煎服。

【功效】 益气健脾,柔肝疏肝,凉血活血,软坚散结,清化湿热。

【主治】 肝硬化之气阴两虚,气滞血瘀,湿热蕴蓄证。

【方解】 本型病机极为复杂,气阴两虚,肝郁气滞,血热血瘀,脾虚失运,湿热蕴蓄交错并存,临床该型较为常见。方中红参、黄芪益气;白术、茯苓健脾;四逆散敛阴柔肝;茵陈、牡丹皮、焦山栀清利湿热;厚朴、枳实理气消胀除满;丹参、牡丹皮、桃仁、炙鳖甲、郁金、泽兰叶活血软坚消癥。妙在红参、黄芪、茯苓、白术、白芍、甘草与炙鳖甲、丹参、桃仁等合用,消补兼施,补而不壅,消而勿伤,乃治癥之大法。

滋肾补肝汤（张琪）

【组成】 女贞子,菟丝子,枸杞子,生地黄,熟地黄,当归,白芍,玉竹,山茱萸,山药,茯苓,泽泻,鸡血藤,牡丹皮,丹参。

【用法】 水煎服。

【功效】 滋补肝肾,活血通络。

【主治】 肝硬化之肝肾阴亏证。

【加减】 若阴虚日久兼有阳虚表现,如气怯、神疲、下肢冷感或浮肿、小便不利,可酌加助肾阳之品,如淫羊藿、肉桂、巴戟天等;如有胃脘不适,可加山楂、紫苏、陈皮以和胃理气。

【方解】 张大师认为:肝肾同源,故肝阴虚常与肾阴虚同见,治疗当补肝补肾同时并举。此方妙在以女贞子、菟丝子、枸杞子等补肝肾之阴为主,辅以山药、茯苓、泽泻健脾利湿,鸡血藤、牡丹皮、丹参以活血通络,使其补而不壅。

消蛊汤（张琪）

【组成】 牵牛子,大黄,制甘遂,广木香,橘皮,茵陈,海藻,槟榔,白术,茯苓。

【用法】 水煎服。

【功效】 泄热逐水。

【主治】 肝硬化腹水。

【方解】 该证乃形气俱实,故当急则治标,峻下逐水。方中牵牛子、大黄、制甘遂泄水通便,消痰涤饮;广木香、橘皮理气疏肝,燥湿健脾;茵陈清热利湿退黄;海藻软坚消瘰;槟榔下气行水消积;白术、茯苓健脾利湿。据临床观察,初服大便下行水样便,腹撑舒宽松,继服则小便增多,腹胀满大减。此时可于方中加入益气之品,如黄芪、党参,健脾之药可加重用量。

复肝丸(朱良春)

【组成】 红参须40g,参三七40g,土鳖虫100g,紫河车100g,炮穿山甲(已禁用)100g,姜黄100g,郁金100g,鸡内金100g。

【用法】 上药研极细末;另用虎杖250g,石见穿250g,糯稻根250g,煎浓汁,与上药泛丸如绿豆大,每次服3g,食前服,每日2次,1个月为一个疗程。

【功效】 活血化瘀,行气消瘰,兼以扶正。

【主治】 慢性肝炎之瘰块癖积及早期肝硬化。症见面色晦暗,肌肤甲错,胁肋刺痛,肝脾大质较坚硬,伴见肝掌、蜘蛛痣,舌紫色或瘀斑,脉细弦。

【方解】 方中紫河车大补精血,红参须益气通络,两药培本元,补气血,以扶正治本;参三七活血止血、散瘀定痛;土鳖虫破血消瘰,和营通络,配以磨积消滞,软坚散结的鸡内金、炮穿山甲(已禁用),佐以疏利肝胆,行气活血的姜黄、郁金,复入清热解毒,活血止痛的虎杖、石见穿、糯稻根。全方补不壅中,攻不伤正,寓攻于补之中。此方在《中医杂志》披露后,各地重复验证,证明其对慢性肝炎之瘰块癖积及早期肝硬化,确能改善症状与体征,促进肝功能恢复正常,肝脾回缩,调整白蛋白、球蛋白的比例,确是治疗慢性肝炎、肝硬化的一种有效药。但对于肝胆湿热壅遏,肝功能转氨酶明显增高者,此丸不宜早用,必待湿去热清,方可斟酌用之。

参考文献

[1] 邓铁涛.中国百年百名中医临床家丛书·邓铁涛[M].北京:中国中医药出版社,2001:58-59.

[2] 李玉奇.中国百年百名中医临床家丛书·李玉奇[M].北京:中国中医药出版社,2001:30-31.

[3] 李振华.常见病辨证治疗[M].郑州:河南人民出版社,1979:185-193.

[4] 王暴魁,谢宁,姜德友.张琪治疗肝炎后肝硬化经验[J].中医杂志,1996,37(4):202-203.

[5] 张琪.临床经验集[M].哈尔滨:黑龙江科学技术出版社,1984:110.

[6] 张琪.张琪临床经验辑要[M].北京:中国医药科技出版社,1998:38.

[7] 吴大真.现代名中医内科绝技[M].北京:科学技术文献出版社,1993:184-190.

第五节 肝 癌

自拟参芪苓蛇汤（何任）

【组成】 生晒参 6g,黄芪 30g,女贞子 15g,猪苓 30g,茯苓 30g,枸杞子 20g,猫人参 30g,白花蛇舌草 30g,干蟾皮 10g,焦麦芽 10g,焦山楂 10g,焦神曲 10g,薏苡仁（另包）60g,绞股蓝 20g。

【用法】 水煎服。

【功效】 扶正祛邪,滋阴益气,兼以清热解毒。

【主治】 气阴两伤、正气虚弱之肝癌及术后者。肝癌患者,尤其为肝癌中晚期或化疗、术后者,多为正气亏虚,症见精神萎靡,面色灰暗,语声低微,形体瘦削,舌裂苔薄,脉濡。

【方解】 此热毒深蕴、气阴两伤明显,属癥积病正虚邪实。故以参芪苓蛇汤加味扶正祛邪。方中生晒参、黄芪、女贞子、枸杞子等益气养阴,扶助正气;白花蛇舌草、干蟾皮清热解毒;薏苡仁、焦三仙（焦麦芽、焦山楂、焦神曲）、茯苓健脾益气。诸药同用,祛邪而不伤正,可提高肝癌患者的生存质量,中西药结合治疗肝癌,疗效较好。

化瘤丸（朱良春）

【组成】 人参 18g,桂枝 6g,姜黄 6g,丁香 18g,虻虫 6g,紫苏木 18g,桃仁 18g,紫苏子 6g,五灵脂 6g,降香 6g,当归 12g,香附 6g,吴茱萸 2g,延胡索 6g,水蛭 6g,阿魏 6g,艾叶 6g,川芎 6g。

【用法】 上述诸药共研为细末,加米醋 250mL 浓煎,晒干,再加醋熬,如此 3 次,晒干。另用麝香 6g（用人工麝香代）,大黄 24g,益母草 24g,鳖甲 50g 研细末,与之调匀,无菌环境下制成胶囊。每次 5 粒,黄酒 1 小杯为引,开水送服,每日 4 次。

【功效】 行气活血,消癥散结,补益扶正。

【主治】 对肝硬化、肝脾大、肝癌均有一定效果,特别是对子宫肌瘤、卵巢囊肿有确切疗效。癥结久不消散,血痹,右胁痛,或痛经、外伤跌仆。

【方解】 朱大师说:"此方是高允旺院长 1971 年跟随休县祖传三代名医孔二变老中医学习时传授所得。亲眼看到孔老治疗的效果,名不虚传。"

肝癌膏（朱良春）

【组成】 蟾蜍 30g,丹参 30g,大黄 60g,生石膏 80g,明矾 40g,青黛 40g,黄丹 30g,冰片 60g,马钱子 30g,黑矾 20g,全蝎 30g,蜈蚣 3g,二丑 100g,甘遂 100g,水蛭 20g,乳香 50g,没药 20g。

【用法】 上药用食醋 1 000mL 文火熬至剩 1/4 为度,或将上药研极细末,用醋调匀为厚糊状,涂敷于肝区或疼痛部位,以胶布固定,每3日换1次。

【功效】 通经止痛。

【主治】 肝癌疼痛者。

【方解】 朱大师说:"此方为道友高允旺主任医师在民间征集之验方。对肝癌疼痛有较好疗效,并能消除腹胀、腹憋、疲乏无力,增加食欲,缩小瘤体,增强免疫功能,改善肝功能,延长生存时间。"

朱大师说,将冰片10g浸于体积分数为50%的酒精200mL中,以药棉蘸搽疼痛部位,也有一定止痛作用。

自拟参楼扶正解毒方(刘祖贻)

【组成】 太子参,重楼,山药,石斛,薏苡仁,臭牡丹,白花蛇舌草,八月札。

【用法】 水煎服。

【功效】 扶正解毒,活血化瘀,清利湿热。

【主治】 肝癌证属邪盛正衰者。

【加减】 腹痛剧烈者,加全蝎、延胡索,加大重楼用量;伴有乙型肝炎者,加叶下珠;黄疸者,加茵陈、郁金、大黄;瘀血甚者,加石见穿、莪术、土鳖虫、丹参;水肿者,加茯苓、猪苓、泽泻、桂枝;纳谷不馨者,加浮小麦、鸡内金、山楂;纳差、大便溏者,去太子参、加黄芪、麸炒白术、茯苓。

【方解】 刘大师认为,肝癌以脏腑阴阳气血亏虚为本,湿、热、瘀、毒为标,正气亏虚,邪毒搏结为其主要病机。方中太子参益气养阴,重楼清热解毒,为君药;山药、石斛健脾益阴,健脾助运;薏苡仁渗湿泄浊;臭牡丹、白花蛇舌草解癌毒,清热邪,共为臣药;八月札理气和血,健胃通便,为佐使药。诸药合用,共奏扶正解毒,活血化瘀,清利湿热之功,是治疗肝癌证属邪盛正衰者的基本方,能有效改善其症状和提高患者对手术或放化疗的耐受力。

参考文献

[1] 徐光星.何任教授治疗原发性肝癌学术思想探究[J].中华中医药杂志(原中国医药学报),2008,23(7):599-600.

[2] 朱良春.国医大师临床经验实录·国医大师朱良春[M].北京:中国医药科技出版社,2011:150.

[3] 王琦,周胜强,刘芳,等.刘祖贻扶正三法治疗肝癌经验[J].中医杂志,2019,60(13):1099-1101.

第六节 脂 肪 肝

逐湿运脾饮（颜德馨）

【组成】 猪苓(去皮),泽泻,白术,茯苓,桂枝,苍术。

【用法】 水煎服。

【功效】 运脾化湿,温阳化气。

【主治】 脂肪肝之脾虚湿困证。

【方解】 "逐湿运脾饮"即五苓散加苍术,是颜大师仿许叔微《本事方》而制定,许叔微述其少年时曾患悬饮,备尝温补、逐水之剂不效,自揣脾土恶湿,水留则湿著,用苍术燥脾胜湿,连服三个月而愈。颜大师从中获得启发,症因土壅侮木起,疏土则木茂矣,用此法治脂肪肝多例,颇有成效。方中茯苓、猪苓淡味渗泄为阳,甘淡入肺而通达膀胱。泽泻味咸涌泄为阴,甘咸入肾与膀胱,通利水道。白术苦温,益土所以制水,健脾祛湿。桂枝辛热温阳化气,促使膀胱气化。苍术燥湿健脾,如古人所云"健脾不如运脾,运脾莫过苍术"。全方合用,共奏运脾化湿、温阳化气之效。

清肝活血饮（张学文）

【组成】 决明子,柴胡,山楂,赤芍,川楝子,鳖甲。

【用法】 水煎服。

【功效】 清肝解郁,活血凉血,疏肝理气,化瘀散结。

【主治】 肝经郁热,气滞血阻,瘀血内结所致脂肪肝。症见肝大,胁肋疼痛或不适,暴躁易怒,恶心,纳差,呕吐,困乏,腹胀,小便黄,大便干溏不定但不爽,舌暗红,苔黄厚腻,脉弦滑或脉弦数。

【加减】 临床若遇湿热较重者,可酌加茵陈、虎杖、大黄等;痰湿重者,加陈皮、法半夏、通草等;肝郁明显者,可加延胡索、乌药、荔枝核等;肝热甚者,加夏枯草、羚羊骨;脾胃气滞者,加砂仁、白豆蔻;脾气虚者,加黄芪、党参、太子参等;肾虚者,加桑寄生、川续断、杜仲等;瘀血重者,加桃仁、红花、莪术等,或虫类药如土鳖虫、乌梢蛇等逐络脉瘀血的药物。此外,张大师根据中医辨病论治并结合现代药理学研究成果,对血脂较高的患者在处方中适当加入有明显降血脂作用的中药,如泽泻、姜黄、绞股蓝、何首乌、山楂、郁金、荷叶等,或配合一些降血脂的西药。因人而异,因病制宜,辨证论治,则疗效更佳。

【方解】 方中决明子味甘苦,性微寒,归肝、大肠经,既能清泄肝火,又能疏散风热,为治肝热或风热目疾常用药;柴胡味苦辛,性微寒,归肝、胆经,善调达肝气而疏肝解郁,是解肝郁、疏肝气要药。两药合而为君,一清肝热,一解肝郁,共奏清肝解郁之效。现代药理研究表明,决明子、柴胡均可降低血浆胆固醇和三酰甘油,纠正脂质代谢紊乱,并有抗肝损伤的作用。赤芍味苦,性微寒,归肝经,既能清肝凉血,清血分郁热,又能活血祛瘀止痛,《本草求真》说:"白则能于土中泻木,赤则能于血中活滞。故凡腹痛坚积⋯⋯因于积热而成者,用此(赤芍)则能凉血逐瘀。"山楂味酸甘,性微温,归脾、胃、肝经,能入血分,善活血化瘀消肿,同时,其味酸而甘,微温不热,擅助脾健胃化积,促进消化,本品之性平和,故李东垣在《珍珠囊》中指出其"消食积而不伤于刻,行气血而不伤于荡";张锡纯谓山楂"苦以甘药佐之,化瘀血而不伤新血,开郁气而不伤正气,其性尤和平也"。遇久病顽疾属瘀血所致者,张大师每必用之。川楝子味苦,性寒,有小毒,归肝、胃、小肠、膀胱经,既能疏理肝气郁滞,又善调理脾胃滞气,为理气止痛之要药,且苦寒性降,兼能疏泄肝热,善治肝气郁滞或肝胃不和所致的胁肋、脘腹疼痛、疝气痛等证,尤以兼热象者较为适宜。以上三药共为臣药,既助君药清肝泄热、疏肝理气解郁,又能加强活血祛瘀凉血之力,且有一定散结止痛之功,诸药相合,君臣相助,药力更加精专。现代药理研究证明,赤芍、山楂可显著降低血浆总胆固醇,赤芍还可明显保护肝细胞,有较强的抗凝血、防止血栓形成、改善肝微循环的作用。鳖甲味咸,性寒,归肝经,为血肉有情之品,可滋肝阴、潜肝阳、清肝热,且其味咸,功擅软坚散结,醋炙力更强,配伍活血祛瘀之品则常用治心腹癥瘕积聚,在本方中为佐药,可增强全方活血破瘀、软坚消积之作用。本方中大部分药的药性沉重,难达病所,故用柴胡芳香疏泄,可升可散,清灵通透,又能起到引诸药入经的作用,《医学起源·药类法象》也说"柴胡,少阳、厥阴引经药也"。全方君臣佐使,相得益彰,相辅相成,配伍精当,并紧紧围绕肝郁、肝热、气滞、瘀结的病机关键,且药少而力专,直达病所。

参考文献

[1] 颜德馨.颜德馨临床经验集要[M].北京:中国医药科技出版社,2000:194-195.
[2] 汪晓军.张学文教授清肝活血法辨治脂肪肝经验介绍[J].新中医,2003,35(2):12-14.

第七节 胆 囊 炎

疏肝利胆汤(李振华)

【组成】 当归9g,白芍12g,白术9g,茯苓15g,柴胡9g,黄芩9g,香附9g,郁金12g,川楝子12g,龙胆草9g,茵陈15g,牡丹皮9g,莪术9g,甘草3g。

【用法】 水煎服。

【功效】 疏肝理气,清热利胆。

【主治】 胆囊炎之肝胆气滞证。

【加减】 如症见右胁下持续刺痛,固定不移,舌质暗红,脉象弦涩者,证系气滞日久,导致血瘀,上方可去龙胆草、黄芩,以免过于因寒血凝,加延胡索9g、五灵脂9g,以活血化瘀。

【方解】 本方所治之证是以肝胆气滞为主，兼有中焦湿热。方中当归、白芍、柴胡、香附、郁金、川楝子，疏肝理气；龙胆草、茵陈、黄芩，苦寒燥湿清热；配白术、茯苓，以增强脾之健运，使除湿务尽；当归、白芍配牡丹皮、莪术，行血活血，消除气滞而产生的血瘀。气血通畅，湿祛热清，则炎症自消。

祛湿利胆汤（李振华）

【组成】 白术 9g，茯苓 15g，泽泻 9g，郁金 9g，川楝子 12g，香附 9g，广木香 6g，枳壳 9g，麦芽 15g，茵陈 12g，竹茹 12g，甘草 3g。

【用法】 水煎服。

【功效】 健脾祛湿，利胆清热。

【主治】 中焦湿热阻滞，病邪不盛之慢性胆囊炎。

【加减】 如体虚甚者，可加太子参 15g。

【方解】 此证型反复发作者，是因湿热缠绵、郁结不散所致。其病邪虽不盛，但脾气已虚。故方中用甘温之白术配淡渗之茯苓、泽泻，以健脾祛湿；川楝子、郁金、香附、广木香、麦芽、枳壳，疏肝理气，醒脾燥湿；少用苦寒之茵陈和甘寒之竹茹，以利胆清热止呕，多则伤脾阳而助湿源。本方标本兼顾，适用于中焦湿热、病邪不盛、反复发作的慢性胆囊炎。

参考文献

李振华.常见病辨证治疗［M］.郑州：河南人民出版社，1979：174-180.

第八节 胆 结 石

利胆丸（颜德馨）

【组成】 制半夏 9g，陈皮 6g，神曲 9g，生山楂 9g，谷芽 9g，麦芽 9g，莱菔子 9g，莪术 9g，生大黄 4.5g，茵陈 15g，皂角刺 9g。

【用法】 配制为丸剂，开水冲服。

【功效】 运脾和胃，疏肝利胆，软坚消石。

【主治】 胆石症之脾虚夹痰食滞者。

【方解】 胆石症病位在胆，但其病机则与脾胃息息相关，肝胆与胃相邻，足厥阴之脉"挟胃属肝络胆"，胆为甲木，协助脾胃腐熟消化水谷，脾胃为气机升降之枢纽，脾胃和调，气机升降正常，则肝气调达，胆气通降，正如黄元御所云："肝气宜升，胆火宜降，然非脾气之上行，则肝气不行，非胃气之下行，则胆火不降。"故治胆石症，不能忽视辨证而过用苦寒攻逐之剂，当以调理脾胃为主法。

利胆丸以半夏、陈皮、莱菔子以运脾气，消痰积；神曲、山楂、谷芽、麦芽以助胃运，消食积;莪术、大黄以疏肝气,消瘀积;辅以茵陈、皂角刺以理胆气,消胆石。诸药配伍,共奏运脾和胃,疏肝利胆,软坚消石之功。制以丸剂,取丸者缓也之意,使有形之胆石得以渐消缓散,而不伐正气。全方从脾胃肝胆论治,兼祛痰、食、瘀诸邪,消不伤正,通不恋邪,尤其适用于病程日久,脾土虚弱,健运失职,痰、食、瘀内生,反侮肝胆之胆石症患者。

参考文献

颜德馨.颜德馨临床经验辑要[M].北京:中国医药科技出版社,2000:84-85.

第4章　脾胃病症

第一节 胃 痛

舒胃饮（何任）

【组成】 白芍9～15g,炙甘草9g,姜半夏9g,黄芩9g,川厚朴9g,干姜4～6g,黄连3g,蒲公英15～30g。

【用法】 水煎服。

【功效】 和胃降逆,开结散痞,缓急止痛。

【主治】 凡胃失和降,心下痞满所致的慢性胃炎、消化不良等所致之胃脘痛。某些胃痉挛、反流性胃炎、十二指肠球部溃疡及某些由胆囊炎症所致的胃部疼痛痞满。症见胃脘不舒,满闷饱胀,时作疼痛,大便稀溏,嘈杂嗳气,呕吐反酸。

【方解】 此方是从半夏泻心汤合芍药甘草汤两方加减化裁而成。其中半夏泻心汤用黄连、黄芩之苦寒降泄除其热,干姜、半夏之辛温开结散其寒,寒热并用,苦降辛开,气得升降,诸症悉平。芍药甘草汤以白芍为君,养营和血,缓急止痛;甘草补中缓急,为佐使。两者合用,酸甘化阴,共奏养血柔肝,缓急止痛之功,可见芍药甘草汤解痉挛而止痛,合而用之,亦取其缓急解痉也。加厚朴苦辛而温,以其燥湿散满以运脾,行气导滞以除胀。加蒲公英苦甘而寒,取其清热解毒,消肿散结。

地芍止痛饮（张琪）

【组成】 生地黄20g,白芍20g,公丁香5g,陈皮15g,枳壳15g,厚朴15g,石斛15g,麦冬15g,甘草15g。

【用法】 水煎服。

【功效】 滋阴养胃,理气止痛。

【主治】 辨证以胃阴虚为主,同时结合胃镜报告胃黏膜萎缩、腺体减少、胃液分泌不足之胃脘痛者。

【方解】 其中生地黄滋阴养胃,清热生津;配以石斛养胃生津,滋阴除热;麦冬益胃生津,养阴除烦,加强滋阴养胃之力;白芍、甘草酸甘化阴,且有缓急止痛,缓解痉挛的功效;另外,少佐公丁香芳香醒脾,使其滋而不腻;厚朴、枳壳、陈皮理气和胃而导滞。诸药相伍,共奏滋阴养胃、理气止痛缓急之功。

该方禁用于胃寒、胃液分泌过多的胃炎患者。

加减建理散（朱良春）

【组成】 红参,炒苍术,高良姜,甘草,肉桂,生白芍,生草果,制香附。

【用法】 上药共碾为散,每次6～8g,饭前服,每日2～3次。一般1～2日,胃脘痛可缓解,但须守服1个月,方能巩固。

【功效】 温中补虚,祛寒止痛。

【主治】 虚寒胃痛。

【加减】 反酸、吐清涎者,加吴茱萸、半夏、煅乌贼骨或煅瓦楞子、浙贝母;痛剧者,加香附、草果仁、甘松,每每药到痛除。

【方解】 朱大师因虑虚寒并在,必须同时建中气,温中土,所拟温中补虚,祛寒止痛之法,取张仲景建中、理中合方之意加减。本方以辛热之高良姜,温中焦脾胃而祛里寒;红参大补元气,助运化而正升降;肉桂甘热助阳以补虚,辛热散寒以止痛,善去痼冷沉寒;白芍缓急止痛;制香附入脾经,味辛能行而长于止痛;苍术、草果燥湿健脾散寒;甘草甘温补气。历年来其徒仿其法,改汤为散,疗效甚佳。

甘缓和中汤（朱良春）

【组成】 生白芍15g,生甘草10g,炙甘草10g,蒲公英30g,九香虫5g,乌药5g,芒硝(分冲)5g,郁金12g,川楝子12g,瓜蒌仁12g。

【用法】 水煎服。

【功效】 补脾健脾,益气升清。

【主治】 脾胃虚寒,土壅木郁之胃痛。

【加减】 若症见剧痛,腹胀满,便秘尿黄者,加炒枳壳;因进食高脂蛋白而发者,加山楂、麦芽、六神曲、鸡内金等,消积利胆疏肝;因受寒或恼怒生气即发者,加紫苏叶、防风、藿香、炒枳实、制香附以散寒解表,疏肝解郁。

【方解】 治以甘缓和中之法,此方仿张仲景芍药甘草汤变化,自拟"甘缓和中汤"。白芍、炙甘草两味合用,酸甘化阴,缓急止痛;九香虫气香走窜,温通利膈而能行气止痛;乌药味辛行散,性温祛寒,入脾而宽中,可行气散寒,缓急止痛;芒硝、郁金、川楝子与瓜蒌仁合用,能行气解郁,润肠通便;佐以蒲公英清利湿热。诸药合用,共奏补脾健脾、益气升清之效。

理脾疏肝方（李玉奇）

【组成】 柴胡15g,紫苏15g,藿香15g,苍术15g,丁香5g,檀香5g,木香10g,桃仁15g。

【用法】 水煎服。

【功效】 肝脾同调,理脾疏肝。

【主治】 胃脘胀满,攻撑作痛,脘痛连胁,遇烦恼郁怒则痛作或痛甚,得嗳气、矢气则舒,胸闷嗳气,喜长叹息,大便不畅,苔薄白,脉弦。

【方解】 《金匮要略》第一篇中即已言明"见肝之病,知肝传脾,当先实脾"。李大师谓:"治胃先理脾,理脾先舒肝。"疏肝世人习用破气之品,甚则以金石之药治之。如此用药,未能领会先贤之旨。李大师谓:"舒肝莫过芳香化气。"芳香之品,宣畅气机,肝气随之调达；而芳香之药又可化浊，浊去而脾胃得健，无须党参、白术之添足，此乃肝脾同调，理脾疏肝，"当先实脾"之奥旨。方中柴胡疏肝解郁，升举阳气；紫苏行气宽中；苍术燥湿健脾，祛风散寒。以上几味同为君药，调理肝脾。藿香化湿止呕；丁香温中降逆；檀香、木香善理脾胃，行气止痛。以上三药助君药疏肝降逆，理脾调中。桃仁润肠通便，是为佐药。

寒热并用胃痛方（李玉奇）

【组成】　吴茱萸5g，黄连10g，香附15g，连翘20g，败酱草20g。

【用法】　水煎服。

【功效】　寒热并用，清泻肝火，降逆止呕。

【主治】　寒热错杂之胃脘痛。如胃脘灼热，反喜热饮，胃脘嘈杂不适，莫可名状，似寒非寒，似热非热，似辣非辣。

【方解】　饮食伤胃，胃脘虚寒，久治不愈，多从热化，出现寒热错杂，于此常投以左金丸化裁。肝火犯胃的呕吐吞酸，肝有火，胃也热，单用黄连苦寒治热，难以兼顾肝胃，故重用黄连，配少量吴茱萸，意义在于以黄连苦寒泻火为主，少佐吴茱萸辛热，从热药反佐以制黄连之寒，且吴茱萸辛热，能入肝降逆，以使肝胃和调。香附主入肝经气分，芳香辛行，善散肝气之郁结，可降逆止呕；连翘、败酱草清热解毒，可泻肝火。

滋阴凉血豁痰理脾方（李玉奇）

【组成】　芦根20g，茅根20g，石斛20g，黄连10g，连翘20g，败酱草20g，竹茹15g，陈皮15g，半夏10g。

【用法】　水煎服。

【功效】　滋阴凉血，豁痰理脾。

【主治】　湿热交阻之胃脘痛。如脘腹胀满，心烦易怒，食少纳呆，口干口苦，舌苔黄腻，脉弦而数。

【方解】　寒热错杂日久，寒皆化热。而此时，脾气已弱，无力运化水湿，呈现湿热交阻之势。脾喜燥恶湿，今脾被湿困，脾气不振。李东垣谓："脾胃脉中见浮大而弦，其病或烦躁闷乱……或口干舌干咽干。盖心主火，小肠主热，火热来乘土位，乃湿热相合，故烦躁闷乱。"此时，胃疾渐次加重，已由上述虚寒之气分证转入湿热之血分证。仔细观察可见舌质由红润转绛，特征表现为口干，但欲漱水不欲咽。方中芦根清热泻火，生津止渴；茅根凉血清胃热；石斛益胃生津。三药合用可达清热凉血、益胃生津之效。黄连、连翘、败酱草清热解毒；竹茹清热化痰，除烦止呕；陈皮理气和胃；半夏辛温开结散寒。

凉血化瘀导滞方（李玉奇）

【组成】　生蒲黄10g，五灵脂10g，槐花20g，桃仁15g，黄连10g，延胡索15g，川楝子 15g,败酱草 20g。

【用法】 水煎服。

【功效】 凉血化瘀导滞。

【主治】 血热瘀结之胃脘痛,症见胃脘痛,痛有定处,口干咽干。

【方解】 病由胃脘湿热已完全转为血分,热入营血,血热灼津,口干漱水之症加重。血热瘀结,胃络受阻,出现胃脘痛,痛有定处。此病治疗急从血论,切不可妄加渗利或以温热,急宜凉血化瘀导滞。正如《脾胃论》所说:"饮食不节,劳役所伤,以致脾胃虚弱,乃血所生病,主口中津液不行,故口干咽干也。病患自以为渴,医者治以五苓散,谓止渴燥,而反加渴燥,乃重竭津液,以至危亡。"方中生蒲黄、五灵脂化瘀止血,槐花凉血止血,桃仁活血祛瘀,同为君药。黄连清热泻火,延胡索活血散瘀、理气止痛,为臣药,助君药凉血化瘀。川楝子疏肝行气、导滞止痛,败酱草清热解毒,皆为佐药。诸药合用,能凉血化瘀,导滞止痛。

参考文献

[1] 何任.舒胃饮治心下痞[J].新中医,1991,23(2):13.

[2] 孙元莹,吴深涛,姜德友,等.张琪诊治疑难脾胃病经验5则[J].山西中医,2008,24(2):6-8.

[3] 邱志济,邱江东,邱江峰.朱良春用散丹汤治疗胃脘痛特色发挥——著名老中医学家朱良春教授临床经验(54)[J].辽宁中医杂志,2004,31(7):531-532.

[4] 邱志济,朱建军,马璇卿.朱良春治疗胆石病的廉验特色选析——著名老中医学家朱良春教授临床经验(43)[J].辽宁中医杂志,2003,30(7):515-516.

[5] 张会永.从《脾胃论》发挥到萎缩性胃炎以痈论治学说——解读李玉奇教授脾胃病临床经验[J].中华中医药学刊,2007,25(2):208-212.

第二节 痞 满

痞满经验方(何任)

【组成】 太子参,白术,茯苓,炙甘草,姜半夏,陈皮,藿香,黄芩,砂仁,制香附,干姜。

【用法】 水煎服。

【功效】 和补脾元,行气散满。

【主治】 上腹胀闷之痞满,包括慢性胃炎、胃神经官能症、胃下垂、消化不良等病所致者。

【方解】 患者自觉胸脘痞塞而满,外观无胀急之形。属虚者,由中气不足不能运化而成;属实者,由食积、痰结、湿阻,或由外感热病误用下法,邪结于胃脘所致。痞满为脾胃病证中常见病,大抵初病多实,久病多虚。虚证之中气虚亏、精微不化、升降失调者,常以补中益气汤加黄芩、黄连,以补其中气,取柴胡、升麻之升清,黄芩、黄连之降浊,能得显效。此方亦为补中益气汤化裁而成。太子参、白术、炙甘草共收补中益气之功;配茯苓益气健脾;香附入脾经,味辛能行而长于止痛;半夏、陈皮理气;藿香可化湿止呕;砂仁行气止痛;干姜温中散寒。共奏和补脾元,行气散满。临床随症加减,遇实证,则是食消食,是痰化痰,是湿阻则化湿而治。

脾痞方(李玉奇)

【组成】 榧子 5g,蓼实 5g,胡黄连 5g,桃仁 10g,麦芽 15g,鸡内金 10g,神曲 10g,山药 15g(以小儿量计算)。

【用法】 水煎服。

【功效】 消导化积。

【主治】 腹胀如鼓,形如枯木,面色萎黄,脉细如丝。

【方解】 本病多见于青少年,主要是由于饮食不节、暴饮暴食而致。饮食积聚,脾胃受损,久而成痞。如不能及时治疗会发展成脾疳,甚为虚劳。然而,治疗本病贵以疏导,切勿妄补,补反助疾。方用榧子可杀虫、消积;蓼实温中利水,破瘀散结。两者均可消食导滞。桃仁能润燥滑肠;鸡内金、神曲、麦芽消食健胃;山药补脾益气,滋养脾阴。

消痞方(张镜人)

【组成】 地枯蒌 15g,生白术 9g,紫苏梗 6g,香附 9g,砂仁 3g,黄芩 9g,广郁金 9g,玄胡 9g。

【用法】 水煎服。

【功效】 健脾益气,疏肝和胃,降逆止呕,消痞散结。

【主治】 慢性胃炎、功能性消化不良及其他慢性胃病见痞满证者。

【方解】 本方君药为地枯蒌、白术。地枯蒌即莱菔老而枯的根,其性甘辛味平,能顺气开郁,消胀除满,化积祛痰,为理气畅中之品。白术,性苦味甘温,能健脾燥湿,和中补阳,暖胃消谷,为健脾燥湿助运之要药。二者相和,补中兼疏,行气而不耗气,补气而不壅滞,恰中病机。臣药为紫苏梗、香附。前者为紫苏的干燥茎,性温味辛,温中行气,解郁止呕。后者性平味苦,能疏肝理气,解郁宽中,畅行三焦之气机。佐药为广郁金、玄胡、黄芩。广郁金性寒味苦,理气解郁,化瘀止痛,辛开苦降,清扬善窜。玄胡性温味苦,活血化瘀,行气止痛,消积散结,能行血中气滞,气中血滞,为血中之气药。黄芩性寒味苦,清热燥湿,泻火解毒。使药为砂仁,性温,化湿醒脾,行气和胃宽中,为开脾胃之要药,和中气之精品,且调和诸药。诸药相配,升降相因,肝脾同治,寒温并用,气血同调,共奏健脾益气、疏肝和胃、降逆止呕、消痞散结之功,而使气机通利,脾胃升降斡旋之职得复,痞满症状得以缓解或消失,疾病痊愈。现代医学研究证明,本方具有促进胃排空,刺激肠蠕动,镇痛,保护胃黏膜,调节胃液、胃酸分泌,提高血浆胃动素等多方面的效用,且使用安全。

参考文献

[1] 何任.脾胃病证诊治说略[J].浙江中医学院学报,2003,27(3):28-29.

[2] 张会永.从《脾胃论》发挥到萎缩性胃炎以痈论治学说——解读李玉奇教授脾胃病临床经验[J].中华中医药学刊,2007,25(2):208-212.

[3] 王松坡.国医大师临床经验实录·国医大师张镜人[M].北京:中国医药科技出版社,2011:36-37.

第三节 反 胃

反胃方(何任)

【组成】 半夏,人参,白蜜,厚朴,白术,陈皮,茯苓,甘草,竹茹,生姜,砂仁,制香附。

【用法】 患者空腹时或在宿食吐净后服药,则易于吸收而得药效。

【功效】 温中平逆,益气润燥。

【主治】 反胃,症见上腹痞胀,暮食朝吐,朝食暮吐,宿食不化。反胃又称翻胃、胃反。

【方解】 其病因在于饮食不节、情志失调、房事劳倦导致脾胃虚寒、胃中积热、痰浊阻胃、瘀血积结等。《金匮要略》:"趺阳脉浮而涩,浮则为虚,涩则伤脾,脾伤则不磨。朝食暮吐,暮食朝吐,宿谷不化,名曰胃反,脉紧而涩,其病难治。"本方中半夏味苦降逆和胃,为止呕要药;人参大补元气,助运化而正升降;白术补气健脾;白蜜益阴增液,使腑气通、津液行;厚朴和胃而导滞;陈皮理气健脾;香附入脾经,味辛能行而长于止痛;茯苓益气健脾;砂仁化湿温中行气。诸药合用,既可温中平逆,又能益气润燥。

参考文献

何任.脾胃病证诊治说略[J].浙江中医学院学报,2003,27(3):28.

第四节 呕 吐

治呕吐自拟方(邓铁涛)

【组成】 荜澄茄5g,小茴香5g,丁香5g,陈皮15g,半夏10g,白豆蔻15g,生姜3片。

【用法】 水煎服。

【功效】 温补脾胃,降逆止呕。

【主治】 呕吐、反胃(此即"阳明寒呕"),或胃腹剧痛,但欲饮热等。

【方解】 常谓"十胃九寒",人们常不顾护脾胃,多食生冷,伤及脾阳。近年来,世人又有晨起饮一杯凉白开水的习惯,更可损脾胃。本病临床常见胃气为寒气所阻而致呕吐、反胃。本病多为即得,病程较短。邓大师常告诫,温补脾胃,药宜轻灵,即"以温药和之",最忌大辛大热,反灼胃津致生他病。方中荜澄茄辛散温通,能温中散寒止痛;小茴香与丁香辛温,能温中散寒,降逆止呕;陈皮理气健脾,用于寒气阻中之气滞最宜;半夏味苦降逆和胃,为止呕要药;白豆蔻化湿温中,行气止痛;生姜温胃止呕。诸药合用,共奏温补脾胃、降逆止呕之效。

参考文献

邓铁涛.中国百年百名中医临床家丛书.邓铁涛[M].北京:中国中医药出版社,2001:60

第五节 噎 膈

治噎膈自拟方(李玉奇)

【组成】 石斛 20g,威灵仙 20g,射干 15g,荜澄茄 5g,桃仁 15g,白芥子 15g,酒大黄 5g。

【用法】 水煎服。

【功效】 生津益胃,行气散结,佐以活血化瘀。

【主治】 顽固性噎膈。

【方解】 噎膈因于食管憩室者,多见食不下,饮水能下;因于食管裂孔疝者,多食水俱不下;因于食管肿瘤者食水俱不得下,而反呕吐;因于贲门失弛缓者,食水咽下费力,卧则加重;如无器质性改变,因于气者,多食水能下,咽唾反觉噎感(此即梅核气)。因于气者,多由忧思郁结使然,于此从气论治,药以疏导,投以苏子降气汤每每取效。然有顽固病例,治疗颇为棘手,经胃镜病理检查排除占位性病变者,李大师常从郁、血、燥而治,采用石斛生津益胃,威灵仙行气散结,射干消除痰涎,荜澄茄行气止痛,白芥子利气豁痰,佐以桃仁、酒大黄活血化瘀之法,每奏良效。

参考文献

张会永.从《脾胃论》发挥到萎缩性胃炎以痈论治学说——解读李玉奇教授脾胃病临床经验[J].中华中医药学刊,2007,25(2):208-212.

第六节 泄 泻

健运汤(何任)

【组成】 党参 20g,茯苓 20g,白术 15g,甘草 10g,干姜 6g,白芍 15g,淡附片 10g,

黄连 3g,广木香 10g。

【用法】 水煎服。

【功效】 健脾助运,祛湿止泻。

【主治】 脾失健运之久泻。

【方解】 脾胃之病多由湿所致,久泄常有脾虚。故治以运脾化湿,而久泻健脾尤为主要。《金匮要略》云"四季脾旺不受邪",使脾气旺而不衰,则无由受外邪矣。方中用四君子汤健脾益气;干姜、淡附片温中散寒;白芍柔肝止痛;黄连清热燥湿;木香理气健脾。共奏健脾助运,祛湿止泻之功效。

苍薏汤(何任)

【组成】 苍术 10g,薏苡仁 20g。

【用法】 水煎服。

【功效】 燥湿运脾止泻。

【主治】 多由湿浊所致暴泻。

【方解】 苍术辛、苦、温,归脾、胃、肝经,有燥湿健脾、祛风散寒、明目之功。可用于治疗脘腹胀满,泄泻水肿,脚气痿躄,风湿痹痛,风寒感冒,夜盲。薏苡仁性味甘淡微寒,有利水消肿、健脾祛湿、清热排脓、除痹止泻等功效,为常用的利水渗湿药。两味药合用可使太阴脾土湿祛运复而泄泻自止。近时报道谓本方用于不同原因引起之腹泻,尤其适用于急慢性肠炎、功能性腹泻。

治泄泻自拟方(李玉奇)

【组成】 山药 20g,莲子肉 20g,苍术 15g,砂仁 20g,白芍 20g,莱菔子 15g。

【用法】 水煎服。

【功效】 补脾祛湿止泻。

【主治】 溃疡性结肠炎、结核性结肠炎、直肠炎、直肠息肉等导致的泄泻。临床多见便溏,甚则如稀水样便,每多晨起或餐后数次,伴或不伴腹痛。

【加减】 如便脓血者,加白头翁、秦皮;腹痛者,重用白芍,甚则加入米壳;肠鸣者,加防风;泄泻严重时,可酌情加入芡实、石榴皮等,但不可过早收涩,以免关门留寇,反生呕吐等。此外,如无典型肾泻症状,禁用肉豆蔻、吴茱萸等大辛大热之品,以免加重病情。

【方解】 泄泻多由嗜食生冷或职业性不能定时就餐等原因,伤及脾气,致使脾气虚或伴肾气弱而来。值得注意的是,如大便中夹有脓血,泄泻数月以上,应做结肠镜确诊,排除占位性病变。泄泻者做肠镜常提示有溃疡性结肠炎、结核性结肠炎、直肠炎、直肠息肉等。方中山药性味甘平,能补脾益气,滋养脾阴;莲子肉甘可补脾,涩能止泻,既可补益脾气,又能涩肠止泻。两药合用,可互增补脾止泻之效。苍术燥湿健脾。砂仁化湿温中行气,助苍术健脾祛湿。白芍酸甘化阴,且有缓急止痛,缓解痉挛之效。莱菔子消食化积。

参考文献

[1] 何任.脾胃病证诊治说略[J].浙江中医学院学报,2003,27(3):28-29.
[2] 张会永.从《脾胃论》发挥到萎缩性胃炎以痛论治学说——解读李玉奇教授脾胃病临床经验[J].中华中医药学刊,2007,25(2):208-212.

第七节 便 秘

益脾通便方(王绵之)

【组成】 白术,炒枳实,槟榔,制香附,焦山楂,炙鸡内金,黄连,使君子,炙甘草。

【用法】 水煎服。

【功效】 健脾助运,消导通便。

【主治】 饮食不节,损伤脾胃,脾胃虚损,运化传导不利之大便秘结。

【方解】 《景岳全书》曰:"凡病涉虚损而大便秘结不通,则硝、黄攻击等剂必不可用。若势有不得不通者,宜此主之,次用通于补之剂也。"方中白术、炙甘草即为此意。炒枳实、槟榔、制香附、焦山楂、炙鸡内金皆为一派行气消食导滞之品,与清热燥湿之黄连、健脾消疳之使君子合用。共奏健脾化湿、行气导滞通便之效,是为脾胃虚损之便秘基本方。

宣肺润肠通幽方(李玉奇)

【组成】 桃仁 15g,炒杏仁 10g,枇杷叶 15g,桑椹 20g,阿胶 15g,当归 25g,荆芥 15g,火麻仁 15g,皂角仁 15g,槐花 20g。

【用法】 水煎服。

【功效】 滋阴宣肺,润肠通幽。

【主治】 因胃津受损,脾不得为胃行其津液,久而母病及子,致使肺津干涸,肠中燥结之"脾约"证。

【方解】 全方以桃仁、炒杏仁、火麻仁、皂角仁为主,种仁富含油脂,多起到濡润大肠的作用;当归、阿胶本为活血之药,今重用之起到润肠通便的作用;配以桑椹生津润燥,共同起到润肠通便的作用。配以荆芥与枇杷叶,荆芥宣肺气,枇杷叶降肺气,一宣一降恢复肺之宣肃气机,肺与大肠相表里,肺气得以宣肃则大肠之气得以通降,下行之气推动糟粕排出,共同起到润肠通便的作用。另外,荆芥、槐花相配可防止肠燥而引起的便血。

迴溪汤（李玉奇）

【组成】　苦参 10g，槐花 20g，槟榔 20g，厚朴 15g，桃仁 15g，莱菔子 15g。

【用法】　水煎服。

【功效】　逐瘀导滞，行气散结。

【主治】　"大肠郁滞"之便秘。

【方解】　"大肠郁滞"并非肠中津液亏少，而是肠腑气机不畅而郁滞，大肠传化糟粕功能失常而致便秘。本方以降气药为主，顺应大肠降气之特性，以解郁导滞通便。方中苦参味苦，性寒，可清热燥湿，《本草经百种录》言"苦参似去心腑小肠之火为多"；槐花味苦，性微寒，归肝、大肠经，具有凉血止血，清肝泻火的功效。以上两药皆可治肠风便血，同为君药。臣以槟榔消积下气，厚朴、莱菔子燥湿除满，可助君药宽中下气，为治疗肠腑气机不畅的良药。佐以桃仁，取其润燥滑肠之功。诸药相配，共奏逐瘀导滞，行气散结之功，使肠腑气机通畅，恢复大肠传化功能。

皂角牵牛丸（朱良春）

【组成】　炙皂荚子，炒枳壳，砂仁，广木香，牵牛子，莱菔子。

【用法】　上药各等份为末，炼蜜为丸（约重 3g），早、晚饭前枣汤或米饮送吞 1 丸。

【功效】　消食化积，行气导滞。

【主治】　肥人风秘，痰秘，气秘。

【方解】　肥人便秘多属痰证，滋润攻伐，清泻外导均不对证，此证多见便秘不爽，欲便难解，甚至时有后重及腹胀心烦，坐卧不安之象，当属中医之痰秘、风秘之说，多因饮食不节，嗜食油腻或静多动少，体内积湿生痰，痰阻气机，或湿痰化热，湿热胶结，遏阻腑气，亦有脾胃气虚，运化失常，饮食物"化失其正"，痰浊内生遏阻腑气。盖痰为阴邪，攻伐滋补愈益其疾。治不对证，便秘久延不已，故称顽固便秘，朱师治疗此证，取《金匮要略》皂荚丸合危亦林皂角丸之意，自拟"皂角牵牛丸"。皂荚子润燥通便，祛风消肿，逐秽涤垢，治大便燥结。李时珍谓其"治风热大肠虚秘、瘰疬、肿毒、疮癣"，又云"能通大肠阳明燥金，乃辛以润之之义"。李东垣谓能"和血润肠"。皂荚、皂荚子均含皂苷，虽均有刺激燥悍之性，但入丸量微少，服后反有调中健脾之功。牵牛子少用亦有调中健脾之妙。治疗小儿疳疾均选用此两药配伍，疗效理想。皂荚子合牵牛子能刮垢，能涤痕，能促助分泌，能融释秽浊痰黏。用枣汤或米饮送服，乃取十枣汤之意，在峻悍药中寓润沃缓和之法，以防烦懊嘈杂等不良反应。方中用砂仁平调脾胃，乃取张仲景大半夏汤之意，盖太阴湿土得阳始运，阳明燥土得阴方安，砂仁得白蜜，两扼其要，可润阳明之燥，可降太阴之逆；加木香以行三焦之滞气，助砂仁通脾肾之元气，痰郁可开也。且有"善治痰者，不治痰而治气"之意。此方峻药轻投，缓缓斡旋，故治痰秘、风秘或老年性便秘无副作用。

平肝和胃散（朱良春）

【组成】 生大黄 10g，生甘草 30g，茯苓 60g，陈皮 30g，制半夏 10g，麦冬 100g。

【用法】 上药共研粉，为 8 岁小儿 1 个月量，每次服 3～5g，每日 2 次，随年龄和大便燥溏增减，蜜水调服。

【用法】 水煎服。

【功效】 平肝和胃。

【主治】 木气之体便秘。

【方解】 木气之体多见儿童，小儿稚阴稚阳"肝常有余，脾常不足"，临床多见肝强脾胃弱，肝木气旺，木旺侮土，升降逆乱，运传失常，糟粕不能顺降而滞于肠道，加之饮食不节，喂养无方，脾胃更伤，土虚木贼，遂渐成郁秘，长期便秘，数日一行，秽臭难闻。因小儿便秘多别无所苦，医者灌肠通便，清泻外导，仍日久不愈。戴元礼云："郁者，当升者不升，当降者不降，当传化者不得传化，此为传化失常，六郁之病见矣。"如木气调达，肝能正常疏泄，脾升胃降，则糟粕顺降不滞，大便畅通也。故朱大师常以平肝和胃之法治疗小儿便秘屡收满意疗效。其徒仿朱大师之法，自拟"平肝和胃散"。此方取张仲景大黄甘草汤、麦门冬汤，局方二陈汤合方之意，方中微用大黄、制半夏意在和胃降逆，微量大黄合甘草，甘苦化阴，调中健胃，缓缓斡旋，微微导利。局方二陈汤为平调脾胃，除痰安中之方，李士材云"半夏之辛，利二便而祛湿。陈皮之辛，通三焦而理气"，重用麦冬之意，乃因麦冬不但沃燥增液，且能荣枯起朽，以滋培肺脏阴精生化之源，虚则补其母，木气之体当从化源处着眼，乃仿张仲景阴阳配伍之法也。方中微用苦寒，恐益其燥；不投泄泻，恐损其液；不用重坠，恐耗其气。

参考文献

[1] 杨勇,吴晓丹,任红,等.益脾通便方对脾虚便秘小鼠胃肠功能调节的研究[J].中医药信息,2008,22(3):66-68.

[2] 张会永.从《脾胃病》发挥到萎缩性胃炎以痈论治学说——解读李玉奇教授脾胃病临床经验[J],2007,25(2):208-212.

[3] 邱志济,朱建平,马璇卿.朱良春治疗顽固便秘的廉验特色选析——著名老中医学家朱良春教授临床经验(47)[J].辽宁中医杂志,2003,30(11):867-868.

第八节 胃食管反流病

治胆汁反流性胃炎方（邓铁涛）

【组成】 吴茱萸 1～3g，川黄连 3～5g，太子参 30g，白术 15g，茯苓 15g，甘草 5g，威灵仙 15g，桔梗 10g，枳壳 5g。

【用法】　水煎服。

【功效】　健脾疏肝,降逆止呕。

【主治】　胆汁反流性胃炎,反流性食管炎、胃溃疡、胃窦炎。

【方解】　方中吴茱萸辛散苦泄,性热祛寒,主入肝经,既可散寒止痛,还能疏肝解郁,降逆止呕;川黄连清热泻火。两者合用,寓"辛开苦降"之意。太子参、白术补气健脾;茯苓健脾渗湿;威灵仙可宣通经络,去腹内冷气;桔梗、枳壳破气除痞,化气消积。诸药配伍,共奏健脾疏肝、降逆止呕之功。

治反流性胃炎自拟方(李玉奇)

【组成】　党参30g,黄芪30g,山药24g,砂仁6g,白豆蔻6g,葛根10g,柴胡12g,小茴香5g,炮姜6g,苦参10g,川楝子15g,橘核15g,黄连4g。

【用法】　水煎服。

【功效】　大补元气,健中和胃。

【主治】　反流性胃炎。

【方解】　反流性胃炎临床上多以胃脘灼痛,呕吐苦水、酸水为主要表现。该病主要病因是中气亏虚,脾不能为胃行其津液,胃内压力降低,胆汁等碱性物质反流损坏胃黏膜屏障所致。方中党参、黄芪、山药大补元气,健脾;砂仁、白豆蔻化湿温中,行气止痛;葛根、柴胡升清;小茴香、炮姜散寒止痛;柴胡、苦参、川楝子、橘核疏肝利胆,行气止痛;佐黄连清热和胃。诸药配伍,共取大补元气,健中和胃之效。药性宜碱宜温,忌酸忌凉。

参考文献

[1]　邓铁涛.邓铁涛临床经验辑要[M].北京:中国医药科技出版社,1998:199.

[2]　刘华珍,徐子亮.李玉奇教授辨治慢性胃病经验[J].实用中医内科杂志,2004,18(4):295.

第九节　消化性溃疡

理脾愈疡汤(李振华)

【组成】　党参15g,白术10g,茯苓15g,桂枝6g,白芍12g,砂仁8g,木香6g,厚朴10g,甘松10g,刘寄奴15g,延胡索10g,乌贼骨10g,炙甘草6g,生姜3片,大枣3枚。

【用法】　水煎服。

【功效】　温中健脾,理气活血,生肌愈疡。

【主治】　脾胃虚寒之消化性溃疡。

【加减】　若大便色黑,状如柏油者,加白及10g、三七粉3g(分2次冲服)、黑地榆12g;如言语无力,形寒畏冷,四肢欠温者,加黄芪30g,甚者加附子10g;如嗳气频作者,加丁香 5g、柿蒂 15g;如食少胀满者,加焦山楂 12g、神曲 12g、麦芽 12g。

【方解】 方中党参、白术、茯苓、炙甘草益气健脾;桂枝、白芍、生姜、大枣配炙甘草调和营卫,温中补虚,缓急止痛;砂仁、厚朴、木香、甘松、刘寄奴、延胡索疏肝和胃,理气活血;乌贼骨生肌收敛,制酸止痛。诸药共奏温中健脾,理气活血,生肌愈疡之效。

愈疡活血汤(李振华)

【组成】 当归 9g,川芎 9g,赤芍 15g,五灵脂 9g,炒蒲黄 9g,延胡索 9g,三七 3g(分2 次冲),香附 9g,西茴 9g,广木香 6g,甘草 3g。

【用法】 水煎服。可配合服用活血丹,每次 1 粒,每日 2～3 次。

【功效】 活血化瘀,理气止痛。

【主治】 消化性溃疡之气滞血瘀证者。症见胃脘部刺痛,痛处固定不移,严重时可持续疼痛,痛如锥刺刀割而拒按,食后更甚,甚至不能进食,有时呕血,大便呈灰黑色或柏油样,舌质绛,舌苔薄白,边多有紫斑,脉沉细而涩。

【加减】 若疼痛缓解,胃火渐清,可酌减清热之品,加入健脾而不燥之山药、薏苡仁、茯苓等常服,以促使脾胃功能恢复。

【方解】 本证病理系久痛伤络,气滞血瘀。本方在四物汤去生地黄和失笑散的基础上加延胡索、三七活血化瘀,行血止血;香附、广木香、西茴疏肝理气,促使气行血行。气血通畅,则疼痛与出血自解。

养阴疏肝汤(李振华)

【组成】 辽沙参 20g,麦冬 15g,石斛 15g,白芍 15g,青皮 10g,陈皮 10g,甘松 10g,刘寄奴 12g,吴茱萸 5g,黄连 6g,白及 10g,甘草 3g。

【用法】 水煎服。

【功效】 养阴和胃,疏肝泄热,敛疡生肌。

【主治】 肝郁化火之消化性溃疡。

【加减】 若疼痛缓解,胃火渐清,可酌减清热之品,加入健脾而不燥之山药、薏苡仁、茯苓等常服,以促使脾胃功能恢复。

【方解】 方中辽沙参、麦冬、石斛、黄连滋阴清热;白芍、青皮、陈皮、甘松、吴茱萸疏肝开郁,理气止痛;刘寄奴通经活血,消瘀止痛;白及消肿止血,收敛生肌;同时吴茱萸、黄连并用,即"左金丸",辛开苦降,可解嘈杂吞酸。诸药共奏养阴清热、疏肝活血、收敛生肌之效。

参考文献

李郑生,黄清.李振华教授治疗消化性溃疡经验[J].中医研究,2007,20(5):51-53.

第十节　胃　炎

一、慢 性 胃 炎

慢性胃炎基本方（邓铁涛）

【组成】　太子参 30g,茯苓 12g,山药 12g,石斛 12g,小环钗(广东石斛)9g,麦芽 30g,炙甘草 5g,丹参 12g,鳖甲(先煎)30g。

【用法】　水煎服。

【功效】　补脾气,养胃阴,活络祛瘀,除湿化痰,清退虚热。

【主治】　脾阳亏,胃阴虚,血瘀痰湿虚火之慢性胃炎。

【加减】　脾胃气虚较甚者,加黄芪、白术或参须另炖;湿浊偏重者,加白扁豆、薏苡仁等;肝气郁结者,加素馨花、合欢皮、郁金等;疼痛明显者,加木香、延胡索、佛手等;嗳气频作者,加代赭石、旋覆花等;大便干结者,加火麻仁、郁李仁等。

【方解】　脾阳亏虚,故见身倦乏力,脘腹胀闷,纳呆,体重下降,面色淡白,舌胖淡嫩,齿印,脉虚弱;胃阴亏损,则见胃部隐痛,甚则烧灼痛,舌嫩苔少或光剥,脉细数;血瘀阻络,则胃脘疼痛明显,上腹及背部夹脊压痛明显,唇暗,舌暗,舌边见瘀点、瘀斑;痰湿凝聚,则脘腹胀闷,恶心,嗳气,甚至呕吐;阴虚内热,则见低热,五心烦热,急躁易怒,烧灼感,大便干燥等。邓大师认为,治疗本病培元时,宜用太子参、山药、茯苓、炙甘草等,虽补气之力不及党参、黄芪,但不会滞气助火;再反佐以麦芽使之易于受纳,这对于消化吸收功能甚差、胃阴已伤的患者,是恰如其分的。至于救胃阴,石斛、小环钗、山药最为适宜。活络通瘀,清降虚热,丹参配鳖甲较为妥帖。至于化湿浊,宜选用茯苓等药性较平和的药物,切忌用温燥之品,因为易伤元气与胃阴,胃阴不足,病机不转,则犯虚虚之弊。

慢胃平（张镜人）

【组成】　柴胡 6g,黄芩 9g,杭白芍 9g,炙甘草 3g,紫苏梗 6g,香附 9g,白花蛇舌草 30g,徐长卿 15g,香谷芽 12g。

【用法】　水煎服。

【功效】　调肝清热。

【主治】　肝气横逆,湿热交阻之慢性胃炎。

【加减】　胀满甚者,加用预知子、玉蝴蝶等;痛甚者加用炙延胡索、九香虫等;中脘灼热者,加用连翘、银花藤等;湿热甚者,加用佩梗、生米仁等;嗳气频者,加用旋覆花、代赭石等;嘈杂者,加用知母、玉竹等;反酸者,加用象贝母(也称"浙贝母")、煅瓦楞子等;便秘者,加用全瓜蒌、望江南等;便溏者,加用炒楂曲、保和片等。

【方解】 此方由《伤寒论》小柴胡汤、芍药甘草汤及《和剂局方》的香苏散加减综合而成。方用柴胡轻剂,疏肝理气,升提清阳,《珍珠囊药性赋》云"柴胡,气味俱轻,阳也,升也……",《药鉴》指出"柴胡气味俱薄,升也……散郁气而内畅……提元气而左旋",可使肝木调达,脾阳之气宜升,中焦自和,胀满自除,然见头胀,眩晕者慎用,虑其肝阳上扰之弊,或佐以白芍,抑肝而散火;配黄芩苦寒沉降,清泄里热,《本草纲目》曰"黄芩苦平,……疗痰热,胃中热……下气,主天行热疾……"。白芍、甘草和中泻木,缓急止痛,痛甚者,倍用白芍。紫苏梗辛香,和胃降逆,行气宽中,开胃下食,治胀满最良,配香附散肝经之郁滞,《本草纲目》谓"香附,利三焦解六郁,消饮食积聚,痰饮痞满……"再据"热郁于中"的特点,佐以白花蛇舌草甘淡凉,清热解毒而消痈肿。使以徐长卿止痛,香谷芽消导悦胃,久服诸药而无呆胃之弊。诸药合用,可使中焦升降平调,郁热自除。

清胃方(张镜人)

【组成】 徐长卿 15g,平地木 15g,旋覆花(包煎)9g,代赭石(先煎)15g,丹参 15g,赤芍 12g,制香附 12g,延胡索 9g,连翘 9g,炙甘草 5g。

【用法】 水煎服。

【功效】 和胃清热,理气止痛。

【主治】 慢性浅表性胃炎。肝气失于疏泄,郁热犯胃,症见纳减神疲,中脘胀满,隐隐疼痛,得噫嗳气稍舒。

【方解】 方中徐长卿、平地木健胃止痛,制香附、延胡索理气行滞,旋覆花、代赭石平逆除嗳,丹参、赤芍调营活血,连翘、甘草清热缓急。

地香醒脾益胃汤(张琪)

【组成】 生地黄 20g,麦冬 20g,沙参 20g,公丁香 10g,麦芽 25g,佛手 15g,枳壳 15g,甘草 10g,百合 15g。

【用法】 水煎服。

【功效】 芳香醒脾,滋阴益胃。

【主治】 适用于浅表性胃炎、萎缩性胃炎、肥厚性胃炎、胃及十二指肠溃疡及顽固性胃痛等胃阴亏耗者,症见胃脘痛,口干不思食,腹胀,手足心热,舌红少津,无苔或少苔,脉细数。

【方解】 此方由益胃汤化裁而成,益胃汤出自《温病条辨》卷二:"阳明温病,下后汗出,当复其阴,益胃汤主之。"原方组成:沙参 9g,麦冬 15g,冰糖 3g,细生地黄 15g,玉竹(炒香)4.5g。张大师用此方化裁治疗胃部疾病辨证为胃阴不足者,每有桴鼓之效。方中生地黄、沙参、麦冬、百合皆养胃阴之品,但碍脾之运化,故用公丁香芳香醒脾,佛手、枳壳、麦芽行气和胃,故用无不效。

化浊解毒方(李佃贵)

【组成】 茵陈15g,黄芩15g,黄连15g,陈皮9g,竹茹10g,清半夏9g,柴胡15g,香附15g,紫苏梗12g,青皮15g。

【用法】 水煎服。

【功效】 化浊解毒,清热利湿。

【主治】 慢性糜烂性胃炎证属浊毒内蕴者。

【加减】 浊毒阴伤,证见胃脘痞闷、嘈杂,似饥而不欲食,口燥咽干,大便干结,五心烦热,消瘦乏力,舌红少津,脉细数,以基本方酌加沙参、白芍、麦冬、乌梅、百合、五味子等养阴生津。若肝肾阴虚,加女贞子、墨旱莲;夜间汗出较多,阴虚火旺者,可酌加地骨皮、青蒿、银柴胡、胡黄连、浮小麦、麻黄根等滋阴清热、敛阴止汗。浊毒入络,证见胃脘疼痛如针刺、刀割,痛处固定,按之痛甚,痛时持久,食后加剧,入夜尤甚,或见吐血、黑便,舌质紫黯或有瘀斑,脉涩,以基本方配伍活血化瘀之品,若瘀血轻者,加当归、川芎等;瘀血较重者,加桃仁、红花、三棱、莪术、土鳖虫等破血逐瘀;伴有肠上皮化生者,可酌加全蝎、蜈蚣、山慈菇、石见穿、石上柏消癥散结;失眠者,可酌加合欢皮、首乌藤、百合、龙骨、牡蛎、龙齿等养血安神。浊毒郁阻,证见脘腹痞闷,胸胁胀满,心烦易怒,善太息,呕恶嗳气,舌质黯红,苔黄腻,脉弦滑,以基本方酌加香橼、佛手、石菖蒲、郁金、枳实、厚朴疏肝解郁、行气消胀。若反酸较重,酌加生石膏、浙贝母、海螵蛸、瓦楞子抑酸止痛;心烦者,酌加栀子、淡豆豉清热除烦。浊毒伤食,证见脘腹痞闷而胀、进食尤甚、拒按、嗳腐吞酸、恶食呕吐,或大便不调,矢气频作,舌苔厚腻,脉滑,以基本方酌加鸡内金、焦三仙健脾消食,炒莱菔子、焦槟榔行气消食。

【方解】 李大师认为,慢性糜烂性胃炎与浊毒内蕴密切相关,浊毒内生,易致胃黏膜受损,湿热熏蒸,使胃黏膜糜烂。方中茵陈、黄芩、黄连化浊解毒、清热利湿为君。其中茵陈味苦、辛,性微寒,有清利湿热、利胆退黄功效,《本草经疏》载茵陈为“除湿散热结之要药也”;黄连味苦,性寒,具有清热燥湿、泻火解毒之功,《神农本草经百种录》谓“凡药能去湿者必增热,能除热者,必不能去湿,惟黄连能以苦燥湿,以寒除热,一举两得,莫神于此”;黄芩味苦,性寒,具有清热燥湿、泻火解毒、止血、安胎之功,《本草经疏》谓:“黄芩,其性清肃,所以除邪,味苦所以燥湿,阴寒所以胜热,故主诸热。”三者配伍有良好的化浊解毒、清热利湿之效。柴胡、香附、青皮疏肝解郁,行气健脾为臣。其中柴胡味辛、苦,性微寒,具有和解表里、疏肝解郁之功;香附味辛、微苦、微甘,性平,具有疏肝解郁、理气宽中、调经止痛之功;青皮味苦、辛,性温,具有疏肝破气、消积化滞功效。三者配伍,疏肝破气力专。陈皮、紫苏梗消食行气、消积除满为佐。陈皮味苦、辛,性温,具有理气健脾、燥湿化痰之功;紫苏梗性温、味甘,具有理气宽中、止痛、安胎之功,其辛温行散,善于行气和中,为行气宽中、行气止呕之良药。二药配伍对食积所致气滞效果很好,且二药皆温,可佐制君药苦寒之性。清半夏、竹茹降逆止呕、清热化痰为使。清半夏味辛,性温,具有燥湿化痰、降逆止呕、消痞散结之功;竹茹味甘,性微寒,具有清热化痰、除烦止呕之功。二药合用降逆化痰,对胃气上逆者较佳。全方共奏化浊解毒、行气消痞、降逆止呕之功。

二、萎缩性胃炎

治萎缩性胃炎方(邓铁涛)

【组成】 太子参30g,茯苓12g,山药12g,石斛12g,小环钗(广东石斛)12g,麦芽30g,丹参12g,鳖甲(先煎)30g,甘草5g,三七末(冲服)3g。

【用法】 水煎服。

【功效】 健脾养胃,益阴活络。

【主治】 脾胃虚弱、阴虚络瘀之萎缩性胃炎,慢性浅表性胃炎。

【加减】 脾胃气虚较甚者加黄芪或参须(另炖);湿浊偏重者加白扁豆、薏苡仁等;肝郁者加素馨花、合欢皮、郁金等。

【方解】 方中太子参、山药补气健脾,茯苓健脾渗湿,石斛益胃生津,是为君药;麦芽消食健胃,鳖甲滋阴潜阳,共助君药养胃益阴;丹参祛瘀止痛,三七活血定痛,可佐君药活血通络;甘草是为使药,缓急止痛,调和诸药。

治萎缩性胃炎自拟方(李玉奇)

【组成】 黄芪20g,党参20g,薏苡仁20g,甘草6g,白蔹15g,羊角屑15g,蚕沙15g,黄连5g,桃仁10g,丹参15g,莪术10g。

【用法】 水煎服。

【功效】 扶正补脾,清热解毒,去腐生新。

【主治】 萎缩性胃炎之脾虚热毒瘀阻者。

【方解】 李大师受《黄帝内经》《圣济总录》等启发,通过临床病例总结,提出萎缩性胃炎应以痈论治,认为萎缩性胃炎的成因是由郁变瘀,由瘀变腐,由腐而成痈,在治疗上主张以痈论治。方中黄芪、党参、薏苡仁、甘草以扶正健脾;白蔹、羊角屑、蚕沙、黄连清热解毒化腐;桃仁、丹参、莪术祛瘀生新。全方共奏扶正补脾、去腐生新之功。

胃安散(朱良春)

【组成】 生黄芪90~120g,莪术30g,党参90g,山药90g,鸡内金60g,炙刺猬皮60g,生蒲黄60g,五灵脂60g,徐长卿60g,炮穿山甲(已禁用)45g,玉蝴蝶45g,凤凰衣45g,甘草30g。

【用法】 上药共研细末,分次泡服。

【功效】 益气消瘀,和胃止痛。

【主治】 慢性萎缩性胃炎之气虚血瘀证。症见胃脘胀痛,或痛如针刺,形体消瘦,神疲乏力,大便溏软,便次增多,舌淡胖质紫或夹有瘀斑,脉沉细或细而无力。

【加减】 偏阴虚者,加北沙参 60g、麦冬 60g、生白芍 90g;偏阳虚者,加高良姜 60g、炒白术 60g、荜茇 30g。

【方解】 方中黄芪、莪术为主药。朱大师认为:"黄芪能补五脏之虚,莪术善于行气、破癥、消积。莪术与黄芪同用,可奏益气化瘀之功,病变往往可以消癥于无形。因为黄芪得莪术流通之性,补气不壅中;莪术得黄芪之气旺,攻破而不伤正。两药相伍,行中有补,补中有行,相得益彰。"党参、山药助黄芪益气养胃,健脾助运。鸡内金、炙刺猬皮、炮穿山甲(已禁用)、生蒲黄、五灵脂助莪术活血行瘀,软坚散结。本方不但对慢性萎缩性胃炎的病理改变、胃黏膜腺体萎缩、黏膜变薄,以及肠上皮增生或黏膜非典型增生等症有明显的治疗作用,而且能改善微循环,调节代谢失调,调节神经血管营养,促使增生性病变的转化和吸收。鸡内金还有健脾开胃、消化食积之功,现代药理研究表明,口服鸡内金后,胃液分泌量、酸度及消化力三者均见增高。徐长卿善于行气消胀,缓急止痛。凤凰衣、玉蝴蝶二药素有养阴清肺之功,除善治久咳、咽痛、音哑外,还有补虚宽中、保护胃黏膜及促进食欲之功。全方合用,共奏益气消瘀、和胃止痛之功。

萎胃安(张镜人)

【组成】 太子参 9g,炒白术 9g,丹参 9g,柴胡 6g,赤芍 9g,白芍 9g,炙甘草 3g,徐长卿 15g,白花蛇舌草 30g,炒黄芩 9g。

【用法】 水煎服。

【功效】 调气活血。

【主治】 脾胃不和,气虚血瘀之慢性萎缩性胃炎。

【加减】 胃脘刺痛者,加九香虫、刺猬皮等;脘胀者,加炒枳壳、佛手等;嘈杂易饥者,加山药、香扁豆芽;口燥阴虚者,加石斛、南沙参等;纳谷不馨者,加香谷芽、炒楂曲等;夜寐不安者,加合欢皮、首乌藤等;便溏者,加防风炭、炮姜炭等;胃酸缺乏者,加乌梅、木瓜等;合并溃疡者,加白及片、凤凰衣等;合并胃下垂或胃黏膜脱垂者,加升麻、生枳壳等;胆汁反流者,加旋覆花、代赭石等;伴肠上皮化生或不典型增生者,加白英、蛇果草等。

【方解】 此方以太子参、炒白术为君药。太子参甘平,功似人参而力薄,为补气药中清补之品,健脾运而不燥,鼓舞清阳,振动中气而无刚燥之弊,且能久服,然气滞脘胀者慎用。白术苦甘温,既可培补脾胃,又能燥湿助运,湿甚者用生白术,补脾气用炒白术。两者相配,脾运得健,中气充足,气行则血行也。以丹参、赤芍、白芍为臣药,凉血活血,和营通络,血流通畅,热无所依,且能改善胃黏膜血流量。以柴胡、黄芩为佐药,一升一降,平调脾胃之气机,而助纳运。以白花蛇舌草、徐长卿为使药,清热止痛,兼顾虚实夹杂,瘀热互结之同见。诸药合用则脾气健,胃气和,肝木调,瘀热自清,胃黏膜萎缩、肠上皮化生或不典型增生得以消失,从而可控制胃癌的发生。

消化复宁汤(徐经世)

【组成】 姜竹茹 10g,枳壳 15g,姜半夏 12g,柴胡 10g,绿梅花 20g,谷芽 30g。

【用法】 水煎服,每日 1 剂,分两次服。

【功效】 疏肝健脾。

【主治】 慢性萎缩性胃炎、胆囊炎、胆石症、胆汁反流性胃炎证属肝郁脾虚者。

【方解】 徐大师认为,慢性萎缩性胃炎主要病因病机是长期生活节奏紧张,工作压力大,导致情志失调,肝失疏泄,肝气犯胃,气机阻滞,而发生疼痛;或饮食不节,过饥过饱,过服寒凉生冷之品,损伤脾胃,导致脾胃虚弱,失去濡养,而发生疼痛;或病久脾胃阴阳失调,出现偏胜而产生寒热错杂之证。方中姜竹茹清热,燥湿,清泻肝胆郁热,引热下行,使热有去处;枳壳健脾,燥湿,行脾胃之气,使脾健胃降,湿邪得以祛除,与柴胡相伍,还有舒肝利胆之功;姜半夏辛温散寒,健脾和胃;柴胡入肝经,舒肝理气,助肝脏疏泄功能正常;绿梅花开郁和中,谷芽化食消积,二者相伍,助脾胃运化,食消而湿邪不能内蕴化热。方中用药,利胆调腑,消炎止痛,健脾和胃,具有通调结合的作用,为阴阳转枢之剂,共奏修复消化之功。

三、残 胃 炎

残胃饮(徐景藩)

【组成】 醋柴胡,炒白术,炒枳实,炒白芍,制香附,五灵脂,石见穿,刀豆壳,柿蒂。

【用法】 水煎服。

【功效】 补气血益脾胃,行气化瘀泄热,疏肝利胆和胃,化湿消食除胀。

【主治】 残胃炎。

【加减】 若偏于中虚气血不足者,加太子参、山药;气虚甚而腹胀不显者,党参易太子参,并加黄芪;若偏胃阴虚者,加麦冬、石斛;偏于郁热滞胃者,加黄连、吴茱萸、蒲公英;偏肝胃气滞者,加木香、佛手、绿萼梅;偏瘀血滞胃者,加丹参、三棱、莪术,另可吞服云南白药;中焦湿阻者,加藿香、佩兰、川厚朴;若偏湿热者,加炒黄芩、败酱草;偏寒湿者,加炮姜、炒薏苡仁;食滞不消者,加焦麦芽、焦山楂、焦神曲、炙鸡内金;恶心呕吐者,加炒竹茹、陈皮;胃镜检查见有胆汁反流者,可加丁香,徐大师认为丁香与柿蒂相伍,有助于改善反流。

【方解】 徐大师根据多年辨治残胃炎之经验,将该病大致分为中虚气滞、胆胃失和、瘀热滞胃、湿食阻胃四个证型。方中柴胡主升提中气,和香附并用,还有行气疏利肝胆之功;配以枳实、刀豆壳、柿蒂下气行滞,和胃降逆;并辅以苦酸之白芍和甘苦之白术同用,在补益脾胃、养血柔肝、缓急止痛的同时,亦能制以上升降药物之燥性,而枳实与白术同用乃枳术丸之意,寓通于补,通补兼顾;并佐以善通血络之五灵脂散瘀定痛,石见穿清郁热而行瘀醒胃。

参考文献

[1] 郭海英.慢性胃炎的中医特色疗法[M].上海:上海中医药大学出版社,2004:189-198.

[2] 邓铁涛.邓铁涛临床经验辑要[M].北京:中国医药科技出版社,1998:198.

[3] 王松坡.国医大师临床经验实录·国医大师张镜人[M].北京:中国医药科技出版社,2011:35.

[4] 张佩青.国医大师临床经验实录·国医大师张琪[M].北京:中国医药科技出版社,2011:134.

[5] 刘华珍,徐子亮.李玉奇教授辨治慢性胃病经验[J].实用中医内科杂志,2004,18(4):295.

[6] 张会永.从《脾胃论》发挥到萎缩性胃炎以痈论治学说——解读李玉奇教授脾胃病临床经验[J].中华中医药学刊,2007,25(2):208-212.

[7] 邱德文,沙凤桐,熊兴平.中国名老中医药专家学术经验集(4)[M].贵阳:贵州科学技术出版社,1996:236.

[8] 朱建华.著名老中医宋良春先生益气化瘀法浅析[J].中国乡村医生,2000,16(11):22-23.

[9] 张亚声.治胃之要,衡平衡之——张镜人老师临诊用药经验[J].中国中医急症,1996,5(6):267-268.

[10] 梁启明.名老中医徐景藩辨治残胃炎经验拾萃[J].新中医,1994(11):1-2.

[11] 周平平,王彦刚,集川,等.国医大师李佃贵以化浊解毒方治疗慢性糜烂性胃炎经验[J/OL].中国中医药信息志,2020(1):1-3.

[12] 张国梁,李艳,张莉,等.消化复宁汤治疗肝郁脾虚型慢性萎缩性胃炎的临床观察[J].辽宁中医杂志,2015,42(5):981-983.

第十一节 胃 下 垂

自拟苍术饮(朱良春)

【组成】 炒苍术,白术,炙黄芪,炒枳壳,升麻,柴胡,炒白芍,茯苓,陈皮,甘草。

【用法】 炒苍术,每日20g,沸水冲泡,少量,频饮,代茶。配合"升阳举陷,疏肝解郁"的七组对药(炒苍术、白术;炙黄芪、炒枳壳;升麻、炒苍术;升麻、柴胡;柴胡、炒白芍;茯苓、白术;陈皮、甘草)组成基本方,水煎服。

【功效】 升阳举陷,疏肝解郁。

【主治】 胃下垂。

【加减】 水走肠间,辘辘有声,酌加桂枝;浊气弥漫,胸痞身困,神气呆滞,加厚朴、槟榔、草果、半夏之属;元气不足选加肉桂、附子、巴戟天、山茱萸之属;症见食少,饭后作胀,烦热口干,少苔,嘈杂易饥,胃脘隐痛,酌加生地黄、山药、山茱萸、石斛、太子参之属。

【方解】 朱大师以一味苍术饮合"补中""逍遥"治疗胃下垂,可谓平调阴阳之方。太阴湿土,得阳始运,阳明燥土,得阴方安,此方两扼其要。苍术芳香健脾以和脾胃,与理气和胃之陈皮、枳壳合用,可理气化滞。炙黄芪健脾补中,升阳举陷,白术补气健脾,升麻与柴胡入脾胃经,善引脾胃清阳之气上升,一派升举之药。

参考文献

邱志济,朱建平.朱良春治疗胃下垂对药的临床经验[J].辽宁中医杂志,2000,27(10):438-439.

第十二节　慢性结肠炎

仙桔汤(朱良春)

【组成】 仙鹤草 30g,桔梗 8g,乌梅炭 4.5g,白槿花(即木槿花)9g,炒白术 9g,广木香 5g,炒白芍 9g,秦艽 10g,炒槟榔 1.2g,甘草 4.5g。

【用法】 水煎服。

【功效】 升清降浊,通塞互用,气营兼调,补脾敛阴,清化止泻。

【主治】 久病正虚,攻不胜攻,清不耐清,补不能补之慢性结肠炎、过敏性结肠炎及慢性痢疾。症见久泻,便溏,夹有黏冻,纳呆肠鸣,腹胀乏力,舌尖红,苔白腻,脉濡细。

【加减】 肝郁脾滞,湿热蕴结者,加柴胡 5g,以疏肝解郁;有失禁不固者,加诃子肉 12g 或石榴皮 10g;腹痛甚者,倍白芍;气虚甚者,加党参、黄芪、升麻;若无木槿花,可代以藿香 6g、紫苏 6g、地锦草 20g。

【方解】 本方选仙鹤草为主药,乃因仙鹤草涩中有补,轻灵止泻,止中寓通,补脾健胃,对慢性泻痢虚实夹杂者有标本同治之功,如临床广用于治劳伤脱力、止汗、止咳、止血、止痢、止泻、眩晕、赤白带下、血小板减少性紫癜等,即是明证。亦以其味辛而涩,微温无毒。桔梗味苦辛,性平,以其辛制其肝,开其肺,以其涩去其脱,除其滑。盖肺气开则腑气通,故能治腹痛、下痢、久泻。古有《药性论》《本草经疏》《重庆堂随笔》等均载桔梗治下痢。清代温病家柳宝诒最喜用桔梗伍枳壳治泻痢而多方不离,其疏畅气机,斡旋气化之用,更重于桔梗开提肺气和排脓祛痰之功。朱大师妙伍少量炒槟榔,一升一降,清升浊降则枢机运转如常,深得王孟英调正气化枢机之旨。久泻或久痢多清气下流,清浊相混,运传失常,槟榔本散结破滞,下泄杀虫之药,但槟榔有多服则泻至高之气,较枳壳、青皮尤甚之说,故朱大师用量为 1.2g,有久病用小方,以少胜多,事半功倍之用药特色,对久泻久痢腹痛较甚者亦有著效。白槿花轻清滑利,能升能降,拨动气机,上清肺热,下利水道,消积导滞,凉血和营,消肿排脓,止泻止痢,对清化下焦湿热颇有速效,故有消炎、退热、抗菌、通淋、止泻、止痢等功。朱大师历年用白槿花治肾盂肾炎、菌痢,每每应手,是一明证。炒白术、木香健脾调气,炒白芍、乌梅炭、甘草酸甘敛阴,且泄木制肝,缓急止痛,固脱止滑。秦艽有抗菌、消炎、镇痛和类激素之作用,能斡旋脾胃,拨动气机,助桔梗升提,大有"逆流挽舟"之意,乃与败毒散用防风、羌活、独活等异曲同工耳。且能祛风、通络、理湿、清热、利尿,宣通诸腑,引导湿热,直走二阴而出,一药多功,颇合慢性肠炎脾虚湿热型之病机。诸药共奏升清降浊,通塞互用,气营兼调,补脾敛阴,清化止泻之功。既无党参、黄芪之峻补,亦无黄芩、黄连之苦降,更无芒硝、大黄之攻伐,对久病正虚,攻不胜攻,清不耐清,补不能补之慢性结肠炎,过敏性结肠炎及慢性痢疾,疗效确切。但朱大师指出,"对久泻久痢证属脾肾阳虚或肾阳不振者,或大寒凝内多年不愈者'仙桔汤'当不适用"。

朱大师告诫后辈不要死抱"仙桔汤"一成不变地用于临床,再好的方子也未必能符合千变万化的病情。故朱大师谱"仙桔汤"方的临证加减歌诀。

歌曰:各种肠炎仙桔汤,南通朱氏良春方;仙桔白槿方必用,白术白芍乌梅炒;木香槟榔行积滞,消补通涩黏冻康;诃子榴皮滑脱放,须知加减化裁方;肝强脾弱湿下注,痛泻要方共套方;寒痛须配良附丸,热痛宜加金铃散;过敏长卿或地龙,瘀痛莪术失笑散;溃疡加用护膜法,重症可配灌肠方;寒湿久困见便溏,四神掺入力增强;湿热互结宜清利,热重须加白头汤;湿盛白槿量宜重,酌加燥湿力尤彰;湿毒羁留难清利,芳化淡渗法优良;病久中虚见气滞,扶正调气逆流挽;便血蕊石云白药,故子诃槐芪淮山;上述诸法皆罔效,大寒凝内巴豆炭;阿米巴痢鸦胆子,次吞5粒套胶囊。

参考文献

邱志济,朱建平,马璇卿.朱良春治疗慢性结肠炎临床经验和特色——著名老中医学家朱良春临床经验系列之十九[J].辽宁中医杂志,2001,28(7):399-400.

第十三节　食管贲门失弛缓症

益气滋阴镇逆汤(张琪)

【组成】　石斛20g,北沙参20g,当归20g,郁李仁20g,生地黄15g,熟地黄15g,清半夏15g,枳实15g,佛手15g,知母15g,桃仁15g,麦冬15g,太子参30g(或人参5g),生代赭石30g,甘草10g。

【用法】　水煎服。

【功效】　益气养阴,镇逆疏郁。

【主治】　气阴两亏,津液不足之食管贲门失弛缓症。

【方解】 其中人参以补益中气,扶助脾胃之功能,斡旋贲门失常之节律;代赭石镇冲气之上逆。人参、代赭石合用补中有降。当归、石斛、北沙参、麦冬、生地黄、熟地黄滋补阴液;郁李仁、桃仁润燥通便;清半夏、佛手、枳实降逆化痰,疏郁理气。合之具有益气养阴、镇逆疏郁之功。

治食管贲门失弛缓症方(邓铁涛)

【组成】 太子参30g,白术15g,茯苓15g,白芍15g,天台乌药12g,威灵仙15g,甘草5g。

【用法】 水煎服。

【功效】 健脾益气,行气宽中,缓急进食。

【主治】 脾气亏虚之食管贲门失弛缓症。

【方解】 方中太子参、白术补气健脾;茯苓健脾渗湿;白芍酸苦,养血止痛;天台乌药性温祛寒,入脾而宽中,行气散寒止痛;威灵仙可宣通经络,去腹内冷气;甘草缓急止痛。诸药合用,可健脾益气,行气宽中,缓急进食,为脾气亏虚之食管贲门失弛缓症之基本方。

参考文献

[1] 孙元莹,吴深涛,姜德友,等.张琪诊治疑难脾胃病经验5则[J].山西中医,2008,24(2): 6-8.

[2] 邓铁涛.邓铁涛临床经验辑要[M].北京:中国医药科技出版社,1998:199.

第十四节 胃肠道肿瘤

芪竹方(徐景藩)

【组成】 黄芪,党参,太子参,白术,茯苓,炙甘草,玉竹,石斛,麦冬,北沙参,白芍,山药,黄精。

【用法】 水煎服。

【功效】 益气养阴,健脾扶正。

【主治】 胃肠道肿瘤之气阴两虚证。

【加减】 常于主方中辅以炒谷芽、炒麦芽、鸡内金、焦山楂、焦神曲、焦麦芽、佛手等和胃健脾;若胃气(腑气)不畅或上逆,必降逆或通腑,用姜半夏、姜竹茹、代赭石、大黄、枳实等;此外,长期服用益气养阴药容易滋腻碍脾,且健脾尤当运脾,除适当运用和胃药外,尚可宗参苓白术散之义,用太子参、白术、山药、薏苡仁、白扁豆、仙鹤草等甘平微温之药健运中气,中气旺而邪自却;放疗期间配入生地黄、玄参、麦冬等,化疗期间配入党参、黄芪、何首乌、当归、枸杞子、黄精、阿胶、女贞子、鸡血藤,手术后配合冬虫夏草、人参、黄芪、当归、白芍等,祛邪而不伤正。

【方解】 胃为阳土,体阳用阴,多气多血,性喜润恶燥,主降,故湿热癌毒易伤其气阴;脾胃相表里,胃肠病必损及脾,脾为阴土,体阴用阳,喜燥恶湿,主升,故易伤及气(阳)。故治当脾胃兼顾,益气养阴,健脾扶正。益气健脾用黄芪、党参、太子参、白术、茯苓、炙甘草,养阴用玉竹、石斛、麦冬、北沙参、白芍、山药、黄精等,主要用于胃肠道肿瘤各期,作为基础药物。

胃肠道肿瘤自拟方(徐景藩)

【组成】 炒柴胡,枳壳,郁金,佛手,半夏,浙贝母,瓜蒌,黄连,黄芩,秦皮,三棱,莪术,丹参,桃仁,五灵脂,蒲黄,山慈菇,夏枯草,海藻,海浮石,红藤,败酱草,龙葵,白花蛇舌草,半枝莲,石见穿,藤梨根,薏苡仁。

【用法】 水煎服。

【功效】 理气化痰,散瘀解毒。

【主治】 胃肠道肿瘤之气血阴阳亏虚而痰瘀湿毒积滞者。

【方解】 脏腑阴阳,气血失调,正气不足,邪气盘踞,导致痰浊、瘀血、湿热、瘀毒积滞搏结,而成标实之候,反过来又导致气血阴阳和正气的进一步耗伤,故祛除标实为肿瘤治疗的重要方法。徐大师常用炒柴胡、枳壳、郁金、佛手疏肝理气;半夏、浙贝母、瓜蒌等化痰浊;黄连、黄芩、秦皮清热燥湿;三棱、莪术、丹参、桃仁、五灵脂、蒲黄化瘀;山慈菇、夏枯草、海藻、浮海石等软坚散结;红藤、败酱草、龙葵、白花蛇舌草、半枝莲、石见穿、藤梨根、薏苡仁等清热解毒抗癌。但忌用大苦大寒药。

胃癌散(朱良春)

【组成】 蛞蝓虫 30g,硇砂 30g,西月石 30g,火硝 30g,土鳖虫 30g,蜈蚣 30 条,守宫 30 条,冰片 15g,绿萼梅 15g。

【用法】 上药共研细末,每次服 2g,水冲服,每日 3 次。

【功效】 消积散结。

【主治】 胃癌。

【方解】 方中蛞蝓虫功能消肿散结,生肌止血;硇砂、西月石消积软坚,破瘀散结;火硝、守宫清热解毒,拔毒生肌;土鳖虫、蜈蚣通经散结;冰片、绿萼梅化痰和胃,缓解症状。全方以攻伐为主,故朱大师认为,有出血倾向者,慎用;体虚甚者,亦勿用。

胃癌汤(朱良春)

【组成】 九香虫 9g,藤梨根 90g(先煎 2 小时),龙葵 60g,铁刺铃 60g,石见穿 30g,鸟不宿 30g,鬼箭羽 30g,无花果 30g。

【用法】 水煎服。

【功效】 消积散结。

【主治】 胃癌。

【加减】 便秘加全瓜蒌30g,呕吐加姜半夏15g,疼痛加苏啰子15g。

【方解】 九香虫为蝽科昆虫九香虫的干燥体,味咸,性温,归肝、脾肾经,功能理气止痛,温中助阳,用于胃寒胀痛,肝胃气痛,肾虚阳痿,腰膝酸痛。元素分析表明,九香虫的抗癌、抑癌元素锰和镁含量较高,致癌元素镍、铬、砷、镉、铍的含量较低,有抗癌作用。朱大师说,胃癌并发幽门梗阻,不能进食者,可用蜂房8g,全蝎8g,蜣螂虫8g,代赭石20g,陈皮3g,甘草2g。共研细末,分作10包,每次服1包,每日2次,温开水送下,有缓解梗阻作用。然后再接服上述胃癌散剂方或胃癌汤药方。

藻蛭散(朱良春)

【组成】 海藻30g,水蛭8g。

【用法】 上药共研细末,每次服6g,每日2次,黄酒冲服(或温水亦可)。四五日后如自觉咽部松适,逐渐咽物困难减轻,可以继续服用,如无效,即改用他法。

【功效】 化痰祛瘀,消积散结。

【主治】 痰瘀互结之食管癌,舌紫,边有瘀斑,脉细涩或细滑。

【方解】 朱大师认为,食管癌在病理上有鳞癌、腺癌之不同,在辨证上有虚实之区分,早中期多表现为气滞、痰聚、血瘀、毒踞的实证,在治疗上必须审证求因,从因论治。如合并溃疡,而吐出黏涎中夹有血液者,即须慎用,或加掺三七粉为妥。其他为肝郁气滞、热毒伤阴及气阴两虚者,均不宜用。

另外,将守宫与米同炒至黄,去米,将其研细粉,每次服1～2勺,以少量黄酒或温水送下,每日2次,各型均可用。如服后有口干、便秘现象,可用麦冬10g,决明子10g,泡茶饮之。

至精方(张镜人)

【组成】 太子参10g,炒当归10g,灵芝10g,制黄精10g,山药10g,炒杜仲15g,白花蛇舌草30g,蜀羊泉15g。

【用法】 水煎服。

【功效】 健脾补肾,解毒消积。

【主治】 消化道肿瘤或肿瘤术后及放疗、化疗的辅助用药。

【方解】 本方君药为太子参、当归。太子参甘平,功似人参而力薄,清健脾运,鼓舞中气,中焦健运则化生水谷精微。当归和血补血。两味相合,益气养荣,盈灌全身。臣药为灵芝、黄精,二者性味相同,甘平无毒。唯灵芝专长保神,益精气。黄精擅补中焦,安五脏,疗诸虚,填精髓。佐药为山药、杜仲,健脾肾强筋骨,益肾中精气。使药为白花蛇舌草、蜀羊泉,清热解毒,化瘀消积。诸药相配,脾运健,中焦得以化生水谷精微；肾精充，又能益助后天之本充盈气血；瘀热清，则可杜绝根株，免遗后患。冀获正复邪退之功。现代医学理论证明，本方能增强免疫功能，抵御化疗药物对骨髓造血功能的抑制作用，可提高外周血白细胞，起到减毒增效、抗转移、防复发的良好作用，从而能提高患者的生存质量，延长生存期。

参考文献

[1]　庄鹰.徐景藩教授辨治胃肠道肿瘤学术思想探析[J].吉林中医药,2010,30(1):12-14.

[2]　朱良春.国医大师临床经验实录·国医大师朱良春[M].北京:中国医药科技出版社,2011:148-149.

[3]　王松坡.国医大师临床经验实录·国医大师张镜人[M].北京:中国医药科技出版社,2011:36.

第5章 肾系病症

第一节 蛋 白 尿

治蛋白尿自拟方（邓铁涛）

【组成】 黄芪 30g,龟甲 30g,山药 15g,薏苡仁 15g,玉米须 30g。

【用法】 水煎服。

【功效】 健脾固肾,利湿化浊。

【主治】 蛋白尿属脾肾两虚,湿浊壅滞者。

【方解】 方中重用黄芪、山药健脾补气;龟甲入于心、肝、肾,长于滋肾养肝,又可养血补心;薏苡仁利水而不伤正;玉米须甘淡渗泄,功专利水渗湿消肿。综观全方,健脾固肾,利湿化浊,两相兼顾,尿蛋白自除。

疏风汤（颜德馨）

【组成】 生紫菀 9g,浮萍 9g,蝉蜕 6g,荆芥 9g,防风 9g,苍耳子 9g,西河柳 9g,薄荷 4.5g,薏苡仁根 30g。

【用法】 水煎服。

【功效】 通调肺气,分清化浊。

【主治】 蛋白尿。

【方解】 方中生紫菀性温而不热,质润而不燥,专能开泄肺郁,兼疏肺家气血;浮萍辛寒,上可开宣肺气,发汗透邪,下可通调水道,利水消肿,两药同为君药。臣药荆芥、防风、苍耳子、西河柳辛而微温,长于发表散风,宣畅肺气;薄荷、蝉蜕轻清凉散,长于疏散肺经风热。佐药薏苡仁根利水渗湿。

代激素方（颜德馨）

【组成】 何首乌,山药,黄芪,太子参,甘草,紫河车。

【用法】 上药各等份,合成散剂,每服 1.5g,开水送下,每日 3 次。

【功效】 补肺健脾益肾。

【主治】 肾病综合征蛋白尿者。症见颜面部、下肢或全身浮肿,神疲乏力,尿少,尿浊,舌淡苔白,脉沉细。

【方解】 中药治肾病综合征蛋白尿,从现象分析,以前多认为尿中大量精微物质流失是肾之封蛰失职,精气外泄的表现,治从固肾涩精入手,但难以为功。问题是尿中除蛋白以外,还有诸多细胞沉渣,关键是清浊不分,只注意脏腑亏损的一面,而忽略浊瘀内停的另一面。肾病综合征呈本虚标实之候,浊气不能外泄,清气反而渗漏,浊气不去,精微不固,正所谓"邪不去则正不安"。水浊同下,是为正常排尿活动,水浊夹精而下,一味固涩,似非善策。颜大师治疗肾病综合征,重在气化,气化而愈者,愈出自然,固涩亦偶然有得,愈出勉强。清浊混处的原因比较复杂,主要在于脏腑功能失调。肾司开阖,脾主升清,肾病综合征有严重低白蛋白血症,可使胶体渗透压降低,形成水肿,其表现为水肿长踞不退、肤肌淖泽、按之如泥、精神萎顿、面色无华,多因脾虚不能制水,水渍妄行,当以救脾为先,脾得健运,以复升降功能,枢机一转,停水自行。若因肾阳不振,精血从乎阴化,水肿多属虚败,非温补肾阳,难回阳和之局。所以说,脾虚者不可复行破气,肾虚者自当慎投伐水,真气真水对预后及防止复发,提高远期疗效都有不可估量的作用。肺主一身之气,而治节行焉,肺气通调,气化有责,尤其是对水精不能四布,壅聚膀胱,尿少而蛋白不时下渗的患者,参合运脾温肾诸法能提高消减蛋白尿的速度。故而说,肺气的宣肃、脾气的升降、肾气的开阖是气化的三大要素。

激素的兴起,为某些疾病的治疗开辟了新途径,其作用主要在于抑制机体异常免疫,确有疗效。然而,它容易影响人体正常免疫功能,亦为人所共识,出现药源性后遗症更使人视为畏途。颜大师试从中药方面寻找同类药物,以冀取而代之,自创代激素方,诸药均着眼于调理肺、脾、肾三脏,使用于肾病综合征,颇有所获。服用代激素方的过程中,无不适反应。

增减清心莲子饮(张琪)

【组成】 黄芪30g,党参20g,石莲子15g,地骨皮15g,柴胡15g,黄芩15g,茯苓15g,麦冬15g,车前子(布包)15g,白花蛇舌草30g,益母草30g,甘草10g。

【用法】 水煎服。

【功效】 益气养阴,清利湿热。

【主治】 慢性肾病由于气阴两虚,湿热留恋所致持续尿蛋白不消失,血浆蛋白低者。症见周身乏力,少气懒言,口干舌燥,食少纳呆,五心烦热,无水肿或轻微水肿,舌淡红或舌尖赤,苔薄白或苔白微腻,脉细数或滑。

【方解】 清心莲子饮为清补兼施之剂,原方主治淋浊崩带。蛋白尿从中医角度看属水谷之精微下注,用本方治疗肾病蛋白尿,补气与清利湿热兼施,有较好疗效。方中党参、黄芪、甘草补气健脾,助气化以治气虚不摄之蛋白尿,但气虚夹热,故用地骨皮退肝肾之虚热,黄芩、麦冬、石莲子清心肺之热,茯苓、车前子利湿,益母草活血利湿,白花蛇舌草清热解毒。合之具有益气养阴、清利湿热之功,奏补中寓清之妙。

加味升阳益胃汤(张琪)

【组成】 黄芪30g,党参20g,白术15g,黄连10g,半夏15g,陈皮15g,茯苓15g,泽泻15g,防风10g,羌活10g,独活10g,柴胡15g,白芍15g,生姜15g,大枣3枚,甘草10g。

【用法】 水煎服。

【功效】 补气健脾,升阳除湿。

【主治】 慢性肾小球肾炎或肾病综合征水肿消退后大量蛋白尿属脾胃虚弱,清阳不升,湿邪留恋之证。临床表现身重倦怠,面色萎黄,饮食无味,口苦而干,肠鸣便溏,尿少,大量蛋白尿,血浆蛋白低,舌质淡,苔薄黄,脉弱。

【方解】 本方以党参、黄芪、白术、茯苓与防风、羌活、独活、柴胡合用,补中有散,发中有收,具有补气健脾胃、升阳除湿之效。国内有关单位报道,用祛风药治疗肾炎蛋白尿有效。张大师体会风药必须与补脾胃药合用方有效,取其风能胜湿升清阳,以利脾之运化,脾运健则湿邪除而精微固。

加味八味肾气丸(张琪)

【组成】 熟地黄 20g,山茱萸 15g,山药 20g,茯苓 20g,泽泻 15g,牡丹皮 15g,肉桂 7g,附子 7g,菟丝子 20g,枸杞子 20g,桑螵蛸 15g,金樱子 20g。

【用法】 水煎服。

【功效】 补肾壮阳摄精。

【主治】 慢性肾病日久,肾气不足,固摄失司,精微外泄所致蛋白尿日久不消者。症见腰酸乏力,头晕耳鸣,遗精滑泄,舌体胖,舌质淡红,脉沉或沉而无力。

【加减】 若伴有脾虚,可于方中加党参、黄芪、莲子等;若以肾阴虚表现为主,症见口干咽燥、手足心热、尿色黄赤、脉细数等,于前方减附子、肉桂,加知母 20g、黄柏 20g、女贞子 15g、墨旱莲 20g。

【方解】 方中熟地黄、山茱萸补益肾阴而摄精气,山药、茯苓健脾渗湿,桂附补命门真火而引火归原,再加桑螵蛸、金樱子以固摄精气。肾中真阴真阳皆得补益,阳蒸阴化,肾气充盈,精微得固,而诸证自消。

清热利湿解毒汤(张琪)

【组成】 土茯苓 25g,萆薢 20g,白花蛇舌草 30g,萹蓄 20g,竹叶 15g,山药 20g,薏苡仁 20g,滑石 20g,通草 10g,茅根 25g,益母草 30g,金樱子 15g。

【用法】 水煎服。

【功效】 清热利湿解毒。

【主治】 湿热毒邪蕴结下焦,精微外泄所致蛋白尿。临床主要见于慢性肾病日久,水肿消退或无水肿,尿蛋白仍持续不消失者。症见腰酸腰痛,尿黄赤或尿浑浊,咽痛,口苦口干,舌质红,苔白腻,脉滑数。

【加减】 如病久气虚者,可于方中加入黄芪 30g,党参 20g,扶正与祛邪并举;咽痛者,可加山豆根 20g、重楼 30g、玄参 15g、麦冬 15g。

【方解】 慢性肾炎日久多夹湿热,湿热不除则蛋白尿不易消除。在应用清利湿热药物时,要注意防止苦寒伤脾,本方皆淡渗利湿之品,务使清热不碍脾,利湿不伤阴,以轻灵淡渗取效。金樱子为固涩之品,在清热利湿药中加入一味固涩之品,有通中寓塞之义。临床观察,有些肾炎患者蛋白尿长期不消,用健脾补肾法难以取效,而由于反复感染,临证中出现一派湿热证候,用此方后蛋白尿往往可以消失。但是辨别湿热证,应从热与湿之比重分析,此方对湿重于热者较佳,如热重于湿,可用加味八正散治疗。

山药固下汤(张琪)

【组成】 生山药 30g,芡实 15g,莲子 15g,黄柏 15g,车前子 15g,山茱萸 15g,菟丝子 15g,萆薢 20g,益母草 20g,甘草 10g。

【用法】 水煎服。

【功效】 补肾健脾固摄,清利湿热。

【主治】 慢性肾病日久,脾肾俱虚,精微不固,夹有湿热所致蛋白尿者。症见尿色浑浊、轻度水肿、腰酸膝软,倦怠乏力,舌苔白腻,脉象沉缓。

【方解】 本方重用生山药健脾固肾,辅以芡实、莲子健脾固摄,山茱萸、菟丝子补肾固精,再加黄柏、车前子、萆薢、益母草清利湿热。补中有清,通补兼施,对慢性肾病属脾肾两虚,失于固摄,夹有湿热者为宜。

滋肾清热活血汤(张琪)

【组成】 生地黄 15g,熟地黄 15g,山茱萸 15g,山药 15g,茯苓 15g,牡丹皮 15g,泽泻 15g,枸杞子 20g,女贞子 20g,知母 15g,黄柏 15g,赤芍 20g,丹参 20g。

【用法】 水煎服。

【功效】 补肾阴,清虚热,活血祛瘀。

【主治】 慢性肾病肾阴不足,阴虚火旺,封藏失职,精微暗耗之蛋白尿。症见腰酸腰痛,头晕耳鸣,五心烦热,尿短赤,咽干而赤,舌红少苔,脉细数。

【方解】 本方乃六味地黄汤加味组成。六味地黄汤滋补肾阴,加知母、黄柏凉血清热。阴虚火旺易灼伤脉络,煎熬阴津而致气血凝涩,故加赤芍、丹参以活血通络。诸药合用,使阴津复,虚热清,气血行则肾之封藏有力,精微得固。

自拟清热利湿解毒饮(周仲瑛)

【组成】 土茯苓 50g,萆薢 20g,益母草 20g,萹蓄 20g,竹叶 15g,山药 20g,薏苡仁 30g,滑石 30g,白茅根 30g,鬼箭羽 15g,猫爪草 15g,金樱子 15g。

【用法】 水煎服。

【功效】 清热利湿解毒。

【主治】 湿热毒邪蕴结下焦,精微外泄所致蛋白尿者。

【方解】 本方皆淡渗利湿之品,务使清热不碍脾,利湿不伤阴,以轻灵淡渗取效。方中土茯苓为君,用以解毒除湿,《本草正义》曰:"土茯苓,利湿祛热能入络,搜剔湿热之蕴毒。"臣药滑石、薏苡仁清热利尿通淋,使湿热随小便而出,白茅根凉血,清其营血之热;佐以萆薢、益母草、萹蓄清热利湿,鬼箭羽、猫爪草解毒散结,山药补中益阴,使清热不碍脾,利湿不伤阴;金樱子固涩,加入清热利湿药中,寓通中夹涩之意。

益肺补肾解毒利湿方(周仲瑛)

【组成】 生地黄 30g,南沙参 15g,北沙参 15g,麦冬 10g,玉竹 15g,石斛 15g,白术 20g,山药 30g,玉米须 20g,太子参 30g,薏苡仁 30g,金银花 15g,连翘 15g,土茯苓 30g,猫爪草 15g,鬼箭羽 15g,菟丝子 20g,车前子 30g,黄芪 30g。

【用法】 水煎服。

【功效】 益肺补肾,解毒利湿。

【主治】 肺肾两虚、湿毒浸淫之慢性肾炎,尿蛋白日久不消者。

【方解】 方中君药黄芪、山药、生地黄、太子参补肺益肾,金水相生;土茯苓、薏苡仁、车前子清热利湿,解毒消肿。臣以南沙参、北沙参、麦冬、玉竹、石斛滋养肺阴,菟丝子补肾阳,寓阳中求阴之意。佐药金银花、连翘、猫爪草、鬼箭羽、玉米须清热解毒,利尿除湿。全方配伍,使金水相生,解毒利湿,则诸症可愈,为治肺肾两虚、湿毒浸淫之良方。

蛋白转阴方(李济仁)

【组成】 黄芪 50g,潞党参 20g,炒白术 15g,川续断 15g,金樱子 15g,诃子肉 15g,覆盆子 15g,乌梅炭 15g,川萆薢 15g,石韦 20g,白茅根 20g,墨旱莲 15g。

【用法】 水煎服。

【功效】 健脾补肾,收敛固涩。

【主治】 急慢性肾炎、肾病综合征之蛋白尿。

【方解】 蛋白尿是急慢性肾炎、肾病综合征的常见临床症状,中医学中虽没有对蛋白尿的专门论述,但由于体内蛋白的大量丢失而使血浆蛋白降低,则可出现全身浮肿、气短乏力、腰痛等症状,故亦属中医水肿、虚劳、腰痛病范畴。因为慢性肾炎患者如何改善肾功能和消除蛋白尿,直接关系着本病的发展和预后。为控制蛋白尿,患者要常使用激素及免疫抑制剂等药物,这样就不可避免地带来一定的不良反应,甚至引起严重的并发症,使病情加重。

肾病综合征是多种肾小球疾病所引起的一组临床症候群,并非独立的疾病。其临床特征为:大量蛋白尿(≥3.5g/24h)、低蛋白血症(<30g/L)及高脂血症和水肿。大量蛋白尿和低蛋白血症为其诊断的必备条件,严重的蛋白尿(≥3.5g/24h)是肾病综合征的标志。因为这样大量的蛋白尿,在其他肾小球病不会见到。长期丢失大量蛋白尿,最终会造成低蛋白血症。同时,水肿的出现及其严重程度与低蛋白血症呈正相关。当血白蛋白浓度下降时,机体通过一系列自我调节来避免水肿发生,只有当血

浆胶体渗透压严重下降时,水肿才会发生。水肿常渐起,多见于踝部,严重者可有胸水和腹水。中医学认为脾气散精,灌注一身。脾虚则不能运化水谷精微,上输于肺而布运全身,水谷精微更与湿浊混杂,随小便而泄;肾主藏精,肾气不固,气化蒸腾作用因而减弱,致精气下泄,出于小便而为蛋白尿。取此二端,可见脾肾不足是产生慢性肾炎蛋白尿的关键。李大师根据此病因病机,自拟了蛋白转阴方,方中重用黄芪、潞党参、炒白术健脾益气为主药治其本;辅以川续断、金樱子、诃子肉、覆盆子、乌梅炭补肾壮腰,收敛固涩,以防蛋白的大量流失;川萆薢、石韦利湿清热,分清泌浊;白茅根、墨旱莲凉血止血治其标。综合全方共奏健脾补肾、收敛固涩之功。临床应用时再结合具体病情,化裁治之。

参考文献

[1] 邓铁涛.邓铁涛临床经验辑要[M].北京:中国医药科技出版社,1998:222.

[2] 吕立言.颜德馨治疗慢性肾炎慎过六关的经验[J].辽宁中医杂志,1994,21(9):385-386.

[3] 颜乾麟.国医大师临床经验实录·国医大师颜德馨[M].北京:中国医药科技出版社,2011:116-117.

[4] 张佩青.张琪教授辨治慢性肾病的经验(一)[J].中国临床医生,2000,28(2):22-26.

[5] 陆芳芳.周仲瑛从肺论治肾炎经验探析[J].辽宁中医杂志,2008,35(10):1470-1471.

[6] 江雪梅,郭立中.周仲瑛教授诊治慢性肾小球肾炎蛋白尿临证经验[J].实用中医内科杂志,2010,24(3):6-7.

[7] 李艳.国医大师临床经验实录·国医大师李济仁[M].北京:中国医药科技出版社,2011:75-76.

第二节 血 尿

小儿血尿基本方(郑新)

【组成】 玄参,蝉蜕,牛蒡子,生地黄,山药,牡丹皮,女贞子,墨旱莲,丹参,小蓟,白茅根,茜草,紫草皮,三七粉。

【用法】 水煎服。

【功效】 滋阴清肺,补肾止血。

【主治】 儿童单纯性血尿。症见持续性或反复性镜下血尿,伴或不伴有肉眼血尿。

【加减】 热毒盛者予五味消毒饮或黄连解毒汤并用;热毒较盛,咽喉肿痛者,加蒲公英、板蓝根、鱼腥草、山豆根;热邪伤阴,见咽红、多汗、夜间盗汗、口干者,予知柏地黄丸;热邪伤气,见乏力、腿软、易外感者,加太子参、北沙参、黄芪、黄精;痰热者,加杏仁、京半夏、浙贝母、鲜竹沥;痰湿者,合用二术二陈汤;脾胃气虚者,选参苓白术散加减;肾气虚明显者,加菟丝子、金樱子、补骨脂、淫羊藿等;血瘀者,选加丹参、川芎、地龙、水蛭、益母草、桃仁、红花;血尿多者,选加马鞭草、牛耳大黄等。

【方解】 郑大师认为,儿童单纯性血尿病程较长,易于反复,临床表现亦虚实夹杂,辨证应注意标本缓急,依据患儿的不同临床兼夹证,在基本方的基础上,结合辨证施治,灵活应用;儿童"脾常不足",脾虚也可致统摄无权,造成血尿缠绵难愈,故治疗须顾护脾气。方中玄参、生地黄清热凉血;牡丹皮、丹参凉血祛瘀;女贞子、墨旱莲滋补肾阴;小蓟、白茅根、茜草、紫珠皮、三七粉凉血止血;蝉蜕、牛蒡子祛风散热;山药益气养阴,补脾、益肾。诸药合用,共奏滋阴清肺、补肾止血之功效,为治疗小儿血尿之基本方。

治血尿自拟方(邓铁涛)

【组成】 三叶人字草30g。

【用法】 水煎服。

【功效】 止血尿。

【主治】 血尿之热毒甚者。

【加减】 泌尿系结石者,加海金沙5g、金钱草30g、砂牛末(冲)3g;慢性肾盂肾炎者,合自拟珍凤汤(珍珠草15g,小叶凤尾草15g,太子参15g,茯苓12g,白术9g,百部9g,桑寄生30g,小甘草5g);慢性肾炎者,加淡豆豉30g、三七末(冲)3g。

【方解】 三叶人字草,又名鸡眼草、孩儿草、人字草,为豆科植物三叶人字草的全草入药。药性甘淡,微寒,功效清热解毒、活血、利尿、止泻。主治尿路感染、胃肠炎、痢疾、肝炎、夜盲症、跌打损伤、疔疮疖肿。该药治原因未明之血尿疗效甚佳。

加味八正散(张琪)

【组成】 白花蛇舌草50g,大黄7.5g,生地黄20g,萹蓄15g,瞿麦15g,木通15g,车前子(布包)15g,小蓟50g,甘草10g。

【用法】 水煎服。

【功效】 清热利湿,凉血解毒。

【主治】 各种肾小球肾炎血尿属湿热毒邪蕴结下焦,灼伤血络,迫血妄行者。症见肉眼血尿或尿黄赤,尿中大量红白细胞,尿道灼热或疼痛,或腰痛,小腹痛,口干,舌红苔黄腻,脉滑数,等等。

【加减】 临床此类型血尿,多兼有风热犯肺之咽红肿痛、发热咳嗽等,可于方内加桑叶、菊花、金银花、连翘、杏仁等以疏散风热,外疏内清,表里同治,外邪解则血尿亦痊愈。

【方解】 本方由八正散化裁加白花蛇舌草、小蓟组成。白花蛇舌草清热解毒,利尿消肿;大黄泻热止血;瞿麦、萹蓄、车前子利湿泻热;生地黄、木通降心火,利小便;小蓟凉血止血。诸药配伍共奏清热利湿、凉血解毒之效。

桃黄止血汤（张琪）

【组成】 桃仁 15g，大黄 7g，桂枝 10g，赤芍 20g，生地黄 30g，茅根 50g，茜草 20g，黄芩 15g，侧柏叶 20g，甘草 10g。

【用法】 水煎服。

【功效】 泻热逐瘀，凉血止血。

【主治】 急慢性肾小球肾炎、过敏性紫癜肾炎、急慢性肾盂肾炎及膀胱炎所致尿血属瘀热互结者。症见尿血色紫或尿如酱油色，或镜下血尿，排尿涩痛不畅，小腹胀满或痛，腰痛，便秘，手足心热，舌暗红或红紫少津，苔白而干，脉滑或脉滑数。

【方解】 针对热壅下焦、瘀热结滞、血不归经之病机而设。本方为《伤寒论》桃核承气汤去芒硝加入凉血止血之品而成。《伤寒论·辨太阳病脉证并治中第六》篇中谓："太阳病不解，热结膀胱，其人如狂……外解已，但少腹急结者，乃可攻之，宜桃核承气汤。"张大师认为，此方具有泻热逐瘀止血之功。方中用桃仁活血祛瘀，大黄泻下祛瘀，桂枝疏通经络，桂枝得大黄宣导瘀血邪热，同时借大黄泻下作用使瘀血从肠腑而出。配伍赤芍、生地黄、茅根、茜草、侧柏叶凉血止血之品以增强泻热祛瘀止血之力。应用本方的要点在于有"瘀热互结"之征象，如下腹满痛、小便赤涩、大便秘结、舌红苔干等。临床观察各类尿血，日久不愈，而有瘀热之象者，用之多可收效。但大黄用于凉血止血，量不宜大，量大则易导致腹泻。

益气凉血清利方（张琪）

【组成】 黄芪 30g，党参 20g，生地黄 20g，赤芍 20g，黄芩 15g，茅根 25g，小蓟 30g，侧柏叶 20g，墨旱莲 20g。

【用法】 水煎服。

【功效】 益气养阴，清利湿热，凉血止血。

【主治】 各型肾小球疾病尿血属气阴两虚，湿热留恋，血失固摄者。症见肉眼或镜下血尿，尿黄赤而灼热，倦怠乏力，五心烦热，口干而黏，舌淡红，苔白微腻或少苔。

【加减】 热盛者，加栀子、白花蛇舌草；若湿热，常配龙骨、牡蛎、海螵蛸、茜草以固摄止血。

【方解】 血尿日久必伤气阴，且湿热内停又易灼伤血脉，故拟此方治之。以黄芪、党参益气，生地黄、墨旱莲、黄芩、赤芍养阴清热凉血，茅根、小蓟、侧柏叶清热利湿止血。

加味知柏地黄汤（张琪）

【组成】 知母 20g，黄柏 15g，熟地黄 20g，山茱萸 15g，山药 20g，牡丹皮 15g，茯苓 15g，泽泻 15g，龟甲 20g，阿胶（烊化）15g，甘草 15g。

【用法】 水煎服。

【功效】 滋阴补肾，降火止血。

【主治】 各类慢性肾小球肾炎尿血属肾阴不足，虚火妄动，伤及血络，血溢脉外者。症见肉眼或镜下血尿，腰酸痛，耳鸣目花，心烦口干，手足心热，舌质红，少苔或无苔，脉细数。

【加减】 如尿血较重，也可加入三七、墨旱莲、生地黄炭、仙鹤草等止血药，标本兼顾。

【方解】 阴虚火旺之尿血，既不可用桂附以助阳伤阴，又不可用苦寒之剂以直折其热，必以"壮水之主，以制阳光"，则诸症自除。本方以大补真阴之六味地黄汤加知母、黄柏、龟甲以滋阴清热，水升火降则诸症可平；阿胶育阴止血，治阴虚火动之出血最宜。

当归拈痛汤（张琪）

【组成】 当归 15g，羌活 15g，防风 15g，升麻 15g，猪苓 15g，泽泻 15g，茵陈 20g，黄芩 15g，白术 15g，苍术 15g，苦参 15g，知母 15g，甘草 10g。

【用法】 水煎服。

【功效】 祛风清热，利湿止血。

【主治】 慢性肾小球肾炎血尿日久不愈，反复咽痛咽痒，尿黄赤，舌苔白；或慢性肾炎急性发作而尿血不愈属于风湿热邪内蕴，灼伤脉络，或外感风湿热邪循经入侵于肾所致者。

【方解】 本方为李东垣《兰室秘藏》治疗湿热之名方，原方主治湿热相搏之肢节烦痛及湿热下注之脚气肿痛等症。其组方特点为用羌活以散风除湿，猪苓、泽泻甘淡利湿，苍术、白术健脾燥湿，苦参、黄芩、茵陈、知母苦寒清热除湿，升麻解毒清热，引清气上行以散风湿，再加当归补血活血。诸药合用，上下分消湿热，使壅滞得以宣通。张大师根据其方义而用于湿热侵伤血络之尿血取得良好疗效。

参芪地黄汤（张琪）

【组成】 红参 15g，黄芪 15g，熟地黄 20g，山茱萸 15g，山药 20g，茯苓 20g，泽泻 15g，龙骨 20g，牡蛎 20g，海螵蛸 20g，茜草 15g。

【用法】 水煎服。

【功效】 健脾补肾，益气摄血。

【主治】 慢性肾小球肾炎尿血日久不止或镜下血尿辨证属脾肾气虚，脾不统血，肾失封藏者。临床表现尿血淡红，腰酸痛，倦怠乏力，四肢不温，面色萎黄或㿠白，气短懒言，舌质淡苔白，脉弱或沉。

【方解】 本方为脾肾双补之剂，红参、黄芪补气健脾，气足则血得摄，脾健则血自统;六味地黄汤补肾以固摄;配合龙骨、牡蛎、海螵蛸、茜草收敛固摄。合之以治脾肾两亏,血失统摄之尿血。

益气补肾固摄合剂(张琪)

【组成】 黄芪 30g,太子参 20g,石莲子 15g,乌梅炭 20g,金樱子 15g,熟地黄 25g,五倍子 15g,龟甲 20g,孩儿茶 15g,龙骨 20g,牡蛎 20g,山茱萸 20g,茜草 20g,地骨皮 15g,赤石脂 25g,甘草 15g。

【用法】 水煎服。

【功效】 益气补肾固摄。

【主治】 适用于慢性肾小球肾炎、IgA 肾病,肾阴虚,气虚血失统摄,滑脱不止以血尿为主及不明原因的血尿顽固不止者。症见血尿病程日久不消,顽固不止,腰酸腿软,全身乏力,体倦神疲气弱,有轻度贫血,舌淡润,脉象沉弱或沉细无力。

【方解】 本方中黄芪、太子参益气为主;尿血日久耗伤肾阴,故用熟地黄、山茱萸、龟甲滋补肾阴;地骨皮、石莲子滋阴清热;龙骨、牡蛎具有收敛之功,为治尿血日久滑脱不止之圣药;五倍子、金樱子、乌梅炭、孩儿茶、赤石脂皆具收敛固涩止血之功效。诸药合用,共奏补肾益气阴、固脱收敛止血之效。五倍子用于消化道出血多有良效。张大师用于肾病出血亦有效,对蛋白尿亦有一定疗效。孩儿茶异名乌爹泥,含多量鞣质,为收敛剂。《本草纲目》谓其"苦涩,平,无毒",主治"清膈上热,化痰生津,涂金疮、一切诸疮,生肌定痛,止血,收湿"。具有清热固涩止血作用,一般多外用,张大师临床用于内服亦颇有疗效。本方用之取其收敛止血之功效。赤石脂别名红土、石脂,甘涩温,功用涩肠止泻、止血、敛疮、生肌解毒,具收敛止泻止血作用,治虚寒性久泻、久痢、脱肛、便血、崩漏、带下。研磨外用治疗疮疡不敛,湿疹脓水浸淫。对胃肠出血有止血作用,如《伤寒论》之桃花汤、赤石脂禹余粮汤,张大师用于血尿日久不止属滑脱者亦有良效。

参考文献

[1] 钟锦,杨敬,熊维建.郑新主任治疗儿童血尿诊治经验[J].中国中医急症,2010,19(4):624.

[2] 邓铁涛.邓铁涛临床经验辑要[M].北京:中国医药科技出版社,1998:216.

[3] 张佩青.张琪教授辨治慢性肾病的经验(一)[J].中国临床医生,2000,28(2):22-26.

[4] 张佩青,张少麟.张琪变通古方治疗肾病举隅[J].黑龙江中医药,1994,23(2):1-3.

[5] 张佩青.国医大师临床经验实录·国医大师张琪[M].北京:中国医药科技出版社,2011:135-136.

第三节 水 肿

导水茯苓汤（段富津）

【组成】 黄芪 25g，茯苓 25g，泽泻 2g，白术 15g，陈皮 15g，紫苏叶 10g，大腹皮 15g，砂仁 10g，炙甘草 10g，木瓜 15g。

【用法】 水煎服。

【功效】 益气健脾补肺，利水化湿消肿。

【主治】 水肿属阳虚证者。

【方解】 阳虚水肿症见颜面手足水肿明显，按之凹陷即起，尿量少，晨起水肿加重，纳呆食少，舌质淡，苔白，脉沉缓。乃肺气不足，宣降失和，有碍水液布散；脾气亏虚，运化失健，水湿内停，土不治水，故颜面及全身水肿，尿少；又脾气为湿浊所困，脾胃运化失常，则食欲减退。治应益气健脾补肺，利水化湿消肿。方中重用黄芪、茯苓。黄芪归肺、脾二经，既补益肺脾之气，又能利水消肿，适于气虚水停，尿少浮肿者；茯苓味甘性平，善利水渗湿，健脾，是除湿圣药。二药相伍，共奏补肺脾、消水肿之效。白术健脾益气，燥湿利水，泽泻甘淡渗湿，利水作用较强，二者可增强健脾利水之效。紫苏叶善调气机，使气行通畅则水运复常，配伍大腹皮开宣肺气而利水消肿，可除水肿尿少。砂仁、木瓜化湿和胃，与陈皮相合，助脾胃运化之功。炙甘草和中益气，调和诸药。

参考文献

张璐，张敬丽，陈宝忠.国医大师段富津治疗水肿验案举隅[J].中国中医药信息杂志,2020,27(2):102-103.

第四节 腰 痛

川芎肉桂汤（张琪）

【组成】 川芎，肉桂，青风藤，当归，苍术，独活，桃仁，防风，防己。

【用法】 水煎服。

【功效】 散寒除湿，活血通络止痛。

【主治】 慢性肾盂肾炎患者腰痛，风寒湿侵犯肾之外府引起的腰痛。

【方解】 方中川芎辛散温通，活血行气，祛风止痛，可治风湿痹痛，配合行气血、运经脉、散寒止痛之肉桂，可温通经脉，活血行气，共为君药。当归活血通络而不伤血，桃仁协同当归活血祛瘀；青风藤、防己、独活味苦辛，同用可祛湿通经络；苍术、防风辛温，为治疗风寒湿痹的常用药物。诸药相伍，行气与温阳同治，而以行气为主，寓行气于温化利湿中，令气行则湿化。

参考文献

王暴魁,张少麟,王颖.张琪治疗慢性肾盂肾炎临床经验拾贝[J].黑龙江中医药,1994,23(6):1-2.

第五节　乳　糜　尿

治乳糜尿自拟方(邓铁涛)

【组成】　太子参15g,白术15g,茯苓15g,甘草6g,川萆薢30g,百部12g,天台乌药15g,广木香(后下)3g,丹参15g,珍珠草15g,桑寄生30g,石菖蒲10g。

【用法】　水煎服。

【功效】　健脾祛湿通淋。

【主治】　乳糜尿属脾虚湿阻者。

【方解】　太子参能补脾肺之气,气阴双补,其性平力薄;白术长于补气以复脾运,又能燥湿、利尿以除湿邪;茯苓味甘而淡,甘则能补,淡则能渗,既可祛邪,又可扶正。三药配伍,可治脾虚有湿。川萆薢善利湿而分清祛浊,为治膏淋要药;天台乌药温肾散寒;石菖蒲辛温芳香,善化湿浊、行气滞。三药合用,可治小便浑浊。全方可达健脾祛湿通淋之效。

乳糜尿基本方(李济仁)

【组成】　苦参20g,熟地黄15g,山茱萸15g,山药20g,萆薢20g,车前子20g,石菖蒲10g,乌药10g,益智10g,炮穿山甲(已禁用)10g。

【用法】　水煎,每日1剂,早、晚2次分服。忌油腻及辛辣饮食,病程长而体壮者可加大用药剂量。

【功效】　益肾养精,清热祛湿。

【主治】　乳糜尿,膏淋,尿浊。症见小便浑浊不清,白如泔浆,积如膏糊,腰膝酸软。

【加减】　见尿浑如膏,甚则如涕,溺时涩痛者,加赤苓、石韦以利水通淋;见小便色红,状如膏糊,淋涩不畅者,加白茅根、炒蒲黄、琥珀末(分吞)以凉血祛瘀;小便浑浊,色白如米泔者,于上方重用萆薢分清,另加煅龙牡固涩以填阴固精。

【方解】　此为治疗乳糜尿的基本方,用于乳糜尿证,屡获良效。方中选用苦参为主药,是因该药既能益肾养精,又能清热祛湿杀虫,标本双关,为治乳糜尿之要药。

加减苦参消浊汤(李济仁)

【组成】　苦参20g,山药20g,萆薢20g,车前子20g,黄芪20g,石菖蒲10g,乌药10g,益智10g,炮穿山甲(已禁用)10g,翻白草15g,琥珀末(分吞)8g,白术12g。

【用法】 水煎服。

【功效】 健脾益气,补肾固涩。

【主治】 乳糜血尿之脾虚失统证。症见小便赤浑,甚则血块阻于尿道,尿行不畅,伴体瘦神倦,面色萎黄,纳谷寡味,舌淡,苔薄腻,脉细弱。

【加减】 此型小便出血量多时,可单用翻白草 30g 煎汁,吞服琥珀末 9g,待尿血止再服加减苦参消浊汤,尿道涩痛明显,则加重萆薢、车前子,用量达 30g,以增其分利之功。

【方解】 本方乃苦参消浊汤化裁所得。方中之翻白草能止血,凉血,清热解毒。现研究其化学成分含可水解鞣质及综合鞣质,作用于破裂的淋巴管黏膜后使蛋白质凝固,形成薄膜,则乳糜液能按正常的淋巴道流至血液中,其收敛之性可使血液凝固,达到止淋止血作用。

加味萆薢分清饮(李济仁)

【组成】 萆薢 15g,乌药 15g,益智 15g,车前子 15g,射干 15g,苦参 15g,翻白草 15g,炮穿山甲(已禁用)9g。

【用法】 水煎服。

【功效】 清热利湿,分清化浊。

【主治】 乳糜尿之湿热蕴结证。症见小便浑如米泔,置之沉淀似絮,心胸痞满,口渴,舌苔黄腻。

【加减】 出血较多者,加炒蒲黄、琥珀末;热象明显,口渴欲饮者,加黄芩、知母。

【方解】 此方由萆薢分清饮加味所得。方中射干、翻白草不仅清热解毒之功颇佳,且具消肿、抗菌等综合消炎作用,有利于淋巴组织慢性炎症灶的消除。

消浊固本丸(李济仁)

【组成】 山茱萸 12g,山药 20g,牡丹皮 12g,川续断 15g,熟地黄 15g,黄芪 20g,白术 12g,甘草 9g,苦参 15g,射干 15g。

【用法】 上药共研细末,炼蜜为丸,每次 6～9g,每日 2～3 次,温开水送服,亦可水煎服,用量按原方比例酌减。

【功效】 益肾健脾,补虚固涩。

【主治】 乳糜尿迁延日久,肾虚不固,湿浊未尽者。症见小便浑浊,淋沥不尽,腰酸腿软,身疲乏力,烦热口干,遇劳加重,舌红,脉细。

【方解】 此方是由六味地黄丸去茯苓、泽泻,加川续断补肾,合黄芪、白术健脾,配苦参、射干泄浊而成。全方以固本为主,辅以消浊。本丸药是在效方的基础上用蜜制成。制成丸剂后服用方便,患者易于接受。

乳糜食疗汤（李济仁）

【组成】 薏苡仁,芡实,大枣,芹菜,荠菜,山药,莲子。

【用法】 熬粥吃,或当菜肴,或煎汤服。

【功效】 健脾补虚,清热渗湿。

【主治】 乳糜尿之脾虚湿热证。症见小便浑浊如米泔,面色不华,腰酸。

【方解】 食疗汤对乳糜尿有一定的辅助治疗作用,经用于临床多例,与不食此汤的对照组相比,疗效提高明显,病程缩短。

参考文献

[1] 邓铁涛.邓铁涛临床经验辑要[M].北京:中国医药科技出版社,1998:223.

[2] 李济仁.济仁医录[M].合肥:安徽科学技术出版社,1996:232-239.

第六节 急性肾炎

宣肺消肿汤（李振华）

【组成】 麻黄 9g,生石膏 27g,杏仁 9g,生桑白皮 15g,连翘 12g,金银花 15g,白茅根 30g,茯苓皮 15g,桔梗 9g,牛蒡子 9g,天花粉 12g,泽泻 12g。

【用法】 水煎服。

【功效】 宣肺止咳,清热利水。

【主治】 急性肾炎风水证偏风热者。症见眼睑及面部浮肿,发热有汗,气逆咳嗽,口渴,咽喉肿痛,小便短少,尿色黄赤,腰部疼痛,舌质红,舌苔黄腻,脉象浮数。

【加减】 汗多者,加黄芪 15～30g 以益气固表。

【方解】 方中麻黄、杏仁、桑白皮,宣肺止咳,通调水道;生石膏、连翘、金银花,辛凉透表而清肺热;桔梗、牛蒡子、天花粉,清利咽喉,消肿止渴;茯苓皮、泽泻、茅根,淡渗利水,清热止血。

祛湿消肿汤（李振华）

【组成】 白术 9g,茯苓 30g,泽泻 12g,生薏苡仁 30g,防己 15g,黄柏 9g,石韦 30g,大腹皮 15g,白豆蔻 9g,赤小豆 30g,滑石 18g,白茅根 30g。

【用法】 水煎服。

【功效】 健脾利湿,清热解毒。

【主治】 急性肾炎之脾虚湿热证。症见全身水肿,肿势较剧,腹部胀满,胸闷气短,干呕食少,口渴不欲多饮,腰痛肢沉,小便短赤,或见皮肤疮毒,舌质淡红,舌体肥大,舌苔黄腻,脉滑或脉滑数。

【加减】 肌肤有疮疡者,去茯苓,加金银花15g、蒲公英21g、土茯苓30g,以清热解毒;大便秘腹胀,脉证俱实者,加牵牛子9g、大黄9g,以荡涤热结。

【方解】 方中白术、茯苓、泽泻、生薏苡仁,健脾利湿;防己、黄柏、石韦、滑石、白茅根,燥湿清热利水;大腹皮、白豆蔻,行气化浊消胀。

参考文献

李振华.常见病辨证治疗[M].郑州:河南人民出版社,1979:197-205.

第七节 慢性肾炎

一效汤(李玉奇)

【组成】 黄芪40g,苦参20g,白术20g,泽泻20g,山药20g,土茯苓20g,当归40g,羚羊角(水牛角代)10g,琥珀15g,大黄10g,木通10g,薏苡仁30g,冬葵子20g,侧柏叶20g,桑白皮40g。

【用法】 水煎服。

【功效】 健脾渗湿,滋肾降火。

【主治】 慢性肾炎初期。症见水肿,尿少,口干心悸,恶心,呃逆,厌食,形体消瘦,低热,面色灰垢无华,形态憔悴,舌质淡,多呈黄苔,脉来弦细。

【方解】 黄芪益气固表兼可利水,白术补气健脾,增黄芪益气固表之功。泽泻以其甘淡直达肾与膀胱,利水渗湿。山药补脾益肾。当归、琥珀活血散瘀,引血下行;羚羊角(水牛角代)、大黄、侧柏叶、土茯苓清热泻火凉血。木通、薏苡仁、冬葵子、桑白皮清热利水。本方以滋阴降火为法,"阴常不足,阳常有余,宜常养其阴,阴与阳齐,则水能制火"(《医宗金鉴·删补名医方论》)。

莫如饮子(李玉奇)

【组成】 黄芪20g,白术20g,山药40g,当归40g,生地黄40g,黄柏15g,冬葵子20g,赤小豆20g,大黄10g,连翘20g,泽泻20g,蛤粉40g,水牛角25g,海金沙20g。

【用法】 水煎服。

【功效】 滋水降火。

【主治】 慢性肾炎重症期。

【方解】 黄芪、白术、山药、生地黄补气滋阴;蛤粉、黄柏清其肾热;当归、泽泻活血利湿,减其补药之滋腻;大黄、连翘、水牛角清热降火;冬葵子、赤小豆、海金沙利尿通淋,使热随小便而出。诸药合用,共奏滋水降火之效。

加味肾沥汤(李玉奇)

【组成】 黄芪40g,白术20g,当归40g,鹿角霜40g,附子10g,肉桂5g,泽泻20g,

国医大师专病验方集

知母 40g,葫芦子 40g,滑石 20g,黄柏 15g,王瓜皮 50g,冬瓜皮 25g,灯心草 10g,葶苈子 10g,地龙 15g,防己 20g,地肤子 10g。

【用法】 水煎服,连服 30 剂。

【功效】 温补肾阳(阴中求阳以解其燥)。

【主治】 慢性肾炎尿毒症期。症见尿少而闭,尿素氮、肌酐增高。

【方解】 方中君药鹿角霜、附子、肉桂、葫芦子温补肾阳,知母、黄柏滋肾阴,用以阴中求阳,且解其温燥。黄芪、白术、当归共为臣药,补益气血,双补阴阳。泽泻泄肾浊,使全方有补有泻。佐药滑石、王瓜皮、冬瓜皮、灯心草、葶苈子、地肤子、防己清热利尿,地龙清热。

滋阴潜阳汤(李振华)

【组成】 蒸何首乌 21g,川牛膝 15g,白芍 15g,枸杞子 12g,炒杜仲 15g,山药 30g,茯苓 12g,牡丹皮 9g,车前子 12g,珍珠母 30g,菊花 12g,钩藤 15g。

【用法】 水煎服。

【功效】 滋阴补肾,平肝潜阳。

【主治】 慢性肾炎肝肾阴虚,阴虚阳亢证。症见头晕头痛,耳鸣目眩,视力减退,心悸失眠,烦躁,腰酸遗泄,或有微肿,唇红口干,舌质红,舌苔薄白,脉弦细数。多用于肾炎发病后水肿不严重或水肿消退之后自觉上述症状不减(多伴有高血压病)者。

【加减】 若无烦躁、耳鸣目眩、头痛脉数等,而见神疲乏力、四肢欠温、大便溏等,证系肾阴阳俱虚,上方可去菊花、钩藤,加巴戟天。

【方解】 方中蒸何首乌、川牛膝、白芍、枸杞子、炒杜仲,滋阴补肾;白芍配珍珠母、菊花、钩藤,敛肝平肝潜阳;山药、茯苓、车前子,益肾健脾利湿。本方由济生肾气汤化裁而来,熟地黄改为蒸何首乌,山茱萸改为枸杞子,免其腻滞伤胃以利常服,去泽泻以免过于分利伤阴。

通阳消肿汤(李振华)

【组成】 白术 9g,茯苓 30g,泽泻 15g,桂枝 9g,广木香 6g,砂仁 6g,干姜 9g,川椒目 6g,薏苡仁 30g,川续断 21g。

【用法】 水煎服。

【功效】 温中健脾,通阳利水。

【主治】 慢性肾炎之脾阳不振,水湿内聚,湿从寒化,寒湿困脾,水泛肌肤证。症见全身水肿,时轻时重,腰以下肿甚,脘腹胀满,食少纳呆,口泛清水,四肢沉重,精神困倦,腰凉沉痛,面色萎黄,小便量少色清或微黄,大便溏,舌质淡,舌体肥大,舌苔白腻,脉象沉濡。

【加减】 如见心慌气短,早晨头面部肿甚,下午腿足肿甚,尿量不少,证系肺脾气虚,不宜过于分利,上方可去泽泻,茯苓减为 12g,加黄芪 30g、党参 15g。

【方解】 以桂枝、干姜、川椒目等大辛大热之药温中祛寒,振奋脾阳;桂枝配白术、茯苓、泽泻,健脾利水,且助膀胱之气化;广木香、砂仁,行气消胀,芳香燥湿;川续断固肾通络,以治腰痛。

温阳消肿汤(李振华)

【组成】 白术 9g,茯苓皮 30g,泽泻 12g,川椒目 9g,制附子 12g,肉桂 6g,干姜 9g,砂仁 6g。

【用法】 水煎服。

【功效】 健脾温肾,通阳利水。

【主治】 慢性肾炎之脾肾阳虚证。症见水肿严重,两足跗尤甚,面色㿠白,食少腹胀,腰酸腿软,四肢不温,形寒畏冷,大便溏稀,小便色清量少,舌质淡,舌体肥大,舌苔白微腻,脉沉细弱。

【方解】 方中白术甘苦性温,主归脾、胃经,以健脾燥湿为主,为"脾脏补气健脾第一要药",配以茯苓皮、泽泻,可健脾利湿,体现了治生湿之源以治本之意,是为君药。臣药川椒目、干姜振奋脾阳,制附子、肉桂温通肾阳,阳气得复,则寒水自化,肿自消失,唯在用药上注意脾肾偏虚,区别主次。佐以砂仁行气消胀,芳香燥湿。

麻辛附子桂甘姜枣汤(张琪)

【组成】 桂枝 15g,甘草 10g,附子 15g,麻黄 10g,细辛 5g,生姜 15g,大枣 12 枚。

【用法】 水煎服。

【功效】 宣肺温肾利水。

【主治】 多见于慢性肾炎,既有肺气失宣之风水,又有肾阳衰微、水气内停之水肿证。症见周身水肿或头面及上半身肿甚,小便不利,身寒肢冷,周身酸楚,面色㿠白,舌苔白滑,脉沉或弱。

【加减】 水肿重者,可加椒目入肺、脾、膀胱经,助行水消水之功;水肿顽固,或反复发作者,可加益母草活血利水。

【方解】 麻黄宣肺利水,附子温肾阳,细辛入少阴温肾除水,桂甘姜枣温运脾阳,乃肺脾肾合治之方。但关键在于麻黄、附子合用,一宣肺祛风邪,一温肾阳,为本方主药。

增味疏凿饮子(张琪)

【组成】 槟榔 20g,商陆 15g,茯苓皮 15g,腹皮 15g,椒目 15g,赤小豆 50g,秦艽 15g,羌活 10g,泽泻 15g,姜皮 15g,车前子(布包)15g,萹蓄 20g,海藻 30g,牵牛子(砸碎)20g。

【用法】 水煎服。

【功效】 清利三焦水热。

【主治】 慢性肾炎、肾病综合征高度水肿,水邪夹热弥漫三焦,水热壅结之水肿证。症见头面遍身皆肿,腹膨大,小便不利,尿黄浊量少,大便秘,口舌干燥而渴,舌苔厚腻,脉沉滑或沉数有力。

【方解】 本方特点为表里上下分消水湿、湿热,使邪无滞留余地。茯苓皮、腹皮、姜皮诸皮类药行水于表;商陆、椒目、槟榔散结行水于里;羌活、秦艽疏风解表除湿于上;泽泻、车前子、萹蓄泻热利水于下。再加海藻软坚消肿以治大腹水肿,牵牛子攻逐水饮。诸药合用,为治疗水肿之重剂,尤适用于肾病湿热壅滞、三焦之高度水肿。

中满分消饮(张琪)

【组成】 厚朴15g,枳实15g,黄连10g,黄芩15g,半夏15g,陈皮15g,知母15g,泽泻15g,茯苓10g,砂仁10g,干姜10g,姜黄5g,人参10g,白术15g,猪苓15g,甘草10g。

【用法】 水煎服。

【功效】 清热利湿和中。

【主治】 慢性肾病顽固性水肿,因脾湿胃热、湿热互结于中焦,健运失职,以腹水为主之水肿证。症见顽固性水肿,腹部膨满,呕恶不食,口苦口干,小便短赤,舌质红,舌苔黄腻或白腻而干,脉滑。

【方解】 本方为李东垣治中满热胀之方,用人参、白术、茯苓健脾以除湿,干姜、砂仁温脾阳以燥湿,四苓(猪苓、泽泻、茯苓、白术)以淡渗利湿,二陈(半夏、陈皮)化痰湿,湿浊除、脾阳健而清阳升;用黄连、黄芩苦寒清胃热除痞满,知母滋阴,协同芩连清热,热清则浊阴降,清升浊降则胀满自除;脾胃不和则肝气得以乘之,又用枳实、厚朴、姜黄以平肝解郁,行气散满。方由四君(人参、白术、茯苓、甘草)、四苓、二陈、泻心(半夏、黄连、黄芩、干姜、甘草、人参)等组成,看似药味复杂,实则配伍严谨,慢性肾病临床多有脾胃不和证,如脘腹胀满、纳呆、口苦、尿少黄赤、舌干苔腻等湿热中阻证候,服用此方后胃脘症状多明显好转,尿量亦随之增多,尿蛋白及管型逐渐减少或消失。

坤芍利水汤(张琪)

【组成】 益母草50g,赤芍20g,茯苓20g,泽泻15g,桃仁15g,红花15g,白花蛇舌草50g,萹蓄20g,瞿麦20g,甘草10g。

【用法】 水煎服。

【功效】 活血化瘀,利水消肿。

【主治】 慢性肾炎。症见水肿屡治不消,面色晦暗,腰痛如刺或痛处固定,舌质紫暗或瘀点、瘀斑,脉细涩。

【方解】 针对慢性肾病水停日久,瘀血阻滞,或病久入络,瘀血内阻,气化不利,水湿内停之病机而设。方中益母草活血祛瘀,利水消肿,配合赤芍、桃仁、红花助活血祛瘀之力,配合茯苓、泽泻、瞿麦、萹蓄加强利水之功。诸药合用,对慢性肾病水肿日久不消,伴有血瘀见症者效果尤为明显。

加味理血汤(张琪)

【组成】 乌贼骨20g,茜草20g,龙骨20g,牡蛎20g,白头翁15g,白芍20g,阿胶15g,山药20g,牡丹皮15g,知母10g,黄柏10g,血余炭20g,地榆炭20g,三七10g,赤石脂20g,儿茶15g,焦栀子15g,甘草15g。

【用法】 水煎服。

【功效】 补肾,固脱,清热凉血,止血。

【主治】 慢性肾炎患者尿血,病程日久耗伤肾阴者。

【方解】 因肾司二便,肾虚失于封藏固摄,肾阴亏虚,虚火灼络,血溢脉外,精微外泄则有血尿、蛋白尿。方中龙骨、牡蛎、茜草、乌贼骨为固摄尿血之要药,收涩兼有开通之力;山药补肾健脾,统摄补血;白芍酸寒敛阴;白头翁性寒凉而清肾之热,且有收敛作用;赤石脂、儿茶、血余炭、地榆炭等皆具有收敛固涩止血之功效。而收涩固脱可减少蛋白精微的泄下,减少蛋白尿。

自拟加减二仙汤(颜德馨)

【组成】 仙茅9g,淫羊藿9g,当归9g,赤芍9g,牡丹皮9g,黄柏9g,知母9g,生地黄15g,川芎4.5g,泽泻9g。

【用法】 水煎服。

【功效】 滋阴补阳,行气活血,清热凉血。

【主治】 慢性肾炎伴高血压之阴阳俱虚,血热上行证。

【加减】 上盛加望江南9g、石楠叶9g;下虚甚加牛膝9g、杜仲9g;恶性高血压有危象先兆加山羊角30g、石决明30g。

【方解】 方中仙茅、淫羊藿温肾阳,补肾精,是为君药;黄柏、知母泻肾火,滋肾阴,当归、川芎温润养血,行气活血,同为臣药;佐以生地黄、赤芍、牡丹皮清热凉血,泽泻泄热消肿。全方配伍特点是壮阳药与滋阴泻火药同用,以适用于阴阳俱虚于下,而又有血热上行的复杂证候。

温阳逐水饮(颜德馨)

【组成】 鹿角片9g,肉桂3g,巴戟天9g,附子4.5g,黄芪24g,杜仲9g,猪苓9g,商陆9g,牵牛子9g,泽泻15g,椒目2.4g,茯苓15g。

【用法】 水煎服。

【功效】 利水肿,温肾阳,复真火。

【主治】 慢性肾炎之阳虚水泛证。

【方解】 方中鹿角片、巴戟天、黄芪、肉桂、椒目、杜仲补气助阳。其中桂附同用,能守能走。其守者,下元则暖,而肾气方充;其走者,经络淹瘀一并冲决。商陆、牵牛子泻水逐饮;猪苓归肾、膀胱经,专以淡渗利水;泽泻、茯苓之甘淡益猪苓利水渗湿之功,且泽泻性寒兼可泄热,茯苓尚可健脾以助运湿。

愈肾方(张镜人)

【组成】 白术 9g,山药 9g,薏苡仁根 30g,石韦 15g,大蓟根 30g,接骨木 15g,芡实 12g,莲须 3g,炒陈皮 6g。

【用法】 水煎服。

【功效】 健脾益肾,清热利湿。

【主治】 慢性肾小球疾病。症见神疲乏力,腰酸腿软,或有轻微水肿,苔薄或薄黄腻,脉细或濡细,尿常规检查可见蛋白尿、血尿。

【方解】 脾主运化,作用于精微的摄取与水湿的输布;肾主开阖,作用于精气的藏蓄与湿浊的排泄。太阴虚则运化无权,既难以摄取精微,又难以输布水液;少阴亏则开阖失常,未能固涩清气,又未能排泄湿浊。于是水湿潴留,肢体水肿,兼见神疲乏力,腰酸腿软,实验室检查可发现尿检查异常,甚则肾功能不全。本病多由外感诱发,风邪虽散,湿热难除,日久损及脾肾,乃成本证,故治宜健脾益肾,清热利湿。方中白术、山药、芡实、莲须健脾益肾,补而不温燥,养而不滋腻。薏苡仁根、石韦、大蓟根清热利湿。接骨木祛风活血,炒陈皮理气和胃。标本同治,补泻并用。此方加减变化可应用于多种证型的慢性肾小球疾病。

补泄理肾汤(裘沛然)

【组成】 黄芪 30～50g,巴戟天 15g,黄柏 15g,黑大豆 15～30g,大枣 5～10 枚,牡蛎 30～50g,土茯苓 20～30g,泽泻15～20g。

【用法】 水煎服。

【功效】 益气补肾,行水泄浊。

【主治】 慢性肾炎、肾病综合征或伴有肾功能不全属阴阳两虚,浊邪留滞者。

【方解】 方中黄芪为君,有补气、固表、摄精、升阳、祛毒、和营、利尿之功。裘大师认为,大剂黄芪,功盖人参,此即张仲景所谓"大气一转,其气乃散"。巴戟天与黄柏配伍,一阳一阴,均为补肾要药。前者温而不热,益元阳,补肾气;后者苦寒而滋肾益阴。元代名医以一味黄柏制大补丸,别有深意。黑大豆入脾、肾二经,《本草纲目》载其"治肾病,利水下气,制诸风热,活血,解诸毒"。明代张介宾有"玄武豆"之法。现用于消除蛋白尿及纠正低蛋白血症有一定功效。牡蛎有涩精气而利水气作用;土茯苓利湿清热,解毒泄浊;泽泻渗湿泄热,养新水,去旧水;大枣健脾和营。全方有补气、健脾、益肾、利水、泄浊、解毒之功,对改善肾功能及临床症状均有良好功效。裘大师以此方为基础,应变于临床,屡获效验。

益气化瘀补肾汤(朱良春)

【组成】 生黄芪30g,丹参30g,地龙10g,全当归10g,川芎10g,红花10g,川续断10g,怀牛膝10g,淫羊藿15g,石韦20g,益母草(煎汤代水)90～120g。

【用法】 水煎服。

【功效】 益气补肾,化瘀祛邪。

【主治】 慢性肾炎患者,往往因病久不愈,而致肾气亏虚,气血瘀滞证。

【加减】 慢性肾炎急性发作,合并上呼吸道感染或其他继发感染,出现严重蛋白尿者,去黄芪、红花,加金银花15g、连翘15g、漏芦15g、菝葜15g、土鳖虫10g、鱼腥草30g、白花蛇舌草30g、蝉蜕5g。各型慢性肾炎以肾功能低下为主者,加炮穿山甲(已禁用)8g;临床辨证为阳虚者,加附子、肉桂、鹿角霜、巴戟天;肾阴虚者,加生地黄、龟甲、枸杞子、女贞子、墨旱莲;脾虚者,加党参、白术、山药、薏苡仁;气虚甚者,重用生黄芪,加太子参;肾关不固者,加金樱子、芡实、益智;浮肿明显,伴高血压者,加水蛭(研末,胶囊装,分吞)2g,以化瘀利水;血尿者,加琥珀(研末,分吞)3g、茅根30g;血压高者,去川芎,加桑寄生30g、生槐花15g。

【方解】 临床可见患者面色晦滞,腰痛似折,舌色绀紫,且水肿长期顽固不消,用温肾、健脾、固摄、清利之法效果不显,此乃气虚血瘀之证也,必加入益气化瘀之品,方可获效。朱大师自拟益气化瘀补肾汤,对隐匿性肾炎具有较好的疗效。方中重用生黄芪,以其能充养元气,实表固卫,促进全身血液循环,增强机体免疫能力,且兼有利尿之功;配以淫羊藿温肾;地龙、丹参、全当归、川芎、红花活血化瘀,推陈致新。川续断、怀牛膝益肾壮腰膝;加石韦、益母草,用量大,有明显的活血利水作用。全方以益气补肾为主,化瘀祛邪为辅,如是则肾气得充,气旺血行,瘀阻得以消除,而肾病自愈。

补气清利方(邹燕勤)

【组成】 太子参30g,生黄芪30g,炒白术10g,薏苡仁20g,茯苓30g,川续断15g,桑寄生15g,制僵蚕12g,蝉蜕6g,玄参15g,玉桔梗6g,石韦20g,白花蛇舌草30g,白茅根30g,车前草30g,生甘草3g。

【用法】 水煎服。

【功效】 补气健脾益肾,清热利湿解毒。

【主治】 慢性肾炎证属脾肾气虚兼湿热者。

【方解】 临床本证最常见。方中太子参补气健脾,兼能养阴生津;生黄芪补气,利水,健脾而达补益肾元之效。两药合用为君,补气而不温燥。炒白术益气健脾,燥湿利水;薏苡仁、茯苓甘淡渗湿,健脾利水。三者既可扶正,又能祛邪。川续断、桑寄生均为平补肾气之品,与前三者共为臣药,增强健脾益肾之功;制僵蚕、蝉蜕祛风利咽;玄参、玉桔梗、生甘草清利咽喉;白茅根、石韦、白花蛇舌草、车前草清热利湿解毒,均为佐使药;生甘草调和诸药,并能清热解毒。全方平补平泻,标本兼顾,共奏补气健脾益肾、清热利湿解毒之效。

参芪延肾方(郑新)

【组成】 红参,大黄,黄芪,淫羊藿,当归,川芎,生地黄,鳖甲。

【用法】 水煎服。

【功效】 补肾活血,排毒降浊。

【主治】 慢性肾炎之肾虚血瘀证。

【方解】 郑大师认为,正虚与浊毒,久病而瘀是慢性肾病的中心环节,因而其研制的以扶正祛邪为大法的参芪延肾方具有补肾活血、排毒降浊的功效。组方以黄芪、红参为君药,二者合用以增强补益脾肾之气。淫羊藿、大黄为臣药,取淫羊藿温阳补肾作用,取大黄通腑泻浊兼具活血化瘀生新之效,方中的大量温补药物与大黄配伍后,能够减弱大黄苦寒攻下之力而使之专注于活血化瘀生新。当归、川芎、生地黄和鳖甲为佐使药,取当归、川芎补血活血之效,以加强活血化瘀之功,并配合红参、黄芪调和气血。生地黄、鳖甲以滋阴为主,一能防止诸药温燥太过,二与温阳益气之药配伍能够调和阴阳。诸药配伍,共奏补肾活血、排毒降浊之功。

补肾活血汤(张大宁)

【组成】 生黄芪 30g,冬虫夏草 3g,杜仲 30g,丹参 30g,川芎 30g,三棱 30g,山茱萸 30g,白术 30g。

【用法】 水煎服。

【功效】 补肾活血,健脾消肿。

【主治】 慢性肾炎之肾虚血瘀证。

【加减】 肺肾气虚合玉屏风散加减,脾肾阳虚合真武汤加减,肝肾阴虚合二至丸加减,气阴两虚合生脉散加减。

【方解】 张大师认为,肾虚血瘀是慢性肾炎的基本病机,进而导致肺肾气虚、脾肾气虚、脾肾阳虚、肝肾阴虚、气阴两虚等病理改变,因此张大师提出补肾活血为本病的基本治疗大法。补肾活血法是补肾法与活血法的有机结合及高度统一,通过补肾促进活血,应用活血加强补肾,两者相互协同,达到改善肾虚血瘀的病理变化,使机体阴阳平衡、邪祛正存的一种治疗大法。方中生黄芪性甘,微温,归脾、肺经,能健脾补中、升阳举陷、益气固表、利尿、托毒生肌。根据现代研究成果,张大师认为黄芪有改善蛋白血脂代谢、减轻肾间质纤维化、抑制肾小球硬化、抑制肾小球系膜细胞增殖及分泌和降压等多方面的作用,是一味行之有效的药物。川芎活血行气,祛风止痛,张大师认为川芎"辛温香窜,行血中之气",医学言"行气活血",川芎一药,气血均行,为活血之要药。针对慢性肾脏疾病"气虚血瘀""日久血瘀","行血中之气"的川芎是临床常用的药物。丹参活血化瘀;三棱破血消癥;冬虫夏草、杜仲补肾助阳;山茱萸滋补肝肾,收敛固涩。诸药合用,补肾活血,健脾消肿,为张大师治疗慢性肾炎的代表方。

参考文献

[1] 李玉奇.中国百年百名中医临床家丛书.李玉奇[M].北京:中国中医药出版社,2001:38-40.
[2] 李振华.常见病辨证治疗[M].郑州:河南人民出版社,1979:197-205.
[3] 张佩青.张琪教授辨治慢性肾病的经验(一)[J].中国临床医生,2000,28(2):22-26.
[4] 王今朝,张佩青,李淑菊.张琪教授运用大方复治法治疗慢性肾脏病的经验浅析[J].中医药信息,2007,24(5):38-39.
[5] 吕立言.颜德馨治疗慢性肾炎慎过六关的经验[J].辽宁中医杂志,1994,21(9):385-386.
[6] 宋建华.著名老中医朱良春先生益气化瘀法浅析[J].中国乡村医生,2000,16(11):22-23.
[7] 邹燕勤.补气清利方[J].江苏中医药,2013,45(7):16.
[8] 黎颖,张太君,刘洪,等.参芪延肾方治疗慢性肾脏病3~5期的疗效观察[J].中国医药指南,2019,17(13):1-2.
[9] 李立.国医大师张大宁教授治疗慢性肾炎经验[J].中国中医药现代远程教育,2015,13(18):26-28.

第八节 肾病综合征

加味越婢汤(张琪)

【组成】 麻黄15g,生石膏50g,苍术10g,杏仁10g,甘草7g,生姜15g,大枣3枚,西瓜皮50g,赤小豆50g,车前子(布包)25g。

【用法】 水煎服。

【功效】 宣肺解表,利水清热。

【主治】 肾病综合征或慢性肾炎急性发作属风寒犯肺,肺气不宣,水气不行而致水肿证。症见面目水肿或周身水肿,尿少黄赤,咽喉肿痛,恶寒发热,头痛,咳嗽气喘,苔薄白,舌尖赤,脉滑或滑数。

【加减】 病甚者,麻黄可重用至16~20g;并发咽喉肿痛者,可加山豆根、白花蛇舌草、七叶一枝花、射干;兼发疖肿、脓疱疮者,可选加蒲公英、金银花、连翘、苦参、蝉蜕等;血尿重者,可选加生侧柏叶、生贯众、生地榆、大蓟、小蓟、白茅根等。

【方解】 肺为水之上源,肺气不宣则水道不利,故用麻黄宣肺气而解表,杏仁降肺气。苍术燥湿,生姜、大枣温脾除湿,湿气除则脾得健运。西瓜皮、车前子、赤小豆利水清热,尤以重用生石膏以清肺热,与麻黄合用,一宣一清,奏宣发肃降之效。

加味牡蛎泽泻饮(张琪)

【组成】 牡蛎 20g,泽泻 20g,葶苈子 15g,商陆 15g,海藻 30g,天花粉 15g,常山 15g,车前子(布包)15g,五加皮 15g。

【用法】 水煎服。

【功效】 清利湿热,散结逐饮。

【主治】 肾病综合征属湿热壅滞于下焦,气化失常,水湿泛滥之证。症见腰以下及膝胫足踝肿甚,阴囊肿大,小便不利,尿色黄赤,舌苔白腻或黄腻,脉沉滑有力。

【方解】 本方由《伤寒论》牡蛎泽泻散加味而成。《伤寒论·辨阴阳易差后劳复病脉证并治》篇云:"大病差后,从腰以下有水气者,牡蛎泽泻散主之。"慢性肾病虽非大病瘥后,但其反复发作,湿热壅滞于下为应用本方的依据。方中牡蛎、海藻软坚散结,清利湿热;常山、葶苈子、商陆逐水饮,化痰冲;尤以天花粉配牡蛎、泽泻,既可养阴清热散结,又能利水逐饮,更能益胃生津,能防止商陆、常山攻逐过甚而伤阴液,又能协助牡蛎软化水结,以奏利尿消肿之功。

花粉瞿麦汤(张琪)

【组成】 天花粉 20g,瞿麦 20g,附子 10～15g,山药 20g,茯苓 20g,麦冬 15g,知母 15g,泽泻 20g,黄芪 30g,桂枝 15g,甘草 15g。

【用法】 水煎服。

【功效】 温肾利水,清热生津。

【主治】 肾病综合征、慢性肾炎久病不愈,或屡用肾上腺皮质激素而见寒热夹杂、上热下寒之水肿证。症见周身水肿,尿少,腰酸痛,口干渴,咽痛,畏寒肢冷,四肢困重,大便不实,舌质红,苔白干,脉沉或滑,等等。

【方解】 针对肾阳衰微,水气不行,肺中燥热之上热下寒证而设。本方系由《金匮要略》栝蒌瞿麦丸加味而成。《金匮要略·消渴小便不利淋病脉证并治第十三》云:"小便不利者,有水气,其人若渴,栝蒌瞿麦丸主之。"原方由瓜蒌根、瞿麦、附子、山药、茯苓组成,有清上之燥热,温下之虚寒,助气化利小便之功效。张大师认为,此方最适用于慢性肾病水肿属上热下寒者,因此,在原方基础上加麦冬、知母以助天花粉清热生津之力,加泽泻助茯苓利水祛湿,加桂枝助附子通阳化气以行水,加黄芪、甘草补脾气助运化。诸药合用,寒温并施,熔清上温下补中于一炉,使肺脾肾功能协调,故能于错综复杂的病机中而取效。

茯苓利水汤(张琪)

【组成】 茯苓 30g,猪苓 20g,木瓜 10g,槟榔 20g,泽泻 20g,白术 20g,紫苏 15g,陈皮 15g,木香 10g,党参 20g,海藻 30g,麦冬 15g。

【用法】 水煎服。

【功效】 健脾行气利水。

【主治】 肾病综合征属脾虚不运,气滞水蓄之腹水证。临床表现腹胀腹满,周身水肿,小便不利,神疲面白,食少纳呆,腰痛乏力,大便溏泻,舌质淡,苔白滑或白腻,脉沉缓或沉弱。

【加减】 如兼肾阳虚,畏寒肢冷便溏,可于方中加入附子、肉桂以扶助肾阳。

【方解】 方中茯苓、猪苓、泽泻利水,槟榔、木香、海藻、紫苏理气,水与气同出一源,气顺则水行,气滞则水停,本方在用党参、白术、茯苓益气健脾扶助脾胃的基础上,用理气利水之剂,消补合用,故奏效甚佳。

芪蛭汤（郑新）

【组成】 黄芪 30g,党参 15g,白术 12g,当归 12g,水蛭粉 3g,丹参 30g,川芎 12g,莪术 12g,薏苡仁 30g,茯苓 20g,熟地黄 15g,山药 10g,山茱萸 10g,泽泻 8g,木香 10g,白豆蔻 10g。

【用法】 水煎服。

【功效】 温肾助阳,活血祛瘀,化气行水。

【主治】 肾病综合征属肾虚血瘀,湿毒内蕴之证者。

【方解】 肾病综合征临床表现为不同程度的肺、脾、肾三脏虚损之本证和外感、湿热、瘀血、湿浊之标证,本病程缠绵难愈。

芪蛭汤中的"制脾"即运脾化湿益气之法体现在三个方面。方中党参、茯苓、白术、薏苡仁之品可促进脾归正运,运化水谷精微健旺,消化、吸收、合成更多蛋白质,使血浆白蛋白水平得以提高;另重用黄芪提升脾气、恢复升清之功,使精微泄泻得以塞流,减少蛋白质在胃肠道的丢失;脾气亏虚,水湿内生,碍脾运化,加之长期服用激素和免疫抑制剂攻伐之品,使胃气衰败,又予木香、白豆蔻理气醒脾除湿以复脾升清、胃降浊之功。黄芪、白术、防风即玉屏风散,是中医扶正固表祛邪的经典名方,源自《丹溪心法》,由我国元代医家朱震亨著述。黄芪是健脾补气药的代表,于内可大补脾肺之气,于外可固表止汗;白术则能健脾益气,帮助黄芪加强益气固表的功能;防风异名叫"屏风",可以解表祛风。整方为人体筑起"万里长城"。现代研究表明,玉屏风散有调节免疫力、抗肿瘤、抗病毒、抗感染、抗过敏、抗氧自由基等功能。熟地黄、山药、山茱萸、泽泻着眼于培补真阴,兼有养肝、益脾、降虚火之浊扰动精室之功,能减少蛋白尿;熟地黄煎剂具有对抗地塞米松对垂体-肾上腺皮质系统的抑制作用,并能促进肾上腺皮质激素的合成,熟地黄麦角甾苷有调节免疫,治疗小鼠肾毒血清肾炎作用;山药多糖有免疫调节作用;山茱萸有抗实验性肝损害作用,对于因化学疗法及放射疗法引起的白细胞下降,有使其升高的作用,且有抗氧化作用;泽泻通过调节水通道蛋白产生利尿作用;淫羊藿有增强下丘脑-垂体-肾上腺皮质轴、胸腺轴等内分泌系统的分泌功能,能提高血清干扰素-γ水平。肾虚日久,若真阴不足,精血亏虚,阴虚火旺,熬血成瘀;如元阳不足,失于温通气化,血行滞缓,阻络成瘀。芪蛭汤中水蛭粉、当归、丹参、川芎、莪术具有活血化瘀功效,现代研究认为其具有降低血液黏度、改善微循环、抗纤维化等功效。

参考文献

[1] 张佩青,张少麟.张琪变通古方治疗肾病举隅[J].黑龙江中医药,1994,23(2):1-3.

[2] 张佩青.张琪教授辨治慢性肾病的经验(一)[J].中国临床医生,2000,28(2):22-26.

[3] 刘洪,郑新.郑新肾病专家阐述芪蛭汤治疗肾病综合征的心得体会[J].中国中西医结合肾病杂志,2010,11(12):1100-1101.

[4] 赵怡蕊.芪蛭汤治疗慢性肾衰的观察[J].中国中医基础医学杂志,2005(3):235-241.

第九节 尿路感染

珍凤汤(邓铁涛)

【组成】 太子参15g,白术12g,茯苓12g,小甘草5g,百部9g,桑寄生18g,珍珠草15g,小叶凤尾草15g。

【用法】 水煎服。

【功效】 健脾利湿,扶正祛邪。

【主治】 慢性肾盂肾炎之脾虚湿热内停证。

【方解】 此方即珍珠草、小叶凤尾草合四君子汤再加桑寄生、百部而成。立方之意,乃根据脾胃学说,如张仲景有"四季脾旺不受邪"之说,李东垣有"内伤脾胃,百病由生"之论。本病即邪少虚多之证,要使正气充足以逐邪气,健脾便是重要的一着,故用四君子汤以健旺脾胃,调动人体之抗病能力;用"珍凤"以祛邪,形成内外夹击之势。百部佐"珍凤"以逐邪,现代医学研究证明百部有抗菌(包括大肠埃希菌)之作用。桑寄生,《神农本草经》谓其"主腰痛",《本草再新》说其主"补气温中,治阴虚,壮阳道",现代药理研究认为其治动脉硬化性高血压及郁血性肾炎。邓大师认为,桑寄生既能帮助扶正,又入肝、肾经,为本方之使药。

治尿路感染自拟方(邓铁涛)

【组成】 珍珠草(鲜品)30g,小叶凤尾草(鲜品)30g。

【用法】 水煎服。

【功效】 清热利尿。

【主治】 急性泌尿系统感染之湿毒证。

【方解】 珍珠草与小叶凤尾草是邓大师治疗泌尿系统感染的常用药对,简称"珍凤",在邓大师治疗中医淋证的处方中通常少不了这两味对药,这是邓大师多年的临床经验。珍珠草为大戟科植物叶下珠的全草,具有清热解毒利水功效,临床上多用于治疗淋浊、肝炎、痢疾等病证;小叶凤尾草为蹄盖蕨科植物双盖蕨的全草,具有清热利湿、解毒通淋功效,临床上多用于治疗淋证、泻痢等病证。珍凤合用可共奏清热解毒利湿之功,比单用更能增强其药效。

清热除湿汤(李振华)

【组成】 白术 9g,茯苓 15g,泽泻 12g,白茅根 30g,黄柏 9g,蒲公英 24g,金银花 15g,黄连 6g,柴胡 9g,黄芩 9g,石韦 30g,乌药 9g,黑地榆 15g,滑石 18g,甘草 3g。

【用法】 水煎服。

【功效】 清热解毒,健脾利湿。

【主治】 肾盂肾炎的急性发作期。突然寒战高热,一般呈先寒后热,汗出热退如潮状,一日寒热发作可数次,同时出现尿急、尿频、尿痛,尿少色黄赤甚至呈血尿,少腹坠痛,腰痛或肾区有叩击痛,舌质红,舌苔后部黄腻,脉象滑数。

【加减】 如小便呈血尿,可加黑柏叶 12g 或仙鹤草 30g。

【方解】 方中黄柏、黄连、黄芩、蒲公英、金银花,清热解毒,苦寒燥湿;柴胡配黄芩,疏表退热;白茅根、石韦、黑地榆,清利湿热,凉血止血;滑石、甘草为六一散,善清下焦湿热,使湿热随小便而去;白术甘温,配淡渗之茯苓、泽泻,以健脾扶正,利湿引水;乌药善行下焦之气,以利气行湿行,气行热散,缓解蕴结之湿热。诸药相互为用,共奏清热解毒、健脾利湿之功,以祛邪为主,兼顾健脾扶正。

益肾利湿汤(李振华)

【组成】 白术 9g,茯苓 15g,泽泻 12g,白茅根 30g,黄柏 9g,石韦 30g,川续断 21g,狗脊 15g,生薏苡仁 30g,甘草 3g。

【用法】 水煎服。

【功效】 健脾固肾,利湿清热。

【主治】 肾盂肾炎之脾肾气虚,正虚邪恋,湿热稽留下焦的慢性阶段。每因劳累即发作,发病后少腹胀坠或痛,腰、上眼睑及下肢浮肿,小便量少色黄,常伴有尿急、尿频甚则尿痛等,舌质淡,舌体肥边齿痕,舌苔后部微黄而腻,脉滑或濡。

【加减】 本证在治疗过程中,应及时做尿常规检验以分析病情之轻重。尿镜检红细胞多者,上方加黑地榆 12g;白细胞多者,可加金钱草 24g、蒲公英 15g;尿蛋白多者,可加山药 30g、芡实 15g、莲子肉 15g;语言气短,行动汗出,畏风怕冷,脾虚及肺,肺气亦虚者,上方加黄芪 30g。

【方解】 方中白术、茯苓、泽泻、生薏苡仁、甘草,甘温健脾,淡渗利湿;川续断、狗脊,温补肾阳,强腰止痛;黄柏、石韦、白茅根,燥湿清热,凉血止血。本方扶正祛邪,标本兼治。

健脾补肾汤（李振华）

【组成】 党参 15g，白术 9g，茯苓 15g，泽泻 12g，桂枝 6g，广木香 6g，川续断 21g，补骨脂 12g，益智 9g，炒杜仲 15g，山药 24g，生薏苡仁 30g，甘草 6g。

【用法】 水煎服。

【功效】 温阳补肾，健脾利湿。

【主治】 肾盂肾炎。症见腰部困痛，每因劳累则尿急，遗尿，少腹坠胀，面色㿠白，食少便溏，体倦无力，早晨面部浮肿，午后下肢浮肿，行寒畏冷，四肢欠温，行动自汗，舌质淡，肥边有齿痕，舌苔白润，脉细缓无力。

【方解】 方中党参、白术、茯苓、泽泻、甘草、山药、生薏苡仁，温补元气，健脾利湿；配桂枝，温中健脾，通阳利水，桂枝又可助膀胱之气化，温通下焦，以散凝滞之寒湿；川续断、补骨脂、益智、炒杜仲，温阳补肾，强腰，缩小便；广木香，理气醒脾，燥湿止痛。脾肾阳复，运化固摄得司，则诸症可愈。

八正散寒汤（张琪）

【组成】 瞿麦，萹蓄，大黄，木通，车前子，滑石，甘草，小茴香，肉桂。

【用法】 水煎服。

【功效】 清热利湿通淋，温通散寒。

【主治】 慢性肾盂肾炎之膀胱湿热，寒客下焦证。症见小便频数，艰涩难下，尿道灼热疼痛或见发热，小腹觉凉，下肢欠温，舌质红，脉数或沉。

【方解】 方中以滑石、木通为君药。滑石善能滑利通窍，清热渗湿，利水通淋，《药品化义》谓之"体滑主利窍，味淡主渗湿"；木通上清心火，下利湿热，使湿热之邪随小便而去。萹蓄、瞿麦、车前子均为清热利水通淋之常用品；肉桂、小茴香可补水助阳，辛热散寒。五药为臣，可助君药利湿通淋，温通散寒。佐以大黄荡涤邪热，并能使湿热随大便而去。甘草调和诸药，兼能清热，缓急止痛，是为佐使之用。

清心莲子温肾汤（张琪）

【组成】 黄芪，党参，石莲子，茯苓，柴胡，麦冬，车前子，白花蛇舌草，蒲公英，白茅根，小茴香，肉桂，附子，橘核，甘草。

【用法】 水煎服。

【功效】 益气解毒，清热利湿，温阳散寒。

【主治】 慢性肾盂肾炎之气阴两虚，膀胱湿热，肾阳虚衰证。症见小便涩痛频急较轻，尿有余沥，受凉或劳累或房劳则加重，倦怠乏力，口干，腰酸困痛或腰背冷感，小腹凉，腿软足凉，舌质红或尖红，苔薄白少津，脉沉弱。

【方解】 方中肉桂、附子、小茴香温肾阳,散寒气;黄芪、党参益气滋阴,尊崇"善补阳者,必于阴中求阳,则阳得阴助而生化无穷",共为君药。臣以白花蛇舌草、蒲公英清热解毒;茯苓、车前子利尿通淋;白茅根清热利尿;橘核行气,使全方有补有散,寓补不留邪之意;柴胡和解寒温、补泻之性,使全方相反相成。

温肾湿热汤(张琪)

【组成】 附子,肉桂,小茴香,补骨脂,贯众,瞿麦,萹蓄,蒲公英,地丁,马齿苋,白花蛇舌草,黄芩,甘草。

【用法】 水煎服。

【功效】 温补肾阳,解毒,清热利湿。

【主治】 慢性肾盂肾炎之肾阳虚衰、膀胱湿热证。症见小便频数,尿道涩痛或不适,腰膝冷痛,畏寒,男子阴囊湿冷,女子白带量多清稀,尿色黄,舌苔白,脉沉。

【方解】 方中附子大辛大热,为温阳诸药之首;配以肉桂、小茴香,则温里回阳、祛寒通脉之功尤著;补骨脂苦辛温燥,善壮肾阳,暖水脏。四药为君,温补肾阳,助复气化。瞿麦、萹蓄,清热利湿通淋,为臣药。蒲公英、地丁、马齿苋、白花蛇舌草、黄芩为一派寒凉药物,清热利湿,解毒杀虫,是为佐药。使以甘草,清热解毒,调和诸药。本方配伍特点是补肾与清湿热共进,虚实兼治,以补肾阳为主,使肾阳得复,湿热得清,则诸症可愈。

清淋合剂(朱良春)

【组成】 生地榆 30g,生槐角 30g,半枝莲 30g,白花蛇舌草 30g,大青叶 30g,白槿花 15g,滑石 15g,生甘草 6g。

【用法】 上药为 1 日剂量,煎制成合剂 100mL,每次 50mL,口服,每日 2 次。急性者疗程为 1 周,慢性急发者疗程为 2 周。

【功效】 清热泻火,凉血止血,渗湿解毒。

【主治】 尿路感染者。

【加减】 重症剂量加倍;高热者,加服软柴胡 20g,炒子芩 15g。

【方解】 朱大师认为,《景岳全书·淋浊》载"淋之初病,则无不由于热剧……",淋证之始(急性期或慢性急发期),其来势骤急,多属邪实,常常热多于湿。热结膀胱,气化不利,则出现小便频急,灼热涩痛。热毒炽盛,入于血分,动血伤络,血溢脉外,与尿俱下,可见尿中带血。因此,本病初起的治疗,朱大师主张清热利湿的同时,须加用凉血之品,如生地榆、生槐角、大青叶等。凉血有助于泄热,遣用苦寒剂,多能挫邪于病始,可迅速复旧如初。自拟清淋合剂,具有清热泻火、凉血止血、渗湿解毒之功,用于治疗急性尿路感染或慢性尿路感染急性发作屡收捷效。生地榆、生槐角,尤为治淋之要品。地榆生用凉血清热力专,直入下焦凉血泄热而除疾;生槐角能入肝经血分,泻血分湿热为其特长。淋乃前阴之疾,足厥阴肝经循阴器,绕腹里,肝经湿热循经下行,导致小便滴沥涩痛,生槐角泻肝凉血而利湿,每建奇功。二药配伍治淋,有明显的解毒、抗菌、消炎作用,能迅速改善和消除尿频、尿急、尿痛等尿路刺激症状。

参考文献

[1] 邓铁涛.邓铁涛临床经验辑要[M].北京:中国医药科技出版社,1998:220-221.

[2] 李振华.常见病辨证治疗[M].郑州:河南人民出版社,1979:193-197.

[3] 王暴魁,张少麟,王颖.张琪治疗慢性肾盂肾炎临床经验拾贝[J].黑龙江中医药,1994,23(6):1-2.

[4] 朱良春.国医大师临床经验实录·国医大师朱良春[M].北京:中国医药科技出版社,2011:142.

第十节 系膜增生性肾炎

利湿解毒饮(张琪)

【组成】 土茯苓 50g,白花蛇舌草 30g,益母草 30g,萆薢 20g,萹蓄 20g,山药 20g,薏苡仁 20g,滑石 20g,竹叶 15g,金樱子 15g,通草 10g,白茅根 25g。

【用法】 水煎服。

【功效】 清热,利湿,解毒。

【主治】 系膜增生性肾炎因湿热毒邪蕴结于下焦,精微外泄所致的蛋白尿。

【方解】 本病日久,水肿消退或轻度水肿,尿蛋白持续不消失,腰酸腰痛,周身困重,尿浑浊或黄赤,咽痛口苦,舌质红,苔白腻,脉滑数。张大师强调,应用清热利湿药时,要注意防止苦寒伤脾。此方皆淡渗利湿之品,务使清热不碍脾,利湿不伤阴,以轻灵淡渗取效。

益气养阴摄血合剂(张琪)

【组成】 侧柏炭 20g,党参 20g,地榆炭 20g,大黄炭 10g,阿胶 10g,蒲黄炭 15g,血余炭 15g,生地黄 25g,熟地黄 25g,黄芪 30g,小蓟 30g。

【用法】 水煎服。

【功效】 益气养阴。

【主治】 系膜增生性肾炎以反复不愈的血尿为主症,伴有周身乏力,气短心悸,腰膝酸软,咽干口燥,手足心热,舌淡,脉沉数或细数无力。

【方解】 以黄芪补气,二地黄、阿胶滋阴益气以固摄,诸炭止血,标本兼顾。此时如单纯见血止血,则血更难止,以补气滋阴从本论治,达到固涩止血之效。

参考文献

孙元莹,吴深涛,姜德友.张琪教授治疗系膜增殖性肾炎的经验[J].山西中医,2006,22(4):7-10.

第十一节 狼疮性肾炎

狼疮肝肾方（周仲瑛）

【组成】 十大功劳,生地黄,制黄精,制何首乌,枸杞子,石斛,秦艽,漏芦,紫草,乌梢蛇,炙僵蚕,白薇,凌霄花。

【用法】 水煎服。

【功效】 培补肝肾,补血益精,祛风解毒。

【主治】 狼疮性肾炎之肝肾阴虚、风毒留恋证。症见低热绵绵,或时起时平,面颧升火,皮疹色暗,腰膝酸痛,头晕耳鸣,关节酸楚,头发稀疏或焦枯,月经不调或经闭不行,小便短少,大便偏干,舌质红少泽或有裂纹,苔少,脉细数。

【方解】 十大功劳滋阴清热解毒,是为君药。臣以生地黄、制黄精、石斛补肾阴,枸杞子补肝阴,制何首乌补血以益精,是取其“精血同源”之意;秦艽、乌梢蛇、炙僵蚕祛风通络;漏芦、紫草、白薇、凌霄花清热解毒,佐助君臣以清热解毒。诸药合用,共奏培补肝肾、补血益精、祛风解毒之功。

参考文献

杜新,王敬卿.周仲瑛治疗狼疮性肾炎经验[J].中医杂志,2002,43(11):814-815.

第十二节 急性肾功能不全

加减解毒活血汤（张琪）

【组成】 连翘20g,桃仁15g,红花15g,赤芍20g,生地黄20g,葛根15g,当归15g,牡丹皮15g,丹参20g,柴胡20g,枳壳15g,甘草10g,大黄7g。

【用法】 水煎服。

【功效】 清热解毒,活血化瘀。

【主治】 急性肾功能不全属毒邪壅滞、气血凝结之邪实证。症见头痛少寐,五心烦热,扰闹不宁,恶心呕吐,面色青晦不泽,舌紫或舌有瘀斑,少苔或无苔,舌下静脉紫暗,脉弦或脉弦数。

【方解】 急性肾功能不全治法同王清任《医林改错》解毒活血汤原方主治病症(瘟毒烧炼,气血凝结,上吐下泻)。两者虽病因相异,但病机相同,异病同治,故以解毒活血汤加减治疗急性肾衰。张大师以此方加牡丹皮、丹参和大黄,用于急、慢性肾衰,湿浊毒邪日久入血,造成气血凝滞、血络瘀阻者。

参考文献

黄彦彬,张佩青,张玉梅,等.张琪辨治泌尿系疾病经验举隅[J].中国中医药信息杂志,2009,16(7):84-85.

第十三节　慢性肾功能不全

化浊泻热饮（张琪）

【组成】　醋炙大黄 10g,黄连 10g,黄芩 10g,草果 15g,藿香 15g,苍术 10g,紫苏 10g,陈皮 10g,半夏 15g,砂仁 10g,甘草 10g,生姜 15g。

【用法】　水煎服。

【功效】　芳化湿浊,苦寒泻热。

【主治】　慢性肾功能不全以恶心呕吐,胃脘胀满,口气秽臭,尿素氮及肌酐明显增高表现为主者。症见舌质淡,舌体胖大,舌苔垢腻,脉弦滑或脉沉滑。

【方解】　本方用醋炙大黄、黄连、黄芩苦寒泻热,砂仁、草果、藿香、苍术等芳香辛开,化浊除湿,两类药熔于一炉,相互调剂,既不致苦寒伤胃,又无辛燥伤阴之弊,其目的在于使湿浊毒热之邪得以蠲除。本方主药为大黄、草果二味。关于大黄降尿素氮,必须是湿热毒邪壅结者方为适宜,反之不仅无效,更能促使病情恶化。临床确见属于脾胃寒湿者,医者一味用大黄降尿素氮,反而加重脾阳虚衰,化源匮乏,病情加重。关于草果,亦为本方首选药,该药辛温燥烈,善除脾胃之寒湿,慢性肾功能不全氮质潴留,湿毒内蕴,非此辛温燥烈之品不能除。然湿蕴化热,又必须伍以大黄、黄连以泻热开痞。此病病情多较急重,用此方以缓解病情,为治标之法。

归芍六君子汤（张琪）

【组成】　人参 15g,白术 15g,茯苓 15g,甘草 10g,半夏 15g,陈皮 15g,当归 15g,白芍 20g,何首乌 15g,砂仁 10g。

【用法】　水煎服。

【功效】　益气健脾,养血敛阴。

【主治】　慢性肾功能不全属脾肾虚衰、气血不足,临床以贫血表现为主者。症见面色无华,体倦乏力,气短懒言,纳少腹胀,腰酸膝软,或口淡不渴,大便不实,夜尿清长,舌淡嫩有齿痕,脉象沉弱。

【加减】　湿浊偏盛者,加草果、苍术;湿浊化热盛者,加大黄、黄连、黄芩;呕吐甚者,加紫苏、藿香;阴虚明显者,加熟地黄、山茱萸、枸杞子;阳虚明显者,加附子、淫羊藿。

【方解】　本方即常用方药六君子汤(人参、白术、茯苓、甘草、陈皮、半夏)加当归、白芍、何首乌、砂仁而成。慢性肾衰病位虽在肾,然以阴阳俱虚者居多,此时用温补刚燥之药,则使阴虚愈甚,临床出现诸如五心烦热、咽干鼻衄等症。此时若纯用甘寒益阴之品,则阴柔滋腻,有碍阳气之布化,影响脾之运化功能,腹胀满、便溏、呕逆诸症亦加重,且脾胃受损则药难达病所。此时只能抓住健运脾胃、升清降浊、调理阴阳这个关键环节。因此,选用气味中和之六君子调理脾胃,资助化源,补益气血,最为适宜。但此方人参甘温,白术苦温,虽有茯苓之淡渗,甘草之甘平,但仍偏于燥,且重于补气,故于原方加入当归、白芍二药,白芍酸苦微寒,敛阴养血,当归为补血润药。二药一则可以调剂六君子汤之偏于燥,二则助六君子以补血,使补血与补气并重,脾胃得以调动,进食增加,营血化源得复,体现了张大师善用"欲求阴阳和者,必求之于中气"之说,临床颇见效验。用何首乌以助当归、白芍益精血,用砂仁以助半夏、陈皮行气健脾。

扶正化浊活血方(张琪)

【组成】 红参15g,白术15g,茯苓15g,菟丝子15g,熟地黄15g,黄连15g,大黄7g,草果10g,半夏15g,桃仁15g,红花15g,丹参20g,赤芍20g,连翘20g,甘草10g。

【用法】 水煎服。

【功效】 补脾肾,泻湿浊,解毒活血。

【主治】 慢性肾功能不全为脾肾两虚,湿浊毒邪内蕴,血络瘀阻,本虚标实,虚实夹杂者。症见头晕,倦怠乏力,气短懒言,唇淡,腰膝酸软,腹胀呕恶,口中秽味,舌淡或舌淡紫苔厚,脉沉滑。

【方解】 本方以红参、白术、茯苓、甘草合用,取四君子汤益气健脾之意,助气血生化之源;菟丝子、熟地黄补肾益精养血;连翘、大黄、黄连合草果、半夏解毒泻热化浊;桃仁、红花、丹参、赤芍活血化瘀。该方通补兼施,正邪兼顾,补与泄熔于一炉,补得消则补而不滞,消得补则泄浊益彰。

脾肾双补方(张琪)

【组成】 黄芪30g,党参20g,白术20g,当归20g,何首乌20g,五味子15g,熟地黄20g,菟丝子20g,女贞子20g,山茱萸20g,淫羊藿15g,仙茅15g,枸杞子20g,丹参15g,山楂15g,益母草30g,山药20g。

【用法】 水煎服。

【功效】 气血并治,脾肾双补。

【主治】 慢性肾功能不全之脾肾两虚证。症见头晕眼花,神疲乏力,纳差,面色苍白,心悸失眠,腰酸腿软,舌淡苔白,脉细。

【方解】 方中党参、黄芪、白术、山药健脾益气,何首乌、淫羊藿、仙茅、菟丝子温补肾阳而不燥,枸杞子、山茱萸、熟地黄、五味子滋助肾阴,与参、术合用既不妨碍脾之运化功能,又与温补肾阳相伍,使阴阳调济以助肾气,从而恢复肾之功能,助化源益气补血。慢性肾衰其病本在于脾肾两虚,此方为固本之药,妙在又加入丹参、当归、益母草、山楂活血之品,改善肾之血流量,补消配合,其效颇佳。

加味甘露饮（张琪）

【组成】 生地黄 15g,熟地黄 15g,茵陈 15g,黄芩 10g,枳壳 15g,枇杷叶 15g,石斛 15g,天冬 15g,麦冬 15g,沙参 15g,天花粉 15g,芦根 20g,瞿麦 20g,萹蓄 20g,麦芽 20g,佛手 10g。

【用法】 水煎服。

【功效】 养阴清热,利湿和胃。

【主治】 慢性肾功能不全之脾胃阴亏、湿热不得运行之证。症见口干舌光不欲饮,恶心厌食,饮不欲食,胃脘灼热隐痛,嘈杂,五心烦热,口臭有氨味,鼻衄或齿衄,脉细数。

【方解】 本方二地、石斛、二冬滋养脾胃之阴;阴亏又由热耗,用黄芩、茵陈清热,所谓清热存阴。枇杷叶降逆气,枳壳行气和胃,天花粉润肺生津,麦芽、佛手开胃醒脾,与甘寒药合用防其滋腻,有助于脾之运化。

补脾肾泄浊汤（张琪）

【组成】 人参 15g,白术 15g,茯苓 15g,菟丝子 20g,熟地黄 20g,淫羊藿 15g,黄连 10g,大黄 7g,草果 10g,半夏 15g,桃仁 15g,红花 15g,丹参 20g,赤芍 15g,甘草 15g。

【用法】 水煎服。

【功效】 健脾补肾,活血泄浊。

【主治】 慢性肾功能不全之脾肾两虚,阴阳俱伤,湿毒贮留证。症见面色㿠白,头眩,倦怠乏力,气短懒言,唇淡舌淡,腰膝酸软,腹胀呕恶,口中秽味,舌淡紫苔厚,脉沉滑或脉沉缓。

【方解】 本方以益气健脾补肾之品与大黄、黄连、草果泄热化浊和桃仁、红花、丹参、赤芍活血之品共融一方,扶正祛邪,消补兼施。补得消则补而不滞,消得补则泄浊作用益彰,临床屡用此方取效明显。一则可以转危为安,二则可以明显延缓病势进展,氮质血症期大多可以缓解。

平胃化湿汤（张琪）

【组成】 草果 15g,苍术 15g,半夏 15g,厚朴 10g,紫苏 15g,砂仁 15g,陈皮 15g,甘草 5g,芦根 15g,竹茹 15g,生姜 15g,茯苓 15g。

【用法】 水煎服。

【功效】 芳香醒脾,利湿化浊。

【主治】 慢性肾衰之湿邪中阻,脾阳不振证。症见恶心呕吐,胃脘胀满,口气秽臭,头晕身重,倦怠乏力,烦闷,舌苔白腻,脉缓。

【方解】 平胃化湿汤即在温胆汤的基础上加草果、砂仁、生姜、苍术燥湿温脾,辛化痰浊,醒脾除湿;紫苏、厚朴芳化湿邪,消除痞满;复用芦根、竹茹以降逆止呕。共奏散湿除满、降逆止呕之效。

灌肠方(张琪)

【组成】 大黄30g,槐花30g,积雪草30g,紫苏叶10g,益母草30g。

【用法】 水煎,煎至200mL,紫金锭3片,熔化,保留灌肠。

【功效】 清热解毒。

【主治】 尿毒症,昏迷,脓毒血症。

【方解】 中药灌肠法始见于汉代医家张仲景《伤寒论》,此法使药物吸收完全,生物利用度高,吸收快,显效速,甚至可与静脉注射相媲美,且直肠给药,50%～70%药物不经肝脏,直接进入大循环,减轻肝脏损伤,对急症患者有利。目前,中药灌肠法在内科、外科、妇科、儿科各科急症治疗中应用广泛。诸药合用,可凉血止血,利水消肿,清热解毒,可解尿毒症等热毒,使毒邪有出路。

消水汤(张琪)

【组成】 海藻40g,牡蛎30g,牵牛子15g,槟榔20g,郁李仁20g,泽泻25g,猪苓20g,茯苓30g,车前子50g,王不留行20g,肉桂10g,枳实15g,厚朴15g,木香10g。

【用法】 水煎服。

【功效】 健脾暖肾,清热化湿,散瘀利水。

【主治】 慢性肾脏病由于脾肾虚损,湿热,瘀血壅结三焦所致。临床症见水肿日久,遍身手足俱胀,面目亦浮,口不渴而皮毛出水,手按其肤如泥,喘息口渴,口干咽干,小便不利,大便秘结,脘腹胀满,舌质红,舌苔白厚,脉象沉数或沉滑有力。亦适用于肝硬化腹水、营养不良性水肿等出现腹水者。

【方解】 本方从决水汤加减化裁而成。决水汤出自清代《辨证录》,由茯苓、车前子、王不留行、肉桂、赤小豆组成。《辨证录·臌胀门》云:"人有水肿既久,遍身手足俱胀,面目亦浮,口不渴而皮毛出水,手按其肤如泥,此真水臌也……方用决水汤……"原方重用茯苓、车前子,其功散瘀利水,健脾温肾,以补脾渗湿为主,纯属脾虚者有效。而慢性肾脏病高度水肿多虚实夹杂,必须攻补兼施,方能奏效。张大师在原方基础上加入海藻、牡蛎、牵牛子、槟榔、郁李仁、泽泻、猪苓、木香、枳实、厚朴。方中海藻为治腹水之要药。《千金方》治大腹水肿,气息不通,危在旦夕之大腹千金散即以此药为君。海藻、牡蛎、牵牛子软坚散结,攻逐水饮,以之治大腹水肿,其效甚佳;槟榔、郁李仁破坚攻积,使水从大便排出;泽泻、猪苓、茯苓、车前子清热利水,使水从小便排出。水与气同出一源,气滞则水停,气顺则水行,故用木香、枳实、厚朴行气导滞利水;王不留行善于通利血脉,行而不走,走而不守,且有利尿作用,故有活血利尿消肿之功;茯苓、泽泻益气健脾利湿,脾气健则运化功能复常,水湿得以正常分布自无停蓄为患;肉桂温肾阳,肾阳充则恢复其开阖功能,小便自利。诸药共奏寒温并用、消补兼施、上下分消之功。

治尿毒症自拟方(邓铁涛)

【组成】 熟附子 10g,肉桂心(焗服)2g(或桂枝 10g),白芍 15g,茯苓 15g,白术 15g,生姜 10g,猪苓 30g,茯苓皮 30g,益母草 30g。

【用法】 水煎服。宜与灌肠方同用。

【功效】 温阳利水。

【主治】 尿毒症。

【方解】 本方以熟附子为君药,本品辛甘性热,用之温肾助阳,以化气行水,兼暖脾土,以温运水湿。臣以茯苓利水渗湿,使水邪从小便去;白术健脾燥湿。佐以生姜之温散,既助熟附子温阳散寒,又合茯苓、白术宣散水湿。白芍亦为佐药,其义有二:一者利小便以行水气,《神农本草经》言其能"利小便",《名医别录》亦谓之"去水气,利膀胱、大小肠";二者可防止熟附子燥热伤阴,以利于久服缓治。肉桂心可温通经脉,散寒止痛;益母草取其活血利水消肿之义。如此组方,温脾肾以助阳气,利小便以祛水邪。

肾衰灌肠方(朱良春)

【组成】 生大黄 10～20g,白花蛇舌草 30g,六月雪 30g,丹参 20g。

【用法】 合方煎成 200mL,保留灌肠,每日 1～2 次。

【功效】 化湿热,利水毒,泻浊瘀。

【主治】 慢性肾衰、尿毒症者。

【加减】 有阴凝征象者,加熟附子 15g、苍术 20g;血压较高或有出血倾向者,加生槐米 45g、广地龙 15g;湿热明显者,加生黄柏 20g;阴虚者,加生地黄 20g、川石斛 20g。

【方解】 朱大师认为,慢性肾衰,肾虚为本,湿热、水毒、浊瘀为标。尤其是在尿毒症阶段,更不能只治本不治标。因此时血尿素氮和肌酐指标明显升高,这是观察尿毒症轻重的重要标志,所以降低血尿素氮和肌酐为治疗本病的关键。在温肾、补肾的同时,必须配合化湿热、利水毒、泄浊瘀之品,才能降低血尿素氮和肌酐,而有利于危机的逆转。清热解毒、活血化瘀法有抑菌抗感染,改善微循环,解除肾小动脉痉挛,增加肾血流量,抑制或减轻变态反应性损害等作用。

在肾衰的尿毒症阶段,由于血尿素氮和肌酐持续升高,浊阴上干,出现频繁呕吐,症情危笃,服药困难。采取中药保留灌肠,是一种有效的措施,也可以说是"中药肠道透析法"。部分药液可在结肠内吸收,部分则直接发挥作用,它对呕吐、厌食、乏力、血压升高及防止感染与出血有明显作用,并可降低血尿素氮和肌酐,使此等毒性物质从肠道排出;还可降低血钾,减轻肾周围水肿,改善肾血流量,有利于肾功能之恢复,促使症情好转。灌肠方由清泻、解毒、化瘀之品组成。

朱大师认为,慢性肾炎由于病程较长,体气亏虚,在治疗好转的情况下,必须继续治疗,以期巩固,切不可停药过早。在病情稳定后,应长期服用丸剂以巩固疗效,偏阴虚者可选六味地黄丸,偏阳虚者则用金匮肾气丸。而冬虫夏草不仅可以巩固疗效,而且有改善肾功能及提高细胞免疫功能的作用,对血尿素氮和肌酐均有降低作用,同时对其以外的中分子代谢产物可起到某种调节作用,是治疗重度慢性肾炎和巩固疗效之佳品。每日用1g煎汤,连渣服用;或研末胶囊装盛,每日服4粒。

同时,慢性肾炎患者在康复期间要注意生活多样化、节律化,静中寓动,在体力许可的情况下,做些户外活动,以适应时令变化,避免呼吸道感染,以免诱发宿疾;在饮食方面要以清补为主,不宜食用辛辣刺激以及含盐分过高的食物,这对配合药物治疗的作用是不可低估的。

参考文献

[1] 张佩青.张琪教授辨治慢性肾病的经验(二)[J].中国临床医生,2000,28(3):14-17.

[2] 徐大基,林启展,陈彩凤.张琪教授"保元降浊八法"治疗慢性肾衰的学术思想探讨[J].福建中医药,2004,35(2):3-4.

[3] 徐大基,林启展,陈彩凤.张琪教授治疗慢性肾衰的组方思路考释[J].中医药学刊,2004,22(6):976-978.

[4] 张佩青.国医大师临床经验实录·国医大师张琪[M].北京:中国医药科技出版社,2011:140-141.

[5] 邓铁涛.邓铁涛临床经验辑要[M].北京:中国医药科技出版社,1998:222.

[6] 朱良春.国医大师临床经验实录·国医大师朱良春[M].北京:中国医药科技出版社,2011:142-144.

国医大师专病验方集

第6章　肢体经络病症

第一节 痹 病

温经蠲痛汤（朱良春）

【组成】 当归 10g,熟地黄 15g,淫羊藿 15g,川桂枝 10g,乌梢蛇 10g,鹿衔草 30g,制川乌 10g,甘草 5g。

【用法】 水煎服。

【功效】 益气血,补肾督,逐邪温经,散寒除湿。

【主治】 虚痹者。

【加减】 风胜者,加钻地风 30g;湿胜者,加苍术 10g、白术 10g、生薏苡仁 15g、熟薏苡仁 15g;关节肿胀明显者,加白芥子 10g、穿山甲(已禁用)10g、泽泻 30g、泽兰 30g;寒胜者,制川乌加至 20g,加制草乌 10～20g,并加制附片 10～15g;痛剧者,加炙全蝎(研粉吞服)3g 或炙蜈蚣 1～2 条;刺痛者,加土鳖虫 10g、三七粉 3g、延胡索 30g;体虚者,淫羊藿加至 20～30g,并加菟丝子 30g;气血两亏者,黄芪、党参也可以用。

【方解】 朱大师认为,痹病的治疗原则不外寒者温之,热者清之,留者去之,虚者补之。初起或病程不长,患者全面状况尚好者,风寒湿痹自以温散、温通为正治,湿热痹则以清热利湿为主。久病则邪未去而正已伤,故其证多错综复杂。久病多虚,而久病亦多痰瘀、寒湿、湿热互结,且古人还有"久痛入络"之说,如此则邪正混淆,胶着难解,不易取效。对此,朱大师认为应当通盘考虑,总之以攻不伤正、补不碍邪为基本指导思想。张介宾说:"风痹之症,大抵因虚者多,因寒者多。惟血气不充,故风寒得以入之;惟阴邪留滞,故筋脉为之不利。此痹之大端也。"痹病之形成,与正气亏虚密切相关,即其初起,也要充分顾护正气。一般不用防风汤、羌活胜湿汤之类,朱大师自拟温经蠲痛汤。若病久失治,阴阳气血亏损,病邪深入经隧骨骺,正气既已不足,诸邪混杂,更难剔除,致筋骨损害,疼痛持续,正如金代以攻逐著称于世的张子和所说"虽遇良医,亦不能善图"了。此际应当扶正与逐邪并重,扶正不仅着眼于气血,更要考虑督脉与肾,盖肾主骨,而督脉总督一身之阳也。常用黄芪、当归补气血;淫羊藿、鹿角片、地黄、蜂房补肾督;逐邪则多用全蝎、蜈蚣、水蛭、土鳖虫之类虫蚁搜剔之品,配合川乌、桂枝之温经散寒;苍术、薏苡仁、草薢之健脾除湿。俾正气充足,邪无容身之所,则阳得以运,气得以煦,血得以行,而顽疾斯愈矣。

益肾蠲痹丸（朱良春）

【组成】 生地黄、熟地黄、当归、淫羊藿、全蝎、蜈蚣、蜂房(清炒)、骨碎补、广地龙(酒制)、乌梢蛇(酒制)、延胡索、徐长卿、土鳖虫、僵蚕(麸炒)、鹿衔草、寻骨风、老鹳草、鸡血藤、蓓草、虎杖。

【用法】 温开水冲服。

【功效】　温补肾阳,益肾壮督,搜风剔邪,蠲痹通络。

【主治】　症见恶寒,关节疼痛、肿大,屈伸不利,肌肉疼痛、瘦削或僵硬、畸形的顽痹,即类风湿关节炎者。

【方解】　朱大师认为,类风湿关节炎类似于《金匮要略》之历节病、宋代《太平圣惠方》之顽痹,以其症情顽缠,久治难愈,绝非一般祛风、燥湿、散寒、通络之品所能奏效,并认为顽痹具有久痛多瘀、久痛入络、多痛多虚及久必及肾的特点。同时,患者有阳气先虚的因素,病邪遂乘虚袭踞经隧,气血为邪所阻,壅滞经脉,留滞于内,深入骨骱,胶着不去,痰瘀交阻,凝涩不通,邪正混淆,如油入面,肿痛以作,故治颇棘手,不易速效。通过长期实践,朱大师明确认识到此证久治不愈者,既有正虚的一面,又有邪实的一面,且其病变在骨质,骨为肾所主,故确定益肾壮督以治其本,蠲痹通络以治其标。组方用药时,又根据虫类药"搜剔钻透祛邪"的特性,集中使用之,有协同加强之功,故益肾蠲痹丸的立方,除选草木之品以补肾培本之外,又借虫类血肉有情之品搜风逐邪,散瘀涤痰,标本并顾。

四藤二龙汤(卢芳)

【组成】　忍冬藤 15g,络石藤 15g,鸡血藤 15g,雷公藤 1~5g(先煎),穿山龙 30g,地龙 10g。

【用法】　水煎服。

【功效】　清热凉血,祛瘀通络止痛。

【主治】　风湿热痹(类风湿性关节炎)。症见各种关节红肿热痛。

【方解】　痹病病因虽多,风邪为首因,但均夹有湿热等邪郁滞,故方中配用忍冬藤、络石藤为君。方中忍冬藤味甘,性寒,归肺、胃经,清热解毒,疏风通络,能清络中之热,通络中之滞,可清热祛风活络;络石藤味苦,性温,善利关节,走经脉,凉血消肿,祛风通络,能祛络中之郁瘀。二者相伍,清热除风湿利关节,解气分之热毒而渗湿,走表达里,以攻热毒滞邪之处。臣药雷公藤味苦辛,性凉,具有清热除湿消肿、舒筋活络止痛之功,不但能消络中之热,解络中之毒,且能通络之瘀。佐药鸡血藤味甘,性温,归肾经,入血分,补血活血,通络散滞,能养络中之血。鸡血藤质润行散,补血活血舒筋,常用于治疗肢体及腰膝疼痛、麻木不仁等症状。穿山龙味甘苦,性微寒,祛风除湿,活血通络,可走可守,能补能通;地龙力专善走血分,通瘀滞之血脉,透骨搜风剔邪。二者配伍,则使壅塞之血脉得通,通则不痛,以改善晨间关节疼痛肿胀僵硬、活动不利等症状。合忍冬藤、络石藤入气分清热化湿,舒筋活络,以缓解关节的红肿热痛等。综观全方,具有祛风通络、清热化湿、通痹止痛之功。

黄芪虫藤饮（熊继柏）

【组成】 黄芪30～120g,僵蚕10g,蝉蜕10g,地龙10g[或全蝎6g、蜈蚣1条、炮穿山甲(已禁用)3～6g,择其2～3味入方中,或入丸散],鸡血藤15g,钩藤15g(或络石藤、海风藤、忍冬藤各15g,择其2～3味入方中)。

【用法】 水煎服。

【功效】 益气通络,止痛止麻。

【主治】 久病气虚肢体疼痛、麻木、僵硬等病证。

【方解】 本方以黄芪为君,重用30～120g,取补阳还五汤之意,达益气活血之功,直接针对久病气虚导致的肢体麻木、乏力的主病主症;以僵蚕、蝉蜕等虫类药(择其2～3味)为臣药,取虫类药解痉止痛,搜风剔络以通络之用;以鸡血藤、钩藤等藤类药为佐使药,取藤类药"以藤通络"达到通络止麻止痛之功,同时藤类药还有引经直达病所之功。诸药合用,共奏益气通络、止痛止麻之功,针对久病气虚导致的肢体疼痛、麻木、僵硬等有较好的作用,经数年临证实践疗效甚好。

四虫片（尚德俊）

【组成】 蜈蚣,全蝎,土鳖虫,地龙。

【用法】 将四种虫类药物等分研磨成细粉,加入蔗糖糖浆、干淀粉、淀粉泡腾剂等赋形剂制备而成。口服。

【功效】 祛风通络,舒筋镇痉,逐瘀止痛,解毒散结。

【主治】 痹病之血瘀-瘀毒证。

【方解】 地龙,又称蚯蚓,味咸,性寒,主要具有清热止痉、平肝息风、平喘、通络、利尿的功效;全蝎,又称全虫,味辛而咸,性平,有毒,有息风止痉、攻毒散结、通络止痛之功效;蜈蚣,又称天龙、百脚,味辛,性温,有毒,有息风镇痉、攻毒散结、通络止痛之功效;土鳖虫,又称土元,性寒,味咸,有小毒,有破瘀血、续筋骨、消肿散结之功效。全蝎与蜈蚣两药均有毒,主归肝经,功效相同,故两者多相须为用,成为临床常用的药对之一。综合四虫功效,兼具活血通络、攻毒散结、息风止痉的功效。药理研究发现,地龙有抗血栓、抗肿瘤、调节免疫、降压、抗心律失常、镇痛消炎等作用,在周围血管疾病治疗中主要是应用其抗血栓、镇痛、消炎的作用,其体内溶栓成分主要是蚓激酶,其主要活性部分为蚯蚓纤维蛋白溶解酶,并具有抗凝、降纤作用。药理研究发现,全蝎有镇痛、抗惊厥、抗肿瘤、抗血栓、抗凝、调节免疫等作用,蝎毒对内脏痛、躯体痛、癌肿疼痛等均有确切的疗效,对多种急、慢性疼痛有较强抑制作用。此外研究表明,全蝎纯化液可以促纤溶活性而抑制血栓形成。药理研究发现,蜈蚣具有调节脂质代谢、保护内皮细胞、抗动脉硬化、改善血液流变学、抗凝的作用。土鳖虫具有抗凝、抗栓、抗氧自由基及保护血管内皮细胞的作用,土鳖虫纤溶活性蛋白能部分抑制凝血途径,激活纤溶系统,抑制血栓形成。综合现代药理研究发现,针对周围血管疾病,四种虫类药物合用有抗血栓、抗凝、改善血液流变学、降低血脂、抗氧自由基及保护血管内皮细胞、调节免疫、镇痛、消炎等多重作用,这些作用是四种虫类药物活血化瘀功效的体现。四味虫类药物均有活血之功效,其中土鳖虫破瘀血,蜈蚣、全蝎、地龙通经络,可以祛除血瘀日久产生的瘀毒;土鳖虫、蜈蚣、全蝎均可消癥散结,对于瘀毒化生的痰毒有很好的清除功效;地龙、土鳖虫性寒,蜈蚣、全蝎味辛能散,能祛热毒之邪。四药等份为用,没有按照经方的君臣佐使来组方,而是相须相使,相辅为用,以祛除瘀毒为主,兼以清化痰毒,祛散热毒,对于瘀毒日久所致痰、瘀、热毒互结之症尤为有效。四虫片无论是药物组分还是组方,对于血瘀-瘀毒症均有明确的治疗效果。

五藤蠲痹饮(刘祖贻)

【组成】 忍冬藤 30g,络石藤 30g,鸡血藤 15g,海风藤 15g,青风藤 30g,威灵仙 30g,秦艽 10g,豨莶草 10g,露蜂房 10g,全蝎 10g,水桑枝 15g。

【用法】 水煎服。

【功效】 清热解毒,利湿通络。

【主治】 尪痹(类风湿性关节炎)属湿热毒邪瘀阻证者。

【加减】 痛甚者,加乳香、没药;晨僵明显者,加乌梢蛇;关节畸形者,加胆南星、法半夏、土鳖虫。

【方解】 方中忍冬藤、络石藤,清热解毒,利湿通络除痹,为君药;青风藤、威灵仙解毒利湿,通络止痛效佳,鸡血藤、海风藤养血活血,祛湿通络,共为臣药;秦艽、豨莶草助君臣药,祛风湿,清热毒,利关节,露蜂房、全蝎解毒搜剔,可加强通络止痛之力,共为佐药;水桑枝祛湿除痹,引药上行为使药。《临证指南医案·痹》谓:"有暑伤气,湿热入络而痹者,用舒通脉络之剂,使清阳流行为主。"可知叶天士亦认为,本证虽为湿浊为患,但治疗亦当以"通"为要。他还进一步指出:"又有周痹、行痹、肢痹、筋痹及风寒湿三气杂合之痹,亦不外乎流畅气血,祛邪养正,宣通脉络诸法。"治疗本病,刘大师喜用藤类药物以祛筋骨络脉间诸邪。五藤蠲痹饮选取藤类为主药,此类药物善走行于筋脉、骨节之间,除湿通络之力尤佳。值得指出的是,湿为阴邪,若用药过凉,则湿邪凝结难解,病必难除,故方中虽以清热为主,但仍佐以温药。临床实践表明,寒温并用,并无化热,有加重病情之弊。

参考文献

[1] 朱良春.国医大师临床经验实录·国医大师朱良春[M].北京:中国医药科技出版社,2011:138-139,144-145.

[2] 朴勇洙,刘庆南,李倜,等.国医大师卢芳运用四藤二龙汤治疗类风湿关节炎经验[J].浙江中医药大学学报,2019,43(3):236-238.

［3］ 尹周安,孙桂香,刘朝圣,等.国医大师熊继柏临床组方用方的思路与经验［J］.中华中医药杂志,2019,34(7):3031-3034.

［4］ 张大伟,陈柏楠.尚德俊之四虫片药理分析［J］.中国中西医结合外科杂志,2017,23(2):217-219.

［5］ 刘芳,罗星,向茗,等.刘祖贻清热解毒利湿法治疗类风湿关节炎经验［J］.上海中医药杂志,2014,48(4):1-4.

第二节 头 痛

钩蝎散（朱良春）

【组成】 炙全蝎 9g,钩藤 9g,地龙 9g,紫河车 9g。

【用法】 上药共研细末,分作 10 包,每次服 1 包,每日 2 次。

【功效】 清心热,平肝风,补气血,益肝肾。

【主治】 偏头痛。

【方解】 朱大师认为,偏头痛之原因甚多,但均与肝阳偏亢,肝风上扰有关,每于气交换季,或辛劳、情志波动之际发作;患者痛眩呕吐,畏光怕烦,疲不能支,不仅发作时不能工作,久延屡发,亦且影响脑力及视力。某些病证极为顽固,用一般药物殊无效果,而朱大师自组经验方"钩蝎散",用后每获佳效。因为炙全蝎长于祛风平肝,解痉定痛,故取为主药;钩藤善于清心热、平肝风以为佐;"久痛多虚",又配伍以补气血、益肝肾的紫河车,以标本兼顾。

加味选奇汤（邓铁涛）

【组成】 防风 9g,羌活 9g,黄芩 9g,甘草 6g,白芍 12g,蒺藜 12g,菊花 9g。

【用法】 水煎服。

【功效】 祛风,清热,止痛。

【主治】 头痛,偏头痛,眉棱骨痛,三叉神经痛。

【加减】 阴虚明显者,以生地黄易黄芩,或以磁朱丸(神曲 120g,磁石 60g,朱砂 30g)与六味地黄丸治之,日服磁朱丸以镇摄其亢阳,晚服六味地黄丸以滋其肾阴;血瘀者,加茺蔚子 10g,牛膝 15g,稀莶草 15g,或用血府逐瘀汤。

【方解】 眉棱骨痛属内伤头痛范围,多与痰涎风热郁遏经络有关。选奇汤乃李东垣《兰室秘藏》为治眉骨痛不可忍所创之方,原方由炙甘草(夏月生用)、羌活、防风、黄芩组成。邓大师加减后用于治疗三叉神经痛效果甚好,对带状疱疹后遗神经痛等头面部疼痛也有良效。

天麻止痉散（熊继柏）

【组成】 天麻 15～20g,全蝎 6g,蜈蚣(去头足)1 条,僵蚕 10g,蝉蜕 10g。

【用法】 水煎服。

【功效】 解痉止痛。

【主治】 头痛头晕久治不愈。

【方解】 本方以擅于平肝息风、解痉止痛之天麻为君,历代医家皆以天麻为治疗头晕头痛之专药,如半夏白术天麻汤、天麻钩藤饮等皆以天麻冠于方名,凸显天麻治疗头晕头痛之疗效;以前人验方止痉散之全蝎配蜈蚣两药为臣,加强天麻解痉止痛之功效,且全蝎、蜈蚣还有搜风剔络之用,久病头痛,中医认为多为风邪入络,故用之;僵蚕、蝉蜕两药具有祛风化痰、解痉止痛之功,且性味偏凉,与性温之蜈蚣、全蝎寒温并用,使得整个处方性味平和,温而不燥,两药共为佐药。诸药合用,共奏解痉止头痛之功。本方临床用于头痛头晕之病久者效佳。

参考文献

[1] 朱良春.国医大师临床经验实录·国医大师朱良春[M].北京:中国医药科技出版社,2011:140.

[2] 刘小斌,郑洪.国医大师临床经验实录·国医大师邓铁涛[M].北京:中国医药科技出版社,2011:142-143.

[3] 尹周安,孙桂香,刘朝圣,等.国医大师熊继柏临床组方用方的思路与经验[J].中华中医药杂志,2019,34(7):3031-3034.

第三节 坐骨神经痛

芎桂通络止痛汤（张琪）

【组成】 川芎 15g,肉桂 10g,羌活 10g,独活 10g,桃仁 15g,当归 20g,防己 10g,防风 10g,苍术 15g,丹参 15g,秦艽 15g,甘草 10g,狗脊 15g。

【用法】 水煎服。

【功效】 祛风散寒除湿,活血通络。

【主治】 坐骨神经痛、神经根炎诸症,慢性肾小球肾炎、肾盂肾炎经治疗尿常规阴性仍腰痛不除者。由于风寒湿外袭,阻于脉络,血络瘀阻作痛,症见腰痛,遇寒则甚,喜温喜按,舌质淡或紫,苔白,脉沉。

【加减】 兼闪挫,可加乳香、没药、醋制大黄,其效甚佳;如寒甚,加附子、芦巴子;湿甚腰重痛,加薏苡仁、茯苓;风盛游走痛,加威灵仙;肾虚,加杜仲、熟地黄等。

【方解】 此方由川芎肉桂汤化裁而成,原方出自《东垣试效方》,谓:"(腰痛)皆为足太阳、足少阴血络中有凝血作痛，间有一二证属少阳胆经外络脉病，皆去血络之凝乃愈……只宜服药，通其经络，破其血络败血，以川芎肉桂汤主之。"方中羌活、独活、防己、苍术、防风、肉桂祛风寒除湿，桃仁、当归、川芎行血活血，加入丹参、秦艽增舒筋活血、祛风湿之效，更加狗脊强筋骨助肾。慢性肾小球肾炎、肾盂肾炎经治疗尿常规阴性仍腰痛不除者，从中医学角度考虑多属于外受风寒湿而得，侵犯肾脏，肾病虽愈但风寒湿邪留于经络，血络痹阻以致腰痛不除。因此，一方面祛风寒湿邪，另一方面活血通络多能取效。除此之外，属风寒湿之痹病腰痛亦皆有效，原方量不必拘泥，可变通应用。

参考文献

张佩青.国医大师临床经验实录·国医大师张琪[M].北京：中国医药科技出版社，2011：142-143.

第四节　重症肌无力

强肌健力饮（邓铁涛）

【组成】　黄芪20g，五爪龙15g，党参15g，白术15g，当归10g，升麻5g，柴胡10g，陈皮10g，甘草5g。

【用法】　水煎，每日1剂，分2次口服。

【功效】　补脾益气，强肌健力。

【主治】　重症肌无力（脾胃虚损型）者。症见眼睑下垂，四肢倦怠乏力，吞咽困难，纳差便溏，少气懒言，舌淡嫩，齿印，苔薄白或浊厚，脉虚大或弱。

【加减】　复视斜视者，可加何首乌以养肝血，或加枸杞子、山茱萸同补肝肾；抬颈无力或腰脊酸软者，加枸杞子、狗脊以补肾壮骨；腰酸、夜尿多者，加杜仲、桑螵蛸固肾缩泉；畏寒肢冷者，加巴戟天、淫羊藿以温肾壮阳；吞咽困难者，以枳壳易陈皮，加桔梗一升一降，以调气机；口干、舌苔花剥者，加石斛以养胃阴；舌苔白厚或白浊者，加茯苓、薏苡仁以化湿；咳嗽多痰者，加紫菀、百部、橘络以化痰；夜寐多梦、心烦失眠者，加熟枣仁、夜交藤以养心宁神。

【方解】　肌肉在五脏中属脾所主，脾为生化之源，脾虚则生化无权，气血不足，致肌肉无力。方中重用黄芪，甘温大补脾气，以作君药。五爪龙，粤人称之为"南芪"，与黄芪南北呼应，功能补脾益肺，生气而不助火，与党参、白术同助黄芪，加强补气之功，因血为气母，故用当归以养血生气，以上四药共助黄芪为臣。脾虚气陷，故用升麻、柴胡司升阳举陷之职；脾虚失运，且重用补气之品，则须防气滞，故用陈皮以反佐，达理气消滞之目的，与升麻、柴胡共为佐药。甘草和中，调和诸药，任使药之职。全方共奏补脾益肺、益气强肌之功。

参考文献

刘小斌,郑洪.国医大师临床经验实录·国医大师邓铁涛[M].北京:中国医药科技出版社,2011:134-136.

第五节 颈 椎 病

葛根姜黄散(熊继柏)

【组成】 葛根 30g,姜黄 15g,威灵仙 15g。

【用法】 水煎服。

【功效】 解痉缓急,活血通痹。

【主治】 颈痹(颈椎病、肩颈综合征、落枕)。症见颈部胀痛连及肩背。

【加减】 该方药简力专,还可以根据寒热虚实进行合方或化裁:风寒所致者,建议合用葛根汤或桂枝加葛根汤;气血不足者,合当归补血汤;精亏者,合用阳和汤;久痹入络者,加全蝎、蜈蚣之属通络止痛。

【方解】 熊大师认为,颈椎病、颈肩综合征、落枕等属于中医"颈痹"之范畴,多因外受风寒湿,或内因气滞血瘀痰湿阻滞所致,其导致疼痛的一个重要病机在于局部筋膜挛急,痰湿瘀阻。故本方为缓解局部筋膜挛急,活血祛湿通络而设。本方以葛根为君药,取其解痉缓急之功效,葛根乃治疗"颈项强痛"之专药,仲景葛根汤、桂枝加葛根汤即是明证;以擅长行气活血止痛之姜黄为臣,该药走肝、胆、三焦经而入肩背,古方蠲痹汤、吴鞠通中焦宣痹汤皆用姜黄;威灵仙,祛风除湿,通络止痛止麻,作为该方之佐使药,对于久病入络导致的麻木有较好的缓急作用。三药合用,共奏缓急止痛、通络止痹之功。

参考文献

尹周安,孙桂香,刘朝圣,等.国医大师熊继柏临床组方用方的思路与经验[J].中华中医药杂志,2019,34(7):3031-3034.

第7章 气血津液病症

第一节 糖 尿 病

消渴清（颜德馨）

【组成】 苍术,知母,蒲黄,地锦草,黄连。

【用法】 水煎服。

【功效】 养阴生津,健脾活血。

【主治】 糖尿病及胰岛素依赖者,对胃热炽盛,瘀热内结者尤宜。

【方解】 本方源自元代朱震亨《丹溪心法》,药用川黄连、天花粉、生地黄汁、藕汁、牛乳。前二药研细末,与后三汁调匀炖温服。主治消渴热盛者。颜大师取其意,组成消渴清。方中苍术健脾运脾,激发胰岛功能,以之为君;知母养阴清热,生津润燥,以之为臣,并可缓解苍术之燥性,刚柔相济,促使药性平和,汇固本清源于一体,能解决糖尿病阴虚内热常见症状;蒲黄,专入血分,以清香之气,兼行气分,故能导瘀结,降血脂,有效预防糖尿病合并症;地锦草清热凉血,化瘀通络,有降糖的作用,与蒲黄合用为佐;黄连清热燥湿,泻火解毒,用其为使。诸药合用,苦甘化阴,共奏养阴生津、健脾活血之功,对于胃热炽盛,瘀热内结之消渴证尤宜。验方充分体现了颜大师"脾胰同源"的学术思想,通过正本清源,即抓住健脾和活血化瘀来解决最棘手的胰岛素依赖及其并发症问题,打破了一般中医学视糖尿病为虚证、以补肾为主的治疗路线,在调节血糖过程中减少并发症,可提高患者生命质量。

益寿丸（张志远）

【组成】 黄芪 100g,苍术 50g,玄参 50g,山药 100g,玉竹 100g,桑叶 100g,黄精 100g,枸杞子 100g,茯苓 30g,阿胶 30g,佛手 20g,山楂 50g,金银花 30g,黄连 20g。

【用法】 水泛成丸,每次 10g,口服,每日 3 次,连用 2～5 个月。

【功效】 补气益阴,健脾益肾。

【主治】 糖尿病证属气阴两虚,脾肾不足者。

【方解】 黄芪、山药补脾益气,茯苓、苍术除湿益燥。脾喜燥而恶湿,《神农本草经》谓苍术"主风寒湿痹,死肌痉疸。作煎饵久服,轻身延年不饥"。玄参、桑叶、玉竹消火益阴,玄参味苦咸,性寒,桑叶,《本草经疏》谓其"无气味。详其主治,应是味甘气寒性无毒。甘所以益血,寒所以凉血,甘寒相合,故下气而益阴。是以能主阴虚寒热及因内热出汗"。玉竹甘平,可补中益气,除烦渴。山药、黄精、枸杞子、阿胶健脾益肾,阿胶为血肉有情之品,润而不燥。佛手、山楂行气消滞,可防滋腻过甚。黄连,《医学启源》谓其"泻心火,除脾胃中湿热,治烦躁恶心,郁热在中焦"。整方有补有泻,重在补气益阴,健脾益肾。方中金银花 30g,《本草备要·草部》谓其"甘寒入肺。散热解毒(清热即是解毒),补虚(凡物甘者皆补)疗风,养血止渴",《本经逢原·蔓草部》谓

"金银花芳香而甘,入脾通肺"。糖尿病上消为肺燥,金银花清肺散热,肺气得以肃降,中焦可滋脾阴、清虚热。

六两汤(张志远)

【组成】 玄参 30g,山药 30g,苍术 30g,黄精 30g,黄芪 30g,桑叶 30g。

【用法】 水煎服,每日 1 剂,分 3 次服。亦可碾末水泛成丸,每次 10g,每日 3 次,30 天为一疗程。

【功效】 补脾益气,滋阴补肾。

【主治】 糖尿病属脾气亏虚,肾阴不足证。

【方解】 每味药各 1 两,故名六两汤。张大师尤其推崇山药和黄精。山药气味甘平,原名薯蓣,乃药食两用品,能健脾、润肺、养肾、补中益气,治倦怠乏力、肺虚咳嗽、消渴、遗精、大便溏泻,为降血糖、治疗糖尿病的要药。黄精属野生植物,道教人士常采集蒸熟食之,尊为养生上品。它因能降血糖、血脂,预防糖尿病、中风,使人健康长寿,有"仙药"之称。黄精补气滋肾,可养脑益髓,延缓动脉硬化,抗早衰与阿尔茨海默病。同何首乌相比,其消血脂作用较逊,但降血糖的作用超出甚多,为何首乌所不及。山药温平,补脾、肺、肾三脏,山药色白,上可入肺,味甘入脾,可补益脾胃,液浓补肾,且肺为肾之母,肺金滋养肾水。黄精,《景岳全书·本草正》谓其"一名救穷草。味甘微辛,性温。能补中益气,安五脏,疗五劳七伤,助筋骨,益脾胃,润心肺,填精髓,耐寒暑,下三虫,久服延年不饥,发白更黑,齿落更生"。黄精同样可补肺、脾、肾三脏,兼顾上、中、下三焦。从这两味药的用法用量也可看出,张大师治疗糖尿病,上、中、下三焦均顾,重在补脾益气,滋阴补肾。

糖尿病基础方(吕景山)

【组成】 生黄芪 30～50g,山药 15g,炒苍术 15g,玄参 30g,紫丹参 30g,葛根 15g,熟地黄 10g,山茱萸 10g,肉桂 1～3g。

【用法】 水煎服。

【功效】 益气生津,滋阴润燥。

【主治】 各种类型的糖尿病。

【加减】 尿糖不降,津伤口渴者,加天花 15～30g、乌梅 10g;血糖持续不降者,加知母 10～15g、生石膏 30～50g;饥饿感明显,甚至不能忍耐者,加玉竹 15g、熟地黄 30g;烘热阵作者,加黄芩 10g、黄连 5g;上身燥热,下肢发凉者,加黄连 5g、桂枝 10g;尿酮体阳性者,加黄芩 10g、黄连 10g、茯苓 15g;夜尿频数者,加枸杞子 10g、川续断 15g;小便失控者,加生白果 10g、炒枳壳 15g;大便干燥,排之不易者,加当归 15g、生白芍 30g,或加何首乌、女贞子各 15g;皮肤瘙痒者,加蒺藜 10g、地肤子 15g;妇女前阴瘙痒者,加知母 10g、黄柏 10g;下肢水肿者,加防己 10g、茯苓 15g,或加草薢、石韦各 15g;

失眠者,加蒺藜 10g,首乌藤 15~30g;腰痛者,加川续断 15g,桑寄生 25g;两膝酸软无力者,加千年健、金毛狗脊各 15g,或加生黄芪 30g,仙茅 10~15g;肢体麻木者,加豨莶草 20g、鸡血藤 30g;视物模糊不清者,加川芎 10g、白芷 10g、菊花 10g;性功能减退、阳痿者,加仙茅 10g、淫羊藿 10g。

【方解】 吕大师治疗糖尿病经验方的四大对药分析如下:黄芪甘温,皮黄内白,质轻升浮,生品入药,升发之性为最,功专升阳举陷,温分肉,实腠理,补肺气,泻阴火,炙后入药,功擅补中气,益元气,温三焦,壮脾阳,利水消肿,生肌长肉,内托排脓;山药甘平,鲜品质润液浓,不热不燥,补而不腻,作用和缓,补胃,助消化,补中气,益气力,温分肉,润皮膜,炒黄入药,尚有人参之功,为补益之佳品。炒苍术味苦辛,性温,辛温升散,苦温燥湿,芳香化浊,醒脾开胃,升阳散郁,敛脾精,止漏浊;玄参咸寒,质润多液,色黑走肾,泻浮游之火,既能滋阴降火,泻火解毒,又能软坚散结,清利咽喉,润燥相济。丹参苦寒,色赤入走血分,既能活血化瘀,祛瘀生新,又能凉血消痈,镇静安神,降低血糖;葛根甘平,轻扬升散,既能发表散邪,解肌退热,疏通足太阳膀胱经经气,改善气血循环,还能扩张脑、心血管,改善脑、心血循环,降低血糖。二药伍用,相互促进,活血化瘀,祛瘀生新,降低血糖之力益彰。熟地黄甘温,味厚气薄,可补血生精,滋阴补肾,增强肾之活力;山茱萸酸温,温而不燥,补益肝肾,收敛元气,振奋精神,固涩防脱。熟地黄以补肾填精为主,山茱萸以敛精为要。二药参合,一补一敛,强阴益精,秘摄下元。加少量肉桂可补肾阳,以阳中求阴来治疗糖尿病病人。

培元通络方(郑新)

【组成】 黄芪 20g,熟地黄 10g,党参 10g,茯苓 10g,山药 10g,水蛭 5g,蚤休 5g,熟大黄 5g,黄蜀葵花 5g。

【用法】 水煎服。

【功效】 健脾益肾,通腑降浊,活血化瘀。

【主治】 糖尿病肾病。

【方解】 郑大师在"肾病三因论"学术思想指导下,诠释糖尿病肾病病位主要在肺、脾胃、肾,其中以肾为首要和根本,认为"肾精亏虚、命门火衰"为糖尿病肾病的基础病机;又因虚致实而产生湿、痰、瘀、浊等病理产物,从而提出了糖尿病肾病病机总特征为"脾肾亏虚,气阴两虚,肾络瘀阻"。培元通络方是郑大师治疗糖尿病肾病传承经验方,本方通过补脾来培益肾元,滋养阴精,通过渗湿、降浊、化瘀、行气等宣通肾络。方中黄芪,甘温,健脾以培育元气,为君药,早在《本草求真》中就有云黄芪"为补气诸药之最",李东垣曾指出"元气之充足,皆由脾胃之气无所伤,而后能滋养元气",故本方重用黄芪。熟地黄,厚味而微温,峻补肾阴,滋肾填精,肾精足则肾气化。党参、茯苓、山药,味甘而平淡,能健脾益气,渗湿利水,均为臣药。并佐以味苦寒的水蛭、蚤休、熟大黄、黄蜀葵花,活血祛瘀,清热解毒,搜风通络;且黄蜀葵花兼使药,有行气利水,防补药之滋腻,助动药之通络功效。诸药合用,共奏健脾补肾、益气养阴、祛瘀解毒、搜风通络之功。

参考文献

[1] 颜乾麟.国医大师临床经验实录・国医大师颜德馨[M].北京:中国医药科技出版社,2011:116.

[2] 王群,郑婧,石昆,等.张志远教授治疗糖尿病经验[J].中国中医药现代远程教育,2015,13(8):29-30.

[3] 郝重耀,吕玉娥.吕景山教授治疗糖尿病基础方对药分析[J].山西中医学院学报,2012,13(1):42-43.

[4] 刘洪,熊维建,黎颖,等.培元通络方对糖尿病肾脏病临床疗效及微炎症状态的影响[J].北京中医药大学学报,2018,41(5):428-433.

第二节 过敏性紫癜

凉血消癜汤(李济仁)

【组成】 生地黄15g,牡丹皮15g,炒栀子10g,地骨皮15g,仙鹤草20g,女贞子12g,墨旱莲15g,茜草炭15g,炙黄芪25g,当归15g,甘草10g。

【用法】 水煎服。

【功效】 清热凉血,益气摄血,活血化瘀。

【主治】 血小板减少性紫癜。

【方解】 血小板减少性紫癜之发生,中医认为因实热之邪迫血妄行,或因脾气虚损,统摄无权,或因阴虚内热,损伤脉络而致。离经之血,溢于肌肤,则成瘀血;瘀血阻塞脉道,致血不循经,又加重出血。故对该病施治应着重于热、气、血三个方面。治疗则以清热凉血、益气摄血、活血化瘀为关键。此方以生地黄、牡丹皮、炒栀子、地骨皮凉血清热,活血化瘀,为主药;仙鹤草、女贞子、墨旱莲、茜草炭凉血止血,为辅药;黄芪、当归益气补血。诸药合用,相辅相成,清热凉血而不损脾气,收敛止血而不留瘀,共奏气血同治之效。

参考文献

李艳.国医大师临床经验实录・国医大师李济仁[M].北京:中国医药科技出版社,2011:76-77.

第三节 郁 证

七叶汤（张志远）

【组成】 山楂叶 20g，枇杷叶 20g，藿香叶 15g，青橘叶 20g，薄荷叶 15g，合欢叶 20g，佩兰叶 20g。

【用法】 水煎服。

【功效】 开泄疏散，通利气机，舒畅情志。

【主治】 郁证之肝气郁结证。症见胸闷，厌食，嗳气，心烦，失眠，背胀，胁肋乳房胀痛。

【方解】 张大师在医友赵瑞云家传六叶汤的基础上，加入佩兰叶芳香化浊，创立七叶汤。叶类中药质地轻薄，药性平和，易于宣散。其中山楂叶味酸，性平，可活血化瘀，理气通脉；枇杷叶味苦，性微寒，可清肺和胃，降气祛痰；藿香叶味辛，性温，可化湿醒脾，辟秽和中；青橘叶味辛、微苦，性平，可疏肝行气，降逆散结；薄荷叶味辛，性凉，可清利头目，疏肝行气；合欢叶味甘，性平，可舒郁理气，养血安神；佩兰叶味辛，性平，可芳香化浊，醒脾开胃。全方仅七味中药，却能够疏肝解郁，清利头目，养心安神，宣肺健脾。

大解丹（张志远）

【组成】 郁金 150g，香附 50g，半夏曲 30g，栀子 30g，苍术 30g，柴胡 30g，黄连 30g，甘松 30g，胆南星 30g，丹参 30g，川芎 30g，芦荟 15g，青黛 15g，大黄 10g，九节菖蒲 30g。

【用法】 碾末，水泛为丸，口服，每日 3 次，每次 6～10g，连用 20～50 天为一个疗程。

【功效】 理气解郁，清热除烦，安神定志。

【主治】 郁证之气郁化火证。症见心悸，多疑，焦虑，烦躁易怒，思虑过度，坐卧不安，注意力不集中，小事纠缠不已，失去自控力。

【方解】 张大师以丹溪越鞠丸加减，创制大解丹。其中甘松可以行气散寒，开郁醒脾，调达情志，《开宝方》言"（甘松）主心腹卒痛，散满下气，皆取温香行散之意。其气芳香，入脾胃药中，大有扶脾顺气，开胃消食之功"。青黛清热凉血，泻火定惊，《本草分经·通行经络》记载"（青黛）咸，寒。泻肝，散五脏郁火，解中下焦蓄蕴风热，敷痈疮"。丹参活血祛瘀。黄连清心除烦。大黄、芦荟解毒通便，使邪热得从大便解。全方配伍严谨，共奏理气解郁、清热除烦、安神定志之功。

卧倒汤(张志远)

【组成】 夜交藤 90g,罂粟壳 9g,半夏 6g。

【用法】 水煎服,每日 1 剂,分 3 次温服。

【功效】 补益心脾,安神敛气。

【主治】 郁证之心脾气虚证。症见多思善疑,头晕神疲,心悸胆怯,面色不华,善太息,失眠,健忘,纳差。

【方解】 方中重用夜交藤为君以养心安神,通络祛风。佐以半夏健脾和胃,消痞散结;罂粟壳味酸涩,性平,有毒,归肺、大肠、肾经。《医学启源·法象余品》言"(罂粟壳)酸涩,固收正气",《滇南本草》载其"收敛肺气,止咳嗽"。中医认为悲忧伤肺,长期失眠抑郁可耗伤肺气,致肺失宣肃,悲忧更甚;另外肺金不固则无力克制肝木,易使肝阳上亢,情绪失控,夜寐难安。故用罂粟壳涩敛肺气,固收正气,看似意料之外却在情理之中。全方仅三味中药,却可作用于心、脾、肺三脏,攻补兼施,安神敛气。

复正丹(张志远)

【组成】 炙远志 100g,灵芝 100g,茯苓 50g,石菖蒲 50g,当归 50g,人参 30g,丹参 50g,川芎 20g,龟板胶 100g,神曲 30g,藏红花 20g。

【用法】 碾末,水泛成丸,每次 7～10g,每日 3 服,连用 1～3 个月为一个疗程。

【功效】 育阴益气,活血祛瘀,镇静安神。

【主治】 郁证之气虚血瘀证。症见悲观厌世,抑郁寡欢,情绪低迷,思绪纷纭,胸膈痞闷,喜独处,不欲言。

【方解】 张大师在孔圣枕中丹的启发下创立复正丹。失眠日久,思绪纷纭耗气伤阴,龟板胶味甘咸,性微寒,可滋阴潜阳,补血益肾,清退虚热。悲观厌世,抑郁寡欢,胸膈痞闷则是心气不舒,气滞血瘀的表现,藏红花味甘、微苦,性温偏热,入心、肝经,能活血化瘀,散郁开结,正如《饮膳正要》言:"(藏红花)主心忧郁积,气闷不散,久食令人心喜。"全方育阴益气,活血祛瘀,镇静安神,可取得明显疗效。

参考文献

石昆,郑婧,王群,等.张志远论治郁证经验[J].山东中医杂志,2016,35(9):815-816.

第四节 肿 瘤

扶正安中汤（徐经世）

【组成】 生黄芪 30g,仙鹤草 15g,橘络 20g,石斛 15g,灵芝 10g,绿梅花 20g,无花果 15g,酸枣仁 15g,姜竹茹 10g,谷芽 25g,山药 20g。

【用法】 水煎服。

【功效】 扶正固本,健脾安中,调和脾胃。

【主治】 恶性肿瘤术后及放射治疗和化学治疗术后机体正气大伤,人体虚弱之证。

【加减】 大肠癌术后则以"六腑以通为用"为原则,可加大黄、杏仁、桃仁以宽肠导滞,以通为顺;胃癌病位在胃而出现肝气横犯、嗳气频作、呃逆不止、咽膈不利等症状,当加代赭石以降逆和胃,并以诃子收纳,使降中有升,不致降气太过而损伤中气。

【方解】 徐大师认为,手术、肿瘤毒邪等因素可以导致气血损伤,脾胃受损,心神受扰,致使中州不和,而呈现正衰或邪盛之势。他认为术后宜用扶正安中的方法,以助患者脏腑调和,阴阳平衡,从而达到"正气存内,邪不可干"的状态,故尤为推崇"安中"之法,并创立扶正安中汤广泛用于临床。方中黄芪为君,补气化源,只以生用,不宜炙取,生黄芪补中有消,补而不滞,炙则滞也,有碍于脾。仙鹤草养血又调血,配黄芪有相使之功。山药、灵芝、无花果固肾益肺,提高免疫功能并有抗肿瘤之效。石斛性轻和缓,补虚除烦,补阴而不助湿。绿梅花、谷芽芳香开窍解郁,直以安中。酸枣仁安五脏又能宁神。山药、谷芽健脾,益气生津,调和脾胃。姜竹茹、橘络开郁清痰,调和诸药。全方和缓有力,分工明确,治养结合,扶正安中之功效显著。

参考文献

[1] 李崇慧,师悦,李永攀,等.运用徐经世扶正安中汤调治肿瘤术后体会[J].安徽中医药大学学报,2019,38(4):48-50.

[2] 肖康,李崇慧,张静.扶正安中汤联合阿帕替尼治疗晚期胃癌 30 例[J].江西中医药大学学报,2018,30(6):37-40.

第8章 外科病症

第一节 肾 结 石

治肾结石自拟方（邓铁涛）

【组成】 金钱草 30g,生地黄 15g,广木香 5g,鸡内金 10g,海金沙（冲服,或琥珀末或砂牛末与海金沙交替使用)3g,甘草 3g,木通 9g。

【用法】 水煎服。

【功效】 利水通淋,化石排石。

【主治】 泌尿系结石。

【加减】 小便涩痛者,加小叶凤尾草 24g、珍珠草 24g;血尿者,加白茅根 30g、淡豆豉 10g、三叶人字草 30g;气虚明显者,加黄芪 30g;肾阳虚者,加附子、肉桂或附桂八味丸,加金钱草、琥珀末之类治之;肾绞痛或腹痛甚者,可当即用拔火罐疗法,此法不仅能止痛,而且能使结石下移,以利排出。

【方解】 本方中金钱草利尿通淋,善消结石,尤宜于治疗石淋;海金沙善止尿道疼痛,为治诸淋涩痛;鸡内金入膀胱经,有化坚消石的作用。三金协同,共奏利水通淋化石之功。生地黄味苦、性寒,入营血分,可入肾经,为清热凉血之要药;广木香辛行苦泄苦降,芳香气烈而味厚,宜行气止痛;木通上清心火,下利湿热,使湿热之邪随小便而去。生地黄、广木香、木通合用以增强君、臣药清热利水通淋之功。甘草调和诸药,兼能清热,缓急止痛,是为佐使之用。

增液益气排石汤（朱良春）

【组成】 生地黄,生黄芪,玄参,麦冬,升麻,牛膝,桂枝,生白芍,鸡内金,金钱草,石韦,冬葵子。

【用法】 水煎服。

【功效】 增液益气,利水通淋,化石排石。

【主治】 泌尿系统结石之气虚阴伤者。

【加减】 有血尿者,加琥珀、小蓟,或白茅根、墨旱莲。

【方解】 生地黄、生黄芪为对,一以增液生津,滋肾,润沃枯涸,涤荡乾着,一以补中益气,实脾升陷,益胃生津,此乃甘寒补气之法。伍以玄参、麦冬为对,意清金补水,养阴增液,实践证明玄参有软坚散瘀、溶石化石作用。升麻、牛膝为对,一升一降,取其升降相因,调理气机以助气化。桂枝、生白芍为对,取其滋阴和阳,调和气血,且桂枝和而不烈,刚而不燥,有温煦暖营、兴奋机枢之妙,可发汗,可止汗,可祛邪,可扶正,可降逆,可升陷,可通利小便,可固摄小便。再辅以大剂量鸡内金、金钱草为对,以化石排石;石韦、冬葵子为对,通淋止血,泄水消瘀,通利排石。

通淋化石汤（朱良春）

【组成】　金钱草 60g,鸡内金 10g,海金沙 12g,石见穿 30g,石韦 15g,冬葵子 12g,两头尖 9g,芒硝(分冲)6g,六一散 10g。

【用法】　水煎服。

【功效】　通淋化石。

【主治】　石淋(尿石症)者。肾绞痛突然发作,伴有明显的血尿或发热,小腹痛,以及尿频、尿急、涩痛或尿中断等急性泌尿系统刺激证,舌质红,苔黄或厚腻,边有瘀斑,脉弦数或脉滑数。

【加减】　尿血者,去两头尖,加琥珀末(分吞)3g、小蓟 18g、苎麻根 60g;腰腹剧痛者,加延胡索 20g、地龙 12g;发热者,加柴胡 12g、黄芩 12g;尿检中有脓细胞者,加败酱草 18g、土茯苓 24g。

【方解】　本方以清利为主,佐以温阳,药用鸡内金、金钱草为对,一以化石,一以排石。张锡纯谓"鸡内金,鸡之脾胃也……中有瓷、石、铜、铁皆能消化,其善化瘀积可知",临床证实重用鸡内金确有化石之功;金钱草可清热利尿,消肿排石,破积止血,朱大师大剂量使用,对泌尿系统结石的排出尤有殊效。海金沙、石见穿为对。海金沙味甘、淡,性寒,淡能利窍,甘能补脾,寒能清热,故治尿路结石有殊效;石见穿味苦辛,性平,健脾胃,消积滞,能助鸡内金攻坚化石,亦助金钱草通淋排石。石韦、冬葵子为对,一为利水通淋止血,泄水而消瘀,一为甘寒滑利,通淋而排石,乃取《古今录验》"石韦散"之意。又伍以芒硝、六一散为对。芒硝味辛苦咸,性寒,有泄热、润燥、软坚、化石之功;六一散利六腑之涩结,亦有通淋利水排石之著效。尿路结石用芒硝,有通后者通前之妙,乃有局方"八正散"用大黄之意。朱大师认为,尿石症的治疗方法虽多,但总不能离开整体治疗的原则,"治病必求于本",因此既要抓住石淋为下焦湿热、气滞瘀阻,又要注意到湿热久留,每致耗损肾阴或肾阳,故新病均应清利湿热,通淋化石,久病则须侧重补肾或攻补兼施。

消坚排石汤（张琪）

【组成】　金钱草 50～75g,三棱 15g,莪术 15g,鸡内金 15g,丹参 20g,赤芍 15g,红花 15g,牡丹皮 15g,瞿麦 20g,萹蓄 20g,滑石 20g,车前子 15g,桃仁 15g。

【用法】　水煎服。

【功效】　消坚排石。

【主治】　尿路结石。

【加减】　若结石体积过大,难以排出,可以加入甲珠、皂角刺,以助其散结消坚之功。若病程日久正气亏虚,应扶正与祛邪兼顾。肾气虚者,可加入熟地黄、枸杞子、山药、菟丝子等;肾阳不足者,可加入肉桂、附子、茴香等;兼有气虚者,可适当配合党参、黄芪。

【方解】　金钱草清热解毒,利尿排石,兼能活血化瘀,为治疗尿路结石首选;三

棱、莪术、鸡内金破积软坚行气;赤芍、牡丹皮、丹参、桃仁、红花活血化瘀,散痛消肿;
再配以萹蓄、瞿麦、滑石、车前子利湿清热。诸药相伍,共奏溶石排石之效。

参考文献

[1] 邓铁涛.邓铁涛临床经验辑要[M].北京:中国医药科技出版社,1998:221.
[2] 朱建平,邱志济.朱良春治疗泌尿系结石"对药"特色[J].辽宁中医杂志,2000,27(12):
    532-533.
[3] 孙元莹,吴深涛,王暴魁.张琪教授治疗肾结石经验介绍[J].时珍国医国药,2007,18(7):
    1791-1792.

第二节 睾 丸 炎

治睾丸炎自拟方(邓铁涛)

【组成】 生大黄 10g,熟附子 10g,黄皮核 10g,荔枝核 10g,柑核 10g,芒果核 10g,
橘核 10g,王不留行 15g。

【用法】 水煎服。

【功效】 寒温并用,行气止痛。

【主治】 慢性睾丸炎,附睾炎,睾丸痛。

【加减】 腰膝酸痛者,加狗脊 30g;气虚者,加五爪龙 30g、黄芪 30g;血瘀者,加穿
山甲(已禁用)15g、牡丹皮 15g;热象明显者,加生地黄 24g、玄参 15g、龙胆草 10g、车前
子 20g。

【方解】 方中生大黄取其活血祛瘀、清利湿热之功;熟附子辛甘温煦,有峻补元
阳、益火消阴之效,可治肾阳不足、命门火衰所致阳虚证。二药合用,寒温并用,活血
而非凉血,温肾而不致太过而滞,是为君药。方中重用"五核",用以疏肝理气,行气止
痛,同为臣药。王不留行性善下行,擅活血通经,利尿通淋,是为佐药。本方活血、利
湿、散寒、行气并重,运用时应视其虚、寒、气滞三者孰轻孰重,相应调整君臣药的配伍
关系,使之更能切中病情。

参考文献

邓铁涛.邓铁涛临床经验辑要[M].北京:中国医药科技出版社,1998:224.

第三节 前列腺肥大

治前列腺肥大自拟方(邓铁涛)

【组成】 黄芪 30g,荔枝核 10g,橘核 10g,王不留行 12g,滑石 20g,木通 10g,茯苓

15g,炒穿山甲(已禁用)15g,甘草5g,两头尖10g,玉米须30g。

【用法】　水煎服。

【功效】　益气行气,通利水道。

【主治】　前列腺肥大。

【加减】　尿频、尿急、尿涩痛者,加珍珠草15g、小叶凤尾草15g;血淋者,加白茅根30g、三叶人字草30g、淡豆豉10g。

【方解】　本方为治疗前列腺肥大之基础方。方中黄芪为君,取其健脾补中、利尿之用,其味甘,性微温,为治疗气虚水肿之要药,常与茯苓配伍以增效。臣以荔枝核、橘核,味辛能行,味苦能泄,可疏肝理气,长于行气散结、散寒止痛。四药相伍,益气利水,行气止痛,标本兼顾。王不留行"利小便"(《本草纲目》),行血通经,善于下走;炒穿山甲(已禁用)"破气行血"(《滇南本草》),散瘀止痛;滑石、木通、两头尖、玉米须可通利水道;甘草调和诸药,兼能清热、缓急止痛。是为佐使之用。上药合用,共奏益气行气、通利水道之功,诸症自除。

参考文献

邓铁涛.邓铁涛临床经验辑要[M].北京:中国医药科技出版社,1998:223.

第四节　死　精　症

活精汤(班秀文)

【组成】　熟地黄15g,山茱萸10g,山药15g,牡丹皮10g,茯苓10g,泽泻6g,麦冬10g,当归10g,白芍6g,女贞子10g,素馨花6g,红花2g,枸杞子10g,桑椹15g。

【用法】　水煎服。

【功效】　滋肾调肝,畅达气血。

【主治】　死精症。

【加减】　偏于肾阳虚者,加制附子10g、肉桂6g;少腹、小腹冷痛者,加艾叶、葫芦巴、小茴香;夹痰湿者,上方去红花、素馨花,加石菖蒲6g、皂角刺15g;夹瘀者,加泽兰10g、桃仁10g。

【方解】　方中六味地黄汤,功专肾肝,滋而不腻,寒温相宜而兼滋补气血;当归、白芍、素馨花、红花养血活血,柔肝疏肝;枸杞子、桑椹、女贞子、麦冬滋补肝肾精气。诸药合用,共奏滋肾调肝、畅达气血之功。

参考文献

班胜,黎敏,李莉.国医大师临床经验实录·国医大师班秀文[M].北京:中国医药科技出版社,2011:82-83.

第五节 乳　癖

消核汤（朱良春）

【组成】　炙僵蚕 12g,蜂房 9g,当归 9g,赤芍 9g,香附 9g,橘核 9g,陈皮 6g,甘草 3g。

【用法】　水煎服,连服 5～10 剂一般可获效。如未全消,可续服之。

【功效】　疏肝解郁,化痰软坚,调协冲任。

【主治】　乳癖。

【方解】　朱大师认为,乳腺小叶增生症属于中医学“乳癖”范畴,每因肝气郁结、冲任失调而致,治当疏肝解郁,化痰软坚,调协冲任。方中炙僵蚕、蜂房攻积破坚,当归、赤芍活血散瘀,香附疏肝解郁,橘核、陈皮化痰,甘草调和诸药。

参考文献

朱良春.国医大师临床经验实录·国医大师朱良春[M].北京:中国医药科技出版社,2011:141.

第六节 乳　痈

疏肝饮（颜德馨）

【组成】　全瓜蒌,蒲公英,金橘叶,青皮,延胡索,金银花,醋炒柴胡,当归,赤芍,丝瓜络,僵蚕,甘草。

【用法】　水煎服,每日 1 剂,分 2 次温服。

【功效】　疏肝清胃,活血软坚。

【主治】　乳痈。

【加减】　对乳痈初起,热毒互结,乳房肿胀,色红作痛,舌红苔黄,脉弦数者,宜加黄连、黄芩;便秘者,则加生大黄、玄明粉;已有化脓之兆者,则加香白芷、皂角刺、炮穿山甲(已禁用),另吞“一粒珠”[由穿山甲(已禁用)、蟾蜍、珍珠、朱砂、雄黄、苏合香油、冰片、牛黄、麝香等组成],可促使乳痈自溃;乳房红肿疼痛者,可加入制乳香、制没药,或吞服犀黄醒消丸;对于乳房肿块迟迟不能消散,兼有面色少华、肢体乏力,舌淡苔薄,脉细弱,证属气血虚弱,散结无力者,治当补益气血、散结消肿,加入黄芪、党参、白术、王不留行、炮穿山甲(已禁用)等。

本方还常配合以民间单方同用,如取麝香 1g,木香 3g,陶丹 3g,朱砂 3g,共研细末,摊于棉花之上,外塞鼻孔。左乳痈者塞右鼻孔,右乳痈者塞左鼻孔。用治乳痈初起,消散迅速。

【方解】　乳房属肝,乳头属胃,故乳痈一症,每与足厥阴肝经和足阳明胃经病变

174

相关。肝气郁结,胃热壅滞,势必导致血液凝滞,故治疗乳痈多以疏肝清胃、活血软坚为大法,拟疏肝饮治之,临床甚属应手。本方载于《颜德馨临床经验辑要》,以醋炒柴胡、金橘叶、青皮疏肝理气;蒲公英、金银花清胃泻热,以行清泻肝胃之功,《本草求真》谓蒲公英"能入阳明胃、厥阴肝,凉血解热,故乳痈、乳岩为首重焉";配以当归、赤芍、延胡索活血化瘀,全瓜蒌、僵蚕、丝瓜络软坚通络,以奏行血化坚之效;甘草调和诸药,以护胃气。全方标本同治,气血兼顾。

参考文献

颜乾麟.国医大师临床经验实录·国医大师颜德馨[M].北京:中国医药科技出版社,2011:115.

第七节　急性乳腺炎

解表通乳汤(李振华)

【组成】　柴胡 9g,黄芩 9g,紫苏 9g,川芎 9g,白芷 9g,川羌活 9g,香附 9g,青皮 9g,穿山甲(已禁用)9g,通草 9g,王不留行 15g,桔梗 9g,甘草 3g,红糖 30g。

【用法】　水煎服,红糖分 2 次药汁冲。服药后,让患者盖被俯卧,胸部汗出则乳汁通。

【功效】　疏肝理气,解表通乳。

【主治】　急性乳腺炎初起,乳汁不畅,乳房胀痛,有恶寒发热、头痛身困的表证者。

【方解】　方中柴胡、黄芩、香附、青皮疏肝清热;紫苏、白芷、川羌活、红糖辛温解表,行气活血,通络消肿;穿山甲(已禁用)、王不留行、桔梗、通草通络下乳。诸药合用,共奏疏肝理气、解表通乳的作用。

软坚通乳汤(李振华)

【组成】　当归 9g,赤芍 15g,连翘 15g,金银花 30g,蒲公英 30g,葛根 12g,香附 9g,青皮 9g,穿山甲(已禁用)9g,通草 9g,王不留行 15g,昆布 12g,海藻 12g,天花粉 15g。

【用法】　水煎服。

【功效】　清热解毒,软坚通乳。

【主治】　急性乳腺炎炎症初起,失于及时治愈,以致气血壅结,乳汁不通,乳房硬结,热盛成痈者。症见高热不恶寒或微恶寒,乳房红肿胀大,发硬疼痛,乳汁不通或能挤出少量黄色乳汁,面红口干,舌红苔薄黄,脉洪数。

【方解】　方中连翘、金银花、蒲公英、葛根清热解毒,辛凉散热;香附、青皮疏肝理气;当归、赤芍配穿山甲(已禁用)、王不留行、昆布、海藻,活血散瘀,通经软坚,下乳;天花粉清热生津,消痈祛肿。诸药合用,共奏清热解毒、软坚通乳的作用。

托里排脓汤（李振华）

【组成】 黄芪 30g,党参 12g,白术 9g,土茯苓 21g,当归 12g,赤芍 15g,金银花 24g,蒲公英 24g,桔梗 9g,败酱草 24g,牡丹皮 9g,香附 9g,穿山甲(已禁用)9g,王不留行 15g,甘草 6g。

【用法】 水煎服。

【功效】 托里排脓,清热,活血,通乳。

【主治】 急性乳腺炎之热盛肉腐,血乳化脓者。症见发热或不发热,乳房红肿胀大疼痛,乳头旁局部按之发软,或皮色发白,舌苔黄腻,脉滑数。

【方解】 本证系热盛肉腐,形成脓液,为早日排出脓液,防止全身中毒症状,宜及时到医院手术切开排脓。同时内服扶正托里排脓、清热解毒通乳的药物,以促使脓液排净,疮口愈合,乳腺通畅。方中黄芪、党参、白术、土茯苓、桔梗、败酱草益气健脾扶正,托里排脓;金银花、蒲公英清热解毒;当归、赤芍、牡丹皮配穿山甲(已禁用)、王不留行,活血散瘀,通络下乳。

参考文献

李郑生,郭淑云.国医大师临床经验实录·国医大师李振华[M].北京:中国医药科技出版社,2011:304-305.

第八节 瘰 疬

消疬散（朱良春）

【组成】 炙全蝎 20 只,炙蜈蚣 10 条,穿山甲(壁土炒,已禁用)20 片,火硝 1g,核桃(去壳)10 枚。

【用法】 上药共研细末,每晚服 4.5g(年幼、体弱者酌减),陈酒送下。

【功效】 消痰散结。

【主治】 瘰疬,如颈部淋巴结结核、骨结核等。

【方解】 全蝎不仅长于息风定惊,而且又有化痰开瘀、解毒、医治顽疽恶疮之功。无锡已故外科名医章治康,对阴疽流痰症(多为寒性脓疡、骨结核及淋巴结结核)应用"虚痰丸",屡起沉疴。该丸即由本品与蜈蚣、斑蝥、炮穿山甲(已禁用)制成,足证其医疮之功。另据《中草药临床方剂选编》介绍原高邮县人民医院治疗颈淋巴结结核之处方,即上方去核桃,再加僵蚕、守宫、白附子,研细末,装胶囊。每次服 2～3 粒,每日 3次,连服 11～15 天为一个疗程。儿童及体弱者酌减,孕妇忌服。如病灶已溃破,亦可用此药外敷患处,以促使早日收口。临床治疗颈淋巴结结核 40 余例,治愈率达 90%,且未见复发。后试用于 2 例骨结核,药后见血沉明显下降,病灶缩小(经 X 线检查证实),可以参用。朱大师认为,不论瘰疬已溃、未溃,一般连服半个月即可见效,以后可改为间日服 1 次,直至痊愈。

瘰疬内消饮（张琪）

【组成】 海藻 30g,夏枯草 30g,连翘 20g,玄参 15g,当归 20g,川芎 15g,炮穿山甲（已禁用）15g,香附 15g,牡丹皮 15g,皂角刺 10g,柴胡 15g,青皮 15g。

【用法】 水煎服。

【功效】 消痰软坚,疏郁活血。

【主治】 瘰疬瘿瘤病者,如颈部淋巴结肿大、甲状腺结节等。

【方解】 方中海藻为主药,具有消痰软坚疏郁之功,凡癥瘕瘿瘤属于痰核壅结者用之皆效。《千金方》治瘿有效方皆用海藻;《神农本草经》谓其"主瘿瘤气,颈下核,破散结气";《本草纲目》谓"海藻咸能润下,寒能泄热引水,故能消瘿瘤、结核、阴溃之坚聚,而除浮肿、脚气、留饮、痰气之湿热,使邪气自小便出也"。夏枯草清肝火,行气散结。炮穿山甲（已禁用）、皂角刺、连翘、玄参、香附、青皮、柴胡消癥化积疏肝气,活血清热解毒。散结行气开瘀之品有伤肝耗血之弊,当归、川芎、牡丹皮益肝血养肝阴,正邪兼顾。张大师用此方治疗甲状腺结节、颈部淋巴结肿大等效佳。

参考文献

[1] 朱良春.国医大师临床经验实录·国医大师朱良春[M].北京:中国医药科技出版社,2011:140-141.

[2] 张佩青.国医大师临床经验实录·国医大师张琪[M].北京:中国医药科技出版社,2011:143-144.

第九节 闭塞性动脉硬化（脱疽）

丹参通脉汤（尚德俊）

【组成】 丹参 30g,黄芪 30g,赤芍 30g,当归 30g,桑寄生 30g,鸡血藤 30g,郁金 15g,川芎 15g,川牛膝 15g。

【用法】 水煎服。

【功效】 理气活血祛瘀。

【主治】 闭塞性动脉硬化证属气滞血瘀者。症见肢体发凉怕冷,疼痛,肢端、小腿有瘀斑,或足紫红色、青紫色,舌有瘀斑或舌紫绛,脉弦涩。

【方解】 丹参通脉汤是尚大师治疗闭塞性动脉硬化的经验方。该方以丹参、黄芪为君药,功用益气活血;赤芍、当归、川芎、桑寄生为臣药;郁金、鸡血藤为佐;川牛膝为使。全方将活血法与补气法相结合,以补其不足,攻其瘀滞,攻补兼施,目的在于消除瘀阻,流通血脉,调和气血。组方符合血瘀证气机不畅,气滞血瘀,年老气虚,脉络瘀阻的病机。因此,该方适用于气滞血瘀而体弱的患者。研究发现,术后联合丹参通脉汤能明显缓解肢体缺血症状,缩短患肢恢复的时间。其机制可能与该方能明显改善血液循环,扩张周围血管,降低血黏度,稳定易损斑块,保护和恢复血管内皮细胞功能,抑制血栓形成和血管平滑肌细胞增殖等作用有关。另外,此方能够明显促进侧支循环的建立,有效缓解下肢缺血状况。

参考文献

李彦州,杜丽苹,温志国,等.丹参通脉汤对血瘀型动脉硬化闭塞症介入术后疗效的影响[J].山东中医杂志,2011,30(12):839-840.

第十节　下肢静脉曲张

活血通脉饮(尚德俊)

【组成】　丹参30g,金银花30g,赤芍60g,土茯苓60g,当归15g,川芎15g。

【用法】　水煎服,每日一剂,分2次服,连用8周为一个疗程。

【功效】　活血祛瘀,清热利湿。

【主治】　下肢静脉曲张之湿热兼血瘀型。症见肢体胀痛、剧痛、瘀肿、发红、灼热,下肢青筋暴露。

【方解】　下肢静脉曲张,属中医学"筋瘤""臁疮"范畴,主要病因病机为血瘀脉络,湿热蕴结,因此治以活血祛瘀为主,佐以清热利湿,应用活血通脉饮方。方中赤芍、丹参为主药,赤芍量大力宏,活血清热,为尚大师用药的特点之一;佐以当归,取其温通之性,避免组方寒凉之偏;金银花清热解毒;土茯苓祛湿解毒;川芎活血行气。全方诸药,共奏活血祛瘀、清热利湿之功效。

参考文献

秦红松,陈柏楠.尚德俊论下肢静脉疾病血瘀证共性与证治[J].中国中西医结合外科杂志,2007,13(4):406-408.

第9章　妇产科病症

第一节 月经不调

养血调经汤（班秀文）

【组成】 鸡血藤 20g，丹参 15g，当归 10g，川芎 6g，白芍 10g，熟地黄 15g，川续断 10g，益母草 10g，炙甘草 6g。

【用法】 水煎服。

【功效】 补益肝肾，养血调经。

【主治】 肝肾不足，血虚所致的月经病者。

【加减】 肾虚为主者，上方加桑寄生、杜仲，加强补肾之力；阴虚内热者，上方去川芎之辛温香燥，熟地黄改为生地黄，加地骨皮、知母；阴道出血量多者，上方去川芎之辛香行散，加用仙鹤草、血余炭等收敛止血。

【方解】 本方由《医学心悟》之益母胜金丹化裁而来。益母胜金丹为肝脾肾并治之方，但偏于补益肝脾。基于肾藏精，经源于肾，肝藏血，精血互化，肝肾同源的理论，并受唐宗海"血证之补法……当补脾者十之三四，当补肾者十之五六"思想的启迪，用鸡血藤补血活血；"丹参一味，功同四物"，活血化瘀之力较为平稳，为虚而瘀者之良药；当归、川芎、白芍、熟地黄益补肝肾，养血调经；川续断补肝肾，行血脉；益母草能化瘀止血；炙甘草补脾益气，调和诸药。诸药合用，有补肝肾、益阴血、调月经之功效。

养血通脉汤（班秀文）

【组成】 鸡血藤 20g，桃仁 10g，红花 6g，赤芍 10g，当归 10g，川芎 6g，丹参 15g，皂角刺 10g，路路通 10g，香附 6g，穿破石 20g，甘草 6g。

【用法】 水煎服。

【功效】 养血活络，通脉破瘀。

【主治】 冲任损伤，瘀血内停所致月经不调、痛经、闭经、血积癥瘕者。

【加减】 输卵管不通、盆腔炎、附件炎而带下量多，色黄稠者，加马鞭草 15g、土茯苓 15g；盆腔炎、附件炎致小腹疼痛者，加蒲黄 6g、五灵脂 6g；盆腔炎重而下腹有包块者，加忍冬藤 15g、莪术 10g；经前性急易怒，情绪波动较大者，加柴胡 6g、白芍 10g；肾虚腰痛者，加菟丝子 10g、川续断 10g；胃脘不适者，去皂角刺，加白术 10g。

【方解】 全方由桃红四物汤加减而成，为活血祛瘀剂。冲为血海，任主胞胎。冲任损伤，瘀血内停，可出现经水不调、闭经、痛经、盆腔炎、附件炎等，甚或输卵管不通而致不孕。方中鸡血藤味苦、甘，性温，归肝、肾经，入血分而走经络。历代医家认为，通中有补，以通为主，养血通脉，为治疗冲任损伤之常用方法。当归补血活血，补中有活，修复冲任；川芎直入冲脉，行血中之气，能上能下；赤芍、丹参能补能行，散血中之积滞；桃仁、红花逐瘀行血，通行经脉，使瘀血得行，经脉得通；路路通以通行十二经脉而疏泄积滞;香附疏肝理气,使气调血畅;皂角刺、穿破石清瘀除热,破除陈积;甘草调和诸药。诸药合用,气得行,血得通,经得养,脉得复,共奏养血活络、通脉破瘀之功。

滋阴降逆汤(班秀文)

【组成】 生地黄 15g,白芍 10g,墨旱莲 15g,鲜荷叶 15g,泽泻 10g,牡丹皮 10g,茯苓 10g,牛膝 6g,甘草 5g。

【用法】 水煎服,每日 1 剂,分 2～3 次服。

【功效】 滋阴清热降逆,凉血止血。

【主治】 妇女经行吐衄或阴虚血热所致的吐血、衄血者。

【加减】 月经量少者,加益母草 10g、香附 6g 理血调经;兼潮热者,加地骨皮 9g、白薇 6g 清血透热;经前乳房胀痛者,加夏枯草 12g、瓜蒌壳 9g 宽胸理气,解郁散结;平素白带赤下者,加赤芍 6g、凌霄花 6g 清下焦伏火。

【方解】 经行吐血,又称"倒经",多为肝肾阴虚,血热上逆,迫血妄行所致。盖经者血也,血者阴也,冲、任二脉主之,冲任皆起于胞中而通于肝肾。肝肾阴血充盛,则冲任调和,胞宫施泻有常,月事以期。若肝肾阴虚,肝木失养,郁久化热生火。经行之际,相火内动,冲脉气逆,火热迫血逆行于上,吐衄由此而作。治宜滋水降火,引血下行。方中生地黄,味甘,性寒,滋阴凉血;白芍,味酸,性寒,养血敛阴,柔肝平肝。二药合用意在酸甘益阴,"壮水之主,以制阳光"。泽泻甘寒淡渗以泄肾中邪火。牡丹皮苦寒,清冲任伏火,凉血而无留瘀之弊。茯苓甘淡,健脾渗湿而通肾交心。鲜荷叶芳香轻清,清热凉血而善行上焦气分。墨旱莲质润汁黑,养阴益肾,凉血止血而偏于下焦血分,与牡丹皮合用共奏滋阴清热、凉血止血之功。牛膝补肝肾而引血热下行。甘草解毒泻火,调和诸药。全方以甘寒为主,滋阴清热,苦降下行,滋而不腻,泄不伤阴,止中有化,实为治疗肝肾阴虚,血热上逆而致吐血衄血之良方。

清热燥湿汤(李振华)

【组成】 白术 9g,茯苓 15g,泽泻 12g,生薏苡仁 30g,黄柏 9g,蒲公英 15g,牡丹皮 9g,乌药 9g,广木香 6g,炒栀子 9g,黑地榆 12g,甘草 3g。

【用法】 水煎服。

【功效】 健脾燥湿,清热凉血。

【主治】 月经先期之湿热下注者。症见月经量多色红,质黏稠有臭味,少腹坠痛,平时黄带较多,舌质偏红,舌后部苔黄腻,脉滑数。本证多属慢性子宫内膜炎和慢性宫颈炎症。

【方解】 本证系脾虚湿热下注,热在下焦,冲任为热所迫,而致月经先期。方中白术、茯苓、泽泻、生薏苡仁健脾利湿;黄柏、炒栀子、蒲公英,味苦,性寒,燥湿清热;牡丹皮、黑地榆凉血止血;乌药、广木香行下焦之气,使气行湿行、凉血止血而不凝滞。

故经前经期都可服用。

清热养血汤（李振华）

【组成】 当归 9g，白芍 15g，生地黄 15g，山药 24g，茯苓 12g，牡丹皮 9g，地骨皮 12g，炒栀子 9g，炒酸枣仁 15g，麦冬 15g，阿胶 9g，菊花 9g，甘草 6g。

【用法】 水煎服。

【功效】 滋阴清热，养血补血。

【主治】 月经先期之阴虚内热者。症见月经量少色红，咽干口渴，渴不多饮，午后低热，两颧潮红，心烦盗汗，五心烦热，头晕目眩，心悸气短，易于疲倦，舌质红，苔薄或无苔，脉细数。

【加减】 盗汗严重者，可加五味子 9g。

【方解】 方中当归、白芍、生地黄、阿胶、炒酸枣仁滋阴养血，补血安神；牡丹皮、地骨皮、炒栀子、菊花清热益阴凉肝；山药、茯苓、甘草健脾益气，调和诸药。诸药合用，共奏滋阴清热、养血补血的作用。

加减益气补血汤（方一）（李振华）

【组成】 黄芪 24g，党参 15g，白术 9g，茯苓 12g，当归 9g，白芍 15g，熟地黄 15g，远志 9g，酸枣仁 12g，阿胶 9g，川续断 15g，炒杜仲 12g，川牛膝 12g，肉桂 6g，炙甘草 9g。

【用法】 水煎服。

【功效】 益气健脾，补血安神，温阳补肾。

【主治】 月经后期之气血亏虚者。症见月经后期量少色淡红，面色萎黄少华，体倦无力，腰部困痛，头晕目眩，心慌气短，梦多，健忘，舌质淡，苔薄白，脉细弱。

【加减】 食少脘闷者，可去熟地黄，加砂仁 6g；头晕目眩重者，可加菊花 9g。

【方解】 本证多为生育过多或大病久病之后气血亏损，营血不足，月经周期血海不盈，故月经错后量少，不能按时而溢。方中黄芪、当归、白芍、熟地黄、阿胶、远志、酸枣仁，益气补血，养血安神；党参、白术、茯苓、炙甘草配黄芪、肉桂，温中助阳，益气健脾，增强气血生化之源；川续断、炒杜仲、川牛膝配肉桂，壮阳补肾，培补冲任，引药入经。诸药配合，共奏益气健脾、补血安神、温阳补肾之功，增强气血生化之源。

加减益气补血汤（方二）（李振华）

【组成】 黄芪 24g，党参 15g，白术 9g，茯苓 15g，当归 12g，白芍 15g，广木香 6g，薏苡仁 30g，石菖蒲 9g，炒酸枣仁 15g，砂仁 6g，川续断 12g，炒杜仲 15g，炙甘草 9g。

【用法】 水煎服。

【功效】 益气健脾，补血调经。

【主治】 月经先后无定期之脾失健运者。症见经行或先或后，量多色淡，面黄少华,腰痛,白带多,精神倦怠,四肢无力或轻度浮肿,头晕心悸,多梦,健忘,食欲不振,口淡乏味,时感腹胀,大便溏,舌质淡,舌体肥,苔白稍腻,脉缓无力。

【方解】 本证系脾失健运,水谷之精微吸收排泄失常,气血生化之源不足,同时脾虚统摄无力,冲任不固,以致月经量多,色淡而乱。方中黄芪、党参、白术、茯苓、炙甘草、薏苡仁、广木香、砂仁益气健脾,调中和胃,可增强脾之健运而促进气血生化之源;当归、白芍配黄芪,补血调经;川续断、炒杜仲壮腰固肾,调和冲任;石菖蒲、炒酸枣仁补益心脾,安神宁志。脾能健运水谷之精微,气血生化有源,冲任得固,月经自调。

益肾调经汤(李振华)

【组成】 熟地黄 15g,山茱萸 15g,山药 24g,枸杞子 12g,菟丝子 24g,巴戟天 9g,怀牛膝 12g,肉桂 3g,艾叶 3g,丹参 15g,党参 15g,炙甘草 9g。

【用法】 水煎服。

【功效】 补肾培元,调和冲任。

【主治】 月经先后无定期之肾气不固者。症见经期或先或后,量少色淡红,腰部困痛,少腹有空坠感,形寒畏冷,神疲易倦,头晕,夜尿增多,舌质淡,苔薄白,脉沉细弱。

【方解】 本证系肾气不固,冲任失调,血海蓄溢失常而致经乱。方中熟地黄、山茱萸、枸杞子、巴戟天、菟丝子、肉桂温补肾气;党参、山药、炙甘草益气健脾,补肾培元;怀牛膝、丹参、艾叶走下焦,温经活血,调和冲任。诸药共奏补肾培元、调和冲任之功。

清热调经汤(李振华)

【组成】 当归 9g,白芍 15g,生地黄 15g,山药 24g,茯苓 12g,牡丹皮 9g,地骨皮 12g,炒栀子 9g,广木香 6g,甘草 6g,黑地榆 12g。

【用法】 水煎服。

【功效】 清热凉血,调经止血。

【主治】 月经过多之血热妄行者。症见月经量多或过期不止,经色深红或紫红,质黏稠,腰腹胀痛,心烦急躁,口干欲冷饮,面红头晕,小便色黄,大便秘结,舌质红,苔薄黄,脉数有力。

【方解】 本证系素体阳盛,热伏冲任,迫血妄行,以致月经量多。方中当归、白芍、生地黄养血凉血,清热调经;生地黄配牡丹皮、地骨皮、炒栀子、黑地榆清热除烦,凉血止血;山药、茯苓、广木香、甘草益气健脾,理气消胀。诸药相互为用,血分热清则血不妄行而经血自少,益气健脾则血有生化之源,热清血充则经血自调。

益气调血汤（李振华）

【组成】 黄芪 30g,党参 15g,白术 9g,茯苓 15g,当归 9g,白芍 15g,远志 9g,炒酸枣仁 15g,广木香 6g,阿胶 9g,黑地榆 12g,炙甘草 9g。

【用法】 水煎服。

【功效】 益气健脾,养血调经。

【主治】 月经过多之脾肺气虚者。症见月经量多或过期不止,月经色淡质稀,面及四肢浮肿,面黄少华,心悸气短,头晕,时自汗出,畏风怕冷,精神倦怠无力,舌质淡红,舌体肥大,苔薄白,脉缓弱无力。

【加减】 头晕甚者,可加菊花 9g,细辛 4g;经血过多,不能自理者,可加三七粉(分 2 次冲服)3g;心悸汗出甚者,可加龙骨 15g,牡蛎 15g。

【方解】 本证系脾肺双虚之证,脾失统血,气失升摄,以致月经量多。方中黄芪、党参、白术、茯苓、炙甘草补肺气健脾,为本证之主药;当归、白芍、阿胶、黑地榆补血养阴,凉血止血;远志、炒酸枣仁宁心安神;广木香理气醒脾,使补而不滞。本方补肺气、健脾治本,养血安神、调经止血治标,标本兼顾。

益肾通经汤（夏桂成）

【组成】 柏子仁 15g,丹参 15g,熟地黄 15g,炙鳖甲(先煎)9g,川续断 10g,泽兰叶 10g,川牛膝 10g,赤芍 10g,白芍 15g,茺蔚子 15g,生茜草 15g,生山楂 12g。

【用法】 水煎服。

【功效】 益肾宁心,通经活血。

【主治】 肾阴虚之闭经,月经后期月经量少或青春期月经失调者。阴虚精亏,带下偏少者忌之。

【方解】 益肾者,补肾也,肾者,有藏与静的特点,而通经者又必须动也;其一是从肾的两面性既有静、藏的一面,又有静中有动,亦即气化通利的一面,虽然是次要的一面,但选择中药,补肾而有流动的一面;其二是从心肾水火交合的一面,心者火也,主动,是以从心肾水火结合,自然有流通的一面。益肾通经汤中熟地黄为君,主入肾经,滋补肾阴,填精益髓,壮水之主,清代《本草从新》称其主“诸种动血,一切肝肾阴亏,虚损百病,为壮水之主药”。川牛膝、丹参、赤芍、白芍为臣药,活血通经;牛膝,归肝、肾两经,如《本草正》所言“走十二经络,助一身元气……补髓填精,益阴活血”,故多用于活血通经。丹参活血调经,祛瘀生新,强调活血之效,如《本草便读》所言“功同四物,能祛瘀以生新……味甘苦以调经,不过专通于营分”,丹参虽有参名,但补血之力不足,活血之力有余,为调理血分之首药;再辅以柏子仁、泽兰叶、茺蔚子及生茜草等通经活血药物,在于调治心肾,降心、宁心,补肾滋阴,通过降气与滋阴解除心肝之火,下降心气,下通心血。

参考文献

[1] 班胜,黎敏,李莉.国医大师临床经验实录·国医大师班秀文[M].北京:中国医药科技出版社,2011:73,75,79-81.

[2] 李郑生,郭淑云.国医大师临床经验实录·国医大师李振华[M].北京:中国医药科技出版社,2011:272-274.

[3] 胡荣魁.国医大师夏桂成教授"心—肾—子宫轴"理论及临床应用研究[D].南京中医药大学,2015.

第二节 痛 经

活血止痛汤(李振华)

【组成】 当归 9g,川芎 9g,赤芍 15g,桃仁 9g,红花 9g,香附 9g,西茴 9g,乌药 9g,广木香 6g,川牛膝 15g,丹参 21g,延胡索 9g,五灵脂 9g,甘草 3g。

【用法】 水煎服。本方宜在月经将来,少腹及乳房出现痛胀时服药 3 剂。这时服药,效果较好于平时。下次月经将来,疼痛仍有者,可继服 3 剂。

【功效】 行气活血,祛瘀止痛。

【主治】 痛经之气滞血瘀者。症见经前或行经期少腹疼痛拒按,痛引腰脊,月经量少,或血行不畅,忽有忽无,经色紫暗有血块,经前乳房胀痛,心烦易怒,口苦,头晕,舌质紫暗或有瘀点,苔薄白,脉沉弦或沉涩。

【加减】 少腹胀痛,痛位游串不定,偏于气滞者,注意用青皮等疏肝理气之品;少腹刺痛,痛位不移,偏于血瘀者,注意用乳香等活血化瘀之品;气郁化热,经前五心烦热,头晕头痛,口干口苦,心急烦躁,脉弦数者,可加牡丹皮、栀子、菊花等清热、凉血、平肝之品。

【方解】 本证系气滞血瘀,胞宫血行不畅而致痛经。方中当归、川芎、赤芍、桃仁、红花、丹参、延胡索、五灵脂通经活血,祛瘀止痛;香附、西茴、乌药、广木香疏肝理气,气行血行;川牛膝引血下行。

温经止痛汤(李振华)

【组成】 当归 9g,川芎 9g,赤芍 15g,桂枝 6g,吴茱萸 6g,香附 9g,西茴 6g,乌药 9g,广木香 6g,白术 9g,细辛 5g,甘草 3g。

【用法】 水煎服。

【功效】 温经祛湿,理气活血。

【主治】 痛经之寒湿凝滞胞宫,气血不畅者。症见经前或行经期少腹剧痛并有凉感,疼痛部位拒按,得热痛减,月经量少,色暗红而紫,舌质淡,苔薄白,根部白腻,脉沉紧。

【加减】 少腹剧痛难忍，手足不温，舌质淡暗，脉沉迟者，系寒湿过重，可加附子9g，炮姜6g，以加重温经通阳散寒之力。

【方解】 本证系寒湿凝滞胞宫，气血不畅而致痛经。方中桂枝、吴茱萸、细辛温经散寒；白术、广木香、甘草健脾醒脾，理气燥湿；当归、川芎、赤芍配桂枝，温通经血。诸药共奏温经散寒、活血止痛的作用。

加味没竭汤(化膜汤)(朱南孙)

【组成】 血竭(冲服)2g，生蒲黄(包)24g，炒五灵脂(包)15g，乳香3g，没药3g，生山楂12g，三棱12g，莪术12g，青皮6g。

【用法】 水煎服。

【功效】 行气活血，化瘀散膜，理气止痛。

【主治】 子宫内膜异位症痛经证属瘀阻冲任者。症见经前一二日或经期中小腹胀痛拒按，经量少或行经不畅，经色紫黯有块，块出痛减，经净痛消，胸乳作胀，舌质瘀黯，脉弦或滑。

【方解】 朱南孙教授集多年临床经验，以"失笑散"为君，配古方"通瘀煎""血竭散"中主药化裁而成的"加味没竭汤"，临床治疗子宫内膜异位症痛经疗效颇佳。方中以血竭为君，化瘀散膜，消积定痛；生蒲黄、炒五灵脂为臣，活血化瘀止痛；乳香辛温香窜，偏于调气止痛，没药散瘀活血，偏于活血定痛，共为佐药；生山楂、三棱、莪术善散瘀行滞；青皮疏肝破气，又可化瘀，增强止痛功效。实验研究表明，方中血竭、莪术等有增加血流量、扩张血管、促进瘀血消散、消炎止痛等作用，并能降低血黏度，改善微循环，增加子宫的血液循环及调节前列腺素。

温经汤(张志远)

【组成】 赤芍，川芎，吴茱萸，当归，白芍，桂枝，小茴香，干姜，延胡索，五灵脂，桃仁，红花。

【用法】 水煎服。

【功效】 温经散寒，活血化瘀。

【主治】 寒凝血瘀型痛经。症见经前或经期小腹冷痛拒按，得热则痛减，或经期后延，经血量少，色暗有块；面色青白，肢冷畏寒，舌黯苔白，脉沉紧。

【方解】 张大师认为，此类患者多因素体阳气虚弱或饮食寒凉生冷之物，使寒邪侵入体内，血得寒则凝，致使血行不畅，故小腹冷痛。在治疗上，他主张温经散寒，活血化瘀，并独创温经汤祛寒化瘀。方中吴茱萸、桂枝可温经散寒，通血脉；当归味甘辛，性温，可养血和血；川芎、延胡索可活血，行气，止痛；五灵脂、红花、桃仁可活血通经，祛瘀止痛；当归补血调经，活血止痛；白芍养血敛阴，止痛；干姜、小茴香可以温中，散寒止痛。诸药调和，温经散寒，补血活血，调经止痛。

参考文献

[1] 李郑生,郭淑云.国医大师临床经验实录·国医大师李振华[M].北京:中国医药科技出版社,2011:278-279.

[2] 吴中恺,曹阳,许传荃,等.朱南孙治疗子宫内膜异位症痛经经验[J].中医文献杂志,2018,36(3):47-48.

[3] 张亚楠,胡国华,王隆卉,等.海派朱氏妇科调经经验浅析[J].中医文献杂志,2018,36(6):56-59.

[4] 潘琳琳,李振华,周婧,等.张志远治疗原发性痛经临床经验[J].山东中医药大学学报,2017,41(2):147-149.

第三节 功能性子宫出血

健脾止血汤(李振华)

【组成】 黄芪30g,党参15g,白术9g,茯苓15g,当归9g,醋白芍15g,远志9g,炒酸枣仁15g,醋柴胡6g,升麻6g,黑地榆12g,阿胶9g,广木香6g,炙甘草9g,米醋(晚煎)120mL。

【用法】 水煎服。

【功效】 益气健脾,养血止血。

【主治】 功能性子宫出血之脾虚者。症见突然大出血或淋沥不断,血色淡红质稀,面色苍白或萎黄,肢体浮肿,倦怠无力,心慌气短,食少便溏,胸脘满闷,舌质淡,舌体肥大,边有齿痕,苔薄白,脉虚弱无力。

【加减】 气虚血瘀之少腹痛者,可加醋香附9g。

【方解】 本证系以脾虚为主,中气下陷,统摄无力,而成崩漏。方中黄芪、党参、白术、茯苓、炙甘草益气健脾;醋柴胡、升麻升阳固脱,与上药相辅相成,以增强统血摄血之力;广木香醒脾理气,使补而不滞;当归、醋白芍、阿胶、远志、炒酸枣仁养血补血,安神宁志;黑地榆配阿胶,凉血止血。重用米醋者,以其酸涩收敛,可达迅速止血的目的。

清热止血汤(李振华)

【组成】 生白芍15g,生地黄15g,玄参12g,地骨皮15g,牡丹皮9g,阿胶9g,黑栀子9g,黑地榆12g,黑柏叶12g。

【用法】 水煎服。

【功效】 滋阴清热,凉血止血。

【主治】 功能性子宫出血之血热者。症见突然出血,量多色红,咽干口渴,心急烦躁,头晕目眩,失眠多梦,舌质红,苔薄黄,脉洪数或弦数。

【加减】 头晕头痛者,可加菊花12g;失眠重者,可加夜交藤30g、柏子仁12g;胸闷气短,两胁窜痛,脉弦数者,系肝郁化热,可加川楝子9g、香附9g。

【方解】 本证系阳盛于内,血分有热,阴血失守,热迫血行而致出血。方中生白芍、生地黄、玄参、阿胶、地骨皮滋阴清热;黑栀子、黑地榆、黑柏叶凉血止血;牡丹皮凉血行血,可防凉血而致凝血。本方滋阴清热,凉血止血,故适用于血热而致的崩漏证。

益阴止血汤(李振华)

【组成】 蒸何首乌15g,生地黄15g,山药30g,枸杞子12g,白芍15g,阿胶9g,黑地榆12g,地骨皮15g,牡丹皮9g,菊花12g,甘草3g。

【用法】 水煎服。

【功效】 滋阴补肾,养血止血。

【主治】 功能性子宫出血之肾阴虚者。症见出血量少但淋沥不断,血色红,头晕耳鸣,心悸失眠,盗汗,五心烦热,两颧潮红,腰酸,舌质红,苔薄或无苔,脉细数。

【方解】 本证系肾阴不足,阴虚内热,经血不守而致出血。方中蒸何首乌、生地黄、白芍、枸杞子、阿胶滋阴养血补肾;山药健脾益肾;牡丹皮、地骨皮、黑地榆清热凉血止血;菊花清热平肝,配上药可治阴虚阳亢的头晕耳鸣。

参考文献

李郑生,郭淑云.国医大师临床经验实录·国医大师李振华[M].北京:中国医药科技出版社,2011:283-284.

第四节 崩 漏

将军斩关汤(朱南孙)

【组成】 蒲黄炭(包)12g,炒五灵脂(包)12g,大黄炭6g,炮姜炭6g,茜草12g,益母草12g,仙鹤草15g,桑螵蛸12g,海螵蛸12g,三七末(吞服)2g。

【用法】 水煎服。

【功效】 祛瘀生新兼止血。

【主治】 月经过多重症崩漏。

【加减】 气虚者,加党参、白术、茯苓、甘草健脾益气;血热者,加黄连、黄柏、鹿衔草清热凉血;肾虚者,加川续断、杜仲、桑寄生补益肾气,摄精固冲。

【方解】 "通、涩、清、养"为朱大师常用的止血四法。通,祛瘀止血,引血归经;涩,止血塞流,勿忘澄源;清,清热凉血,血静则宁;养,扶正固本,复旧善后。四法兼备,知常达变,由于临床崩漏病证复杂,故四法多兼而用之。方中蒲黄炭、大黄炭为君。蒲黄炭合炒五灵脂(失笑散)祛瘀止血定痛,五灵脂炒则止血,且能制约蒲黄散血之过。大黄炭不仅无泻下作用,反而能厚肠胃,振食欲,并有清热祛瘀之力,合炮姜炭通涩并举。益母草伍仙鹤草,亦为通涩之举,且仙鹤草能强壮止血,通补兼施。茜草活血化瘀而止血,桑螵蛸配海螵蛸益肾摄冲,三七末乃化瘀止血之圣药。全方通涩并用,以通为主,寓攻于补,相得益彰,对于产后恶露不绝,癥瘕出血,崩漏不止属虚中挟实,瘀热内滞者,用之则屡屡奏效。

参考文献

张亚楠,胡国华,王隆卉,等.海派朱氏妇科调经经验浅析[J].中医文献杂志,2018,36(6):56-59.

第五节　带　下　病

解毒止痒汤(班秀文)

【组成】　土伏苓 30g,槟榔 10g,苦参 15g,忍冬藤 15g,车前草 15g,地肤子 12g,甘草 6g。

【用法】　水煎服。

【功效】　清热利湿,解毒杀虫止痒。

【主治】　肝经湿热型阴痒和湿热型带下病(如真菌性阴道炎、滴虫性阴道炎)。症见阴部瘙痒,甚则痒痛,带下量多,色黄或黄白相间,质黏腻,如豆渣状或呈泡沫米泔样,其气腥臭,心烦少寐,口苦而腻,脉弦数或濡数。

【加减】　体质瘦弱,纳食不馨者,减去苦寒之苦参、地肤子,防其犯胃,加山药 15g、薏苡仁 15g 健脾化湿;阴道灼热,痒痛交加者,加黄柏 6g、凌霄花 9g、火炭母 9g,以加强清热化瘀之力。

【方解】　本方为祖传经验方。方中以味甘淡性平之土茯苓解毒除湿为主药;配以味辛苦性温之槟榔燥湿杀虫为辅;佐以味甘性寒之车前草利湿清热解毒;苦参味苦性寒,能清热燥湿,祛风杀虫;地肤子清热利湿止痒;忍冬藤味甘性寒,清热解毒,与土茯苓相须为用,则利湿解毒之功倍增。据现代药理研究,槟榔、苦参、车前草、地肤子都对多种皮肤真菌有不同程度的抑制作用,苦参的醇浸膏在体外有抗滴虫作用,故本方能治疗真菌性和滴虫性阴道炎所致上症者。配用火炭母、蛇床子、苍耳子等药坐盆熏洗,内外并治,则其收效尤捷。治疗期间,禁食肥甘厚腻或辛温香燥之品,并适当节制房事。

温肾止带汤(李振华)

【组成】　菟丝子 24g,补骨脂 12g,肉桂 6g,炒杜仲 15g,桑螵蛸 12g,益智 9g,山药 30g,薏苡仁 30g,芡实 15g,泽泻 12g,炙甘草 9g。

【用法】　水煎服。

【功效】 温阳补肾,固精止带。

【主治】 带下病之肾阳虚者。症见带下量多,清稀如水或如鸡蛋清,淋沥不断,腰部酸痛,少腹发凉,小便频数,夜间较甚,形寒畏冷,四肢欠温,面色㿠白,舌质淡,苔白,脉沉缓无力。

【加减】 食少便溏,时腹胀满者,系脾阳亦虚,可易山药 30g 为白术 9g,加砂仁6g;形寒畏冷,四肢欠温甚者,上方可加附子 9g,以增强温阳之力;气短者,加党参 15g。

【方解】 本证系肾阳亏虚,失其闭藏,任脉不固,带脉失约,阴液滑脱而致带下量多不止。方中菟丝子、补骨脂、肉桂、炒杜仲、桑螵蛸、益智温阳补肾,固精止带;山药、薏苡仁、芡实、泽泻、炙甘草健脾利湿,益肾而固任脉、带脉。诸药共奏温阳补肾、固精止带的作用。

滋肾固带汤（李振华）

【组成】 蒸何首乌 15g,山茱萸 12g,山药 24g,牡丹皮 9g,女贞子 15g,黄精 15g,枸杞子 12g,知母 9g,黄柏 9g,怀牛膝 12g。

【用法】 水煎服。

【功效】 滋阴补肾,清热止带。

【主治】 带下病之肾阴虚者(多见于老年性阴道炎)。症见带下色黄,甚则呈赤带,量少质黏,阴部瘙痒或干涩有灼热感,头晕耳鸣,五心烦热,舌质红,苔薄白,脉沉细而数。

【加减】 见赤带者,系热盛迫血妄行,可加黑地榆 12g,以凉血止血;阴部瘙痒者,可加苦参 15g、蛇床子 12g。

【方解】 本证系肾阴不足,精血亏虚,阴虚内热,任脉不固,带脉失约而致湿热性白带。方中蒸何首乌、山茱萸、枸杞子、女贞子、黄精、山药滋阴补肾而不助湿;牡丹皮、知母、黄柏清热燥湿;怀牛膝既固肾益冲脉,又可引药下行。

清热止带汤（李振华）

【组成】 白术 9g,土茯苓 24g,泽泻 12g,生薏苡仁 30g,川木通 9g,防己 9g,蒲公英 21g,黄柏 9g,牡丹皮 9g,蛇床子 12g,苦参 15g,白鲜皮 15g,白果 9g,滑石(包)18g,甘草 3g。

【用法】 水煎服。

【功效】 清热燥湿,杀虫止带。

【主治】 带下病之湿热者(多见于滴虫性或真菌性阴道炎)。症见带下量多,色黄如脓或赤白相间,质黏稠或浑浊如米泔水样,气味秽臭,阴部瘙痒或有灼热感,小便色黄量少,口苦咽干,舌质红,苔黄腻,脉滑数。

【加减】 赤带多者,可酌加生地黄炭 15g、黑地榆 12g。除上方内服外,同时可配合外洗药:蛇床子 15g,花椒 9g,白矾 6g,百部 9g,黄柏 9g,苦参 21g。

【方解】 本证系脾虚水湿下注,湿阻气机,郁而化热,湿热有利于生虫而致黄带。本证与肾阴虚而出现的湿热黄带所不同者,除带下量多、有秽臭味等不同脉症外,同时临床亦多见,故另立专证。方中白术、土茯苓、泽泻、生薏苡仁、白果健脾利湿,重用土茯苓除增强除湿作用外,配蒲公英并有清热解毒作用;川木通、黄柏、防己、牡丹皮味苦寒,清热燥湿;蛇床子、苦参、白鲜皮清热杀虫止痒;滑石、甘草为"六一散",清利下焦湿热。诸药共奏清热燥湿、杀虫止带的作用。

孙氏清带汤(孙光荣)

【组成】 蛇床子 15g,炙百部 12g,蒲公英 12g,金银花 12g,白花蛇舌草 10g,紫苏叶 10g,煅龙骨 15g,煅牡蛎 15g,生薏苡仁 15g,芡实 15g,白鲜皮 15g,地肤子 15g。

【用法】 水煎坐浴,每日 1 剂,早晚各 1 次,每次 10 分钟,连用 1 周。

【功效】 清热解毒,敛湿止带。

【主治】 带下病之湿热蕴结证。症见带下量多,色黄,黏腻,有异味。

【方解】 孙大师认为,白带增多无论何种原因所致,固然是病理现象,但女子之"带"犹如男子之"精",女子带下绵绵,犹如男子遗精,日久则可导致人体虚证丛生。因此,带下病的外治不能只顾针对症状而一味使用清热解毒止痒的药物,单纯清热解毒止痒,可取效于一时,但效果不能持久,容易反复。所以,还要兼顾到"带下"本属人体生理现象这一情况,要注意加用敛湿止带的药物,如此,治疗带下病方可全面兼顾。孙氏清带汤基本组方思想是在运用清热解毒止痒药物的同时,加用敛湿止带的药物。全方主要由三联药组与药对组成。三联药组"蛇床子、炙百部、白花蛇舌草"解毒杀虫止痒;三联药组"蒲公英、金银花、生薏苡仁"清热解毒利湿;三联药组"煅龙骨、煅牡蛎、芡实"固涩止带;药对白鲜皮、地肤子祛风止痒;生薏苡仁、芡实利下湿浊;紫苏叶芳香避秽,祛除带下之异味。全方融清、利、敛为一体,相反相成,相得益彰,具有清热解毒、敛湿止带之功效。

参考文献

[1] 班胜,黎敏,李莉.国医大师临床经验实录·国医大师班秀文[M].北京:中国医药科技出版社,2011:77-79.

[2] 李郑生,郭淑云.国医大师临床经验实录·国医大师李振华[M].北京:中国医药科技出版社,2011:289-290.

[3] 薛武更,张红宇,段锦绣,等.孙氏清带汤坐浴治疗带下病湿热蕴结证 48 例临床观察[J].湖南中医杂志,2018,34(2):10-12.

第六节 子宫颈炎、阴道炎

清宫解毒饮（班秀文）

【组成】 土茯苓 30g,鸡血藤 20g,忍冬藤 20g,薏苡仁 20g,丹参 15g,车前草 10g,益母草 10g,甘草 6g。

【用法】 水煎服。

【功效】 清热利湿,解毒化瘀。

【主治】 子宫颈炎、阴道炎证属湿热蕴结下焦,损伤冲脉、任脉和胞宫,以湿、瘀、热为患而导致带下量多,色白或黄,质稠秽浊,阴道灼热或辣痛者。

【加减】 带下量多,色黄而质稠秽如脓者,加马鞭草 15g、鱼腥草 10g、黄柏 10g;发热口渴者,加野菊花 15g、连翘 10g;阴道肿胀者,加紫花地丁 15g、败酱草 20g;带下夹血丝者,加海螵蛸 10g、茜草 10g、大蓟 10g;阴道痒者,加白鲜皮 10g、苍耳子 10g、苦参 10g;带下量多而无臭秽,阴痒者,加蛇床子 10g、槟榔 10g;带下色白,质稀如水者,减去忍冬藤、车前草,加补骨脂 10g、桑螵蛸 10g、白术 10g、扁豆花 10g;每于性交则阴道疼痛出血者,加赤芍 12g、地骨皮 10g、牡丹皮 10g、三七 6g;腰脊酸痛,小腹坠胀者,加桑寄生 15g、杜仲 10g、川续断 10g、骨碎补 10g。

【方解】 子宫颈炎有急性、慢性之分。从临床症状看,急性时宫颈红肿,有大量脓性分泌物,色白或黄,质稠黏而臭秽,腰及小腹胀痛,个别患者伴有发热、口渴、脉弦数、苔黄腻、舌边光红;慢性宫颈炎者,带下量或多或少,小腹胀痛,腰膝酸软,甚或性交时阴道辣痛或出血。证属湿热带下或湿瘀带下范畴。治之宜用清热利湿,解毒除秽,活血化瘀之法。本方重用味甘淡性平之土茯苓为主药,以利湿除秽,解毒杀虫;忍冬藤、车前草、薏苡仁之甘寒,既能辅助土茯苓利湿解毒,又有清热之功,而且甘能入脾,虽清利而不伤正;鸡血藤之味辛性温,能补血行血,是以补血为主之品;益母草之味辛、苦,性微寒,能活血祛瘀,利尿解毒;丹参一味功同四物,有补有行,与鸡血藤、益母草同用,则补血化瘀之功益彰;甘草之甘,既能调和诸药,又能解毒。全方以味甘、辛、苦为主,性寒、温并用,甘则能补,辛则能开,苦则能燥,寒则能清,温则能行。故本方有热则能清,有湿则能利,有毒则能解能散,有瘀则能化能消。

盆腔炎一号汤（张志远）

【组成】 金银花 30g,大青叶 30g,土茯苓 30g,蒲公英 30g,丹参 10g,栀子 15g,板蓝根 30g,贯仲 15g,柴胡 15g,黄芩 15g,大黄 6g。

【用法】 水煎服。

【功效】 清热解毒,活血祛瘀。

【主治】 急性盆腔炎之热毒炽盛兼瘀血阻滞证。

【方解】 方中金银花善于清热解毒,既能清气分实热,又能入血而清解血中热毒,且具芳香透散之性而能消痈散结,为治一切阳性疮疡肿毒的要药。配伍大青叶、蒲公英、板蓝根等,增其清热解毒功效柴胡、黄芩配伍泻肝火,疏肝气,且现代药理研究认为,柴胡、黄芩配伍有较好的解热抗炎作用;稍加大黄泻火逐瘀,则效如桴鼓。

参考文献

[1] 班胜,黎敏,李莉.国医大师临床经验实录·国医大师班秀文[M].北京:中国医药科技出版社,2011:83-85.

[2] 谢芳,孙孔云,刘桂荣,等.国医大师张志远治疗盆腔炎经验[J].湖南中医药大学学报,2018,38(3):242-244.

第七节 卵巢囊肿、子宫肌瘤

养血化瘀消癥汤(班秀文)

【组成】 当归10g,川芎6g,赤芍10g,白术10g,土茯苓20g,泽泻10g,丹参25g,莪术10g,香附10g,皂角刺15g,炙甘草6g。

【用法】 水煎服。

【功效】 养血化瘀,健脾利湿,消癥。

【主治】 因湿瘀所致卵巢囊肿、子宫肌瘤、慢性炎性包块等。

【加减】 久病体弱,面白神疲,四肢乏力者,上方去泽泻,加黄芪20g,以益气化瘀;肝郁气滞者,上方加柴胡6g、夏枯草15g,以理气疏肝,通络散结;寒湿凝滞者,上方加制附子(先煎1小时)10g、桂枝6g;湿热下注,带下阴痒者,上方去川芎,加马鞭草15g,或合二妙散以清热利湿,活血通络。

【方解】 此为理血类方剂。本方由《金匮要略》当归芍药散加味而成。原方中既有当归、川芎、赤芍苦辛温通,直入下焦胞脉血分,消散瘀积,又有白术、茯苓、泽泻健脾利湿,以绝湿源。上方中以土茯苓易茯苓,可增加解毒利湿之功。全方化瘀药与利湿药相配合,有化瘀利湿、调理气血的作用。重用丹参配当归,养血化瘀,补而不滞,且一味丹参功同四物,活血而无耗血之虑。欲行其血,先调其气,故佐以芳香入血之香附,行血中之气,散血中之郁,气行则血行。胞脉闭阻,久病入络,故选用皂角刺开关利窍,涤垢行瘀;莪术化瘀消癥,借皂角刺锋锐走窜之性,引诸药直达病所;炙甘草补脾,调和诸药。全方苦辛温通,攻邪不伤正,共奏养血、化瘀、消癥之功。寒湿凝滞者加制附子、桂枝是增加其温散通行之力,其中制附子走而不守,不仅能温肾壮阳通脉,且与血药同用,则温化寒凝、通行血脉之力益彰。

参考文献

班胜,黎敏,李莉.国医大师临床经验实录・国医大师班秀文[M].北京:中国医药科技出版社,2011:74-75.

第八节 妊 娠 恶 阻

清肝和胃汤(李振华)

【组成】 黄连 6g,吴茱萸 6g,香附 9g,柴胡 4g,栀子 9g,陈皮 9g,半夏 9g,茯苓 12g,竹茹 12g,黄芩 9g,麦冬 15g,石斛 15g,甘草 3g。

【用法】 水煎服。

【功效】 清肝泄热,和胃降逆。

【主治】 妊娠恶阻之肝热者。症见妊娠初期呕吐酸水或苦水,口干口苦,头晕头痛,心急烦躁,胸胁胀满,溺黄量少,大便干结,舌质红,舌苔薄黄缺津,脉弦数。

【加减】 大便秘结者,可加火麻仁 20g。

【方解】 本证系肝阳较盛,肝气横逆,复加冲气上逆,胃失和降而致呕吐。方中吴茱萸、黄连辛开苦降,调肝清热;香附、柴胡、栀子疏肝理气,平肝清热;陈皮、半夏、茯苓、竹茹、黄芩降逆止呕,清热和胃;麦冬、石斛清热生津。诸药共奏清肝泄热、和胃降逆的作用。

燥湿止呕汤(李振华)

【组成】 白术 9g,茯苓 15g,泽泻 9g,橘红 9g,半夏 9g,藿香 9g,砂仁 6g,川厚朴 9g,生姜 9g,甘草 9g。

【用法】 水煎服。

【功效】 健脾除湿,祛痰降逆。

【主治】 妊娠恶阻之脾虚痰湿者。症见呕吐痰涎,胸脘满闷,不思饮食,口干不欲饮,四肢无力或见浮肿,精神倦怠,头晕头沉,舌质淡肥,苔白腻,脉滑。

【方解】 本证系素体脾虚,痰湿较盛,怀孕后冲脉之气上逆,胃失和降,痰随气升而致呕吐。方中白术、茯苓、泽泻健脾除湿;橘红、半夏、藿香、砂仁、川厚朴、甘草、生姜降逆祛痰,和胃止呕。脾健湿除,胃得和降,则呕吐自止。

益气养胃汤(李振华)

【组成】 党参 15g,麦冬 15g,石斛 20g,白芍 15g,生地黄 15g,知母 9g,竹茹 12g,陈皮 9g,玄参 12g,代赭石 15g,甘草 3g。

【用法】 水煎服,药宜频服、热服。

【功效】 益气养阴,和胃止呕。

【主治】 妊娠恶阻之气阴两亏者。症见呕吐较剧,反复发作或呕出血性黏液,精神倦怠,形体消瘦,皮肤干燥,目眶下陷,二目少神,咽干口渴,尿少便秘,舌质红,苔薄黄、缺津或无苔,脉细数无力。

【方解】 本证系呕吐日久,反复发作,气阴耗伤,为妊娠恶阻的重症。西医学认为是长期呕吐,以致脱水,电解质紊乱,代谢性酸中毒,临床亦称"妊娠剧吐"。方中党参、麦冬、石斛、白芍、玄参、生地黄益气生津,养阴清热;知母、竹茹、代赭石、陈皮清热止呕,和胃降逆。诸药共奏益气养阴、和胃止呕的作用。本证由于呕吐较重,为避免药液吐出,同时因呕吐不能进食,如出现脱水,可中西医结合检查治疗。

抑肝和胃饮(夏桂成)

【组成】 紫苏叶 5g,黄连 5g,陈皮 6g,竹茹 6g,钩藤(后下)15g,黄芩 9g,生姜3 片。

【用法】 水煎服。

【功效】 抑肝和胃,降逆止呕。

【主治】 妊娠恶阻(肝胃不和证)。

【方解】 夏大师认为,本病主要证型是肝胃不和,辨证的特点是烦热剧吐,伴有明显的情绪变化,同时又不可忽视兼证,呕吐时间较长,必继发气阴两虚,津液亏少,且阴津越亏,肝火越旺,势必引起危重病变,必须及时检测电解质、肝肾功能等,以防突变。抑肝和胃饮是在苏叶黄连汤的基础上加味而来的。苏叶黄连汤出自《温热经纬》,方中紫苏叶、黄连为主药,黄连更为抑肝之要药,紫苏叶具理气安胎的作用,对于妊娠期更为合适。陈皮和胃降逆。竹茹清热和胃,既助黄连以抑肝,亦助陈皮以和胃。少佐生姜和胃止呕。全方有机配伍,可快速达到缓解呕吐的目的。此外,结合心理疏导,稳定情绪,指导其少食多餐,保持大便通畅,则疗效更佳。

参考文献

[1] 李郑生,郭淑云.国医大师临床经验实录·国医大师李振华[M].北京:中国医药科技出版社,2011:293-294.

[2] 赵芸.抑肝和胃饮治疗妊娠恶阻肝胃不和证 22 例[J].江苏中医药,2014,46(9):36-37.

第九节 流 产

安胎防漏汤(班秀文)

【组成】 菟丝子 20g,覆盆子 10g,川杜仲 10g,白芍 6g,熟地黄 15g,党参 15g,白术 10g,棉花根 10g,炙甘草 6g。

【用法】 未孕者,预先水煎服此方 3~6 个月;已孕者,可用此方随证加减。

【功效】 温养气血,补肾益精,固胎防漏。

【主治】 习惯性流产者。

【加减】 腰脊连及少腹,小腹坠胀疼痛者,加桑寄生12g、川续断10g、砂仁壳3g、紫苏梗5g;阴道出血,量少色红,脉细数者,加荷叶蒂12g、苎麻根15g、黄芩10g、阿胶10g;如出血多色红,加鸡血藤20g、墨旱莲20g、大叶紫珠10g;出血日久,淋沥暗淡,腹部不痛者,加桑螵蛸10g、鹿角霜20g、花生衣30g、党参加至30g。

【方解】 菟丝子味辛甘,性平,固冲安胎,补益肝肾;覆盆子味甘酸,性微温,酸甘化阴,入肝、肾经,二子同用,有补肾生精、强腰固胎之功;川杜仲味甘,性温,补而不腻,温而不燥,为肝肾之要药,能补肾安胎;白芍、熟地黄是补血养肝之品,肝阴血足则能促进胎元的发生;党参、白术、棉花根甘温微苦,能健脾益气,升阳除湿,既有利于气血的化生,更能升健安胎;炙甘草味甘、性平,不仅能调和诸药,而且能益气和中,缓急止痛。全方有温养气血、补肾益精、固胎防漏之功。

补肾安胎汤(李振华)

【组成】 熟地黄15g,山茱萸12g,山药24g,菟丝子15g,桑寄生12g,炒艾叶3g,阿胶9g,炒杜仲12g,党参15g,白术9g,炙甘草6g。

【用法】 水煎服。

【功效】 补肾益气,养血安胎。

【主治】 先兆流产之肾气不足者。症见妊娠期腰部酸困,少腹下坠,或见阴道出血,胎动不安,头晕耳鸣,小便频数,畏寒怕冷,舌质淡,舌苔薄白,脉沉细无力。

【方解】 本证系肾气虚弱,冲任不固,胎失所系,以致出现先兆流产症状。方中熟地黄、山茱萸、山药、菟丝子、桑寄生、炒艾叶补肾益气,固冲任,暖宫安胎;阿胶、炒杜仲养血益肾而止血;党参、白术、炙甘草益气健脾,补益中气,中气足自可安胎。

益阴安胎汤(李振华)

【组成】 当归9g,白芍15g,生地黄15g,玄参12g,蒸何首乌15g,白术9g,黄芩9g,阿胶9g,炒栀子9g,地骨皮12g,菊花9g,甘草6g。

【用法】 水煎服。

【功效】 滋阴清热,凉血安胎。

【主治】 先兆流产之血热阴亏者。症见妊娠期胎动不安,少腹时痛,或阴道下血,五心烦热,心情急躁,咽干口渴,头晕面赤,尿少色黄,舌质红,苔薄黄,脉细数。

【方解】 本证系素体阳盛,或阴虚内热,热扰冲任而出现先兆流产。方中当归、白芍、生地黄、玄参、蒸何首乌滋阴养血,清热凉血;白术、黄芩健脾清热安胎;阿胶、炒栀子、地骨皮、菊花清热凉肝,养血止血。诸药共奏滋阴清热、凉血安胎的作用。

固胎饮（李振华）

【组成】 黄芪 24g,党参 15g,白术 9g,茯苓 12g,当归 9g,白芍 12g,熟地黄 15g,黄芩 9g,阿胶 9g,菟丝子 15g,川续断 9g,巴戟天 9g,砂仁 6g,炙甘草 9g。

【用法】 水煎服。本方在怀孕 2～4 个月内,每月服药 15 剂左右。4 个月以后,根据孕妇身体情况,每月可酌服 5～10 剂。

【功效】 益气健脾,补肾固冲,补血安胎。

【主治】 习惯性流产者。

【方解】 方中黄芪、党参、白术、茯苓、炙甘草益气健脾,补中益气;菟丝子、川续断、巴戟天补肾气,固冲任;当归、白芍、熟地黄、阿胶补血养血;黄芩配白术,健脾安胎;砂仁理气调中,使补而不滞。全方有益气健脾、补肾固冲、补血安胎的作用。脾肾气足,冲任得固,则胎自安。

参考文献

[1] 班胜,黎敏,李莉.国医大师临床经验实录·国医大师班秀文[M].北京:中国医药科技出版社,2011:76-77.

[2] 李郑生,郭淑云.国医大师临床经验实录·国医大师李振华[M].北京:中国医药科技出版社,2011:296-298.

第十节 缺 乳

益气通乳汤（李振华）

【组成】 黄芪 30g,党参 15g,当归 12g,川芎 9g,熟地黄 15g,青皮 9g,香附 9g,桔梗 9g,穿山甲(已禁用)9g,通草 9g,王不留行 15g,紫河车粉 3g,甘草 6g。

【用法】 水煎服,另紫河车粉 3g 分 2 次开水冲服。

【功效】 益气养血,疏肝通乳。

【主治】 缺乳之气血虚弱,血不化乳者。症见乳少或无,或乳汁清稀量少,乳房柔软,面黄无华,心悸气短,倦怠无力,头晕目眩,时自汗出,舌苔薄白、质淡,脉细弱。

【加减】 产后仍出血者,上方可去穿山甲(已禁用)。

【方解】 本证系气血亏虚,乳汁化源不足所致,必须补益气血,佐以疏肝通乳,则乳汁自生。补血先补气,即补无形之气,可生有形之血。同时,气血又赖于脾胃对水谷精微的生化。为此,方中黄芪、党参、紫河车粉、甘草益气健脾,增强气血生化之源;当归、川芎、熟地黄养血补血;配香附、青皮养肝疏肝;桔梗、穿山甲(已禁用)、通草、王不留行通络下乳。诸药共奏益气养血、疏肝通乳的作用。

理气通乳汤（李振华）

【组成】 当归 9g，白芍 12g，柴胡 6g，广木香 6g，香附 9g，青皮 9g，桔梗 9g，通草 9g，王不留行 15g，穿山甲（已禁用）9g，龙胆草 9g，甘草 3g。

【用法】 水煎服。

【主治】 疏肝理气，通络下乳。

【功效】 缺乳之肝郁气滞，乳汁不畅者。症见乳汁突然中断或分泌量少，乳房胀痛，两胁胀满，胸闷气短，食欲减退，口苦咽干，心烦失眠，急躁易怒，有时头晕头痛，舌质边红，苔薄白，脉弦。

【方解】 本证系肝气郁滞，气机不畅，经脉受阻，影响乳汁分泌而致缺乳。方中当归、白芍、柴胡、香附、青皮、广木香疏肝理气，桔梗、王不留行、穿山甲（已禁用）、通草通络下乳，龙胆草清肝胆之热。诸药共奏疏肝理气、通络下乳的作用。

参考文献

李郑生，郭淑云.国医大师临床经验实录·国医大师李振华[M].北京:中国医药科技出版社，2011:300-301.

第十一节 多囊卵巢综合征

朱氏调经方（朱南孙）

【组成】 党参 20g，丹参 20g，当归 20g，黄芪 20g，菟丝子 12g，覆盆子 12g，熟地黄 12g，巴戟天 12g，淫羊藿 12g。

【用法】 水煎服。

【功效】 补肾益气，通利冲任。

【主治】 多囊卵巢综合征证属肾气不足，冲任失调者。

【加减】 朱大师治疗本病，总以调经方补肾为基本大法，并根据患者的不同临床表现进行辨证论治，例如:针对血海枯竭之虚型，在补肾基础上加以补血，待精血充盈，则经隧自通，经血自下;对于血瘀型，在补肾的基础上加用活血化瘀之法，则胞中瘀血自下;而对于痰湿型，在补肾的基础上还应化痰除湿通络，通调冲任。

【方解】 朱大师认为，多囊卵巢综合征从月经稀发和闭经的临床表现上来看，确与肾虚致天癸不足有关。现代超声影像医学发现，该病患者卵巢多发小卵泡呈多囊样表现。朱大师认为卵巢多囊的发病机制主要是由于女子肾虚不足，孕育乏力，因而卵泡发育迟滞，故只见多发小卵泡，却无法形成优势卵泡，而肾虚亦推动乏力，排卵困难，致卵泡最终闭锁，出现闭经，并往往导致不孕。《医学衷中参西录》云"男女生育，皆赖肾脏作强"，强调充足的肾气是女子受孕的必要条件，而优势卵泡是女子受孕的关键,可见,肾气的充盛对卵泡的发育极为重要。朱大师提出"益肾温煦助卵泡发育,补气通络促卵泡排出"的治疗法则,补益肾精,使卵泡得以滋养发育,形成优势卵泡,温补肾气,加强肾气推动运行之力,使优势卵子破壳而出,此为朱大师诊治多囊卵巢综合征的主要思想。方中党参、丹参、当归、黄芪四药合用,气血双补,益气活血;熟地黄滋阴养血;巴戟天、淫羊藿温通下焦阳气,柔阳以济阴;菟丝子、覆盆子则用于平补肝肾。全方气血并补,补气益肾兼行血,使肾气盛,冲任通,天癸充,则肾虚之证自除,月事方以时而下。

参考文献

张盼盼,董莉,朱南孙.朱南孙调经方论治多囊卵巢综合征经验介绍[J].新中医,2017,49(5):154-155.

第十二节 不 孕 症

蒲丁藤酱消炎汤(朱南孙)

【组成】 蒲公英 30g,红藤 30g,紫花地丁 20g,败酱草 30g,延胡索 6g,川楝子 12g,刘寄奴 12g,三棱 10g,莪术 10g,蒲黄(包煎)10g。

【用法】 水煎服。

【功效】 清热利湿,疏化冲任。

【主治】 输卵管阻塞性不孕症证属湿热蕴结,瘀血阻络者。

【方解】 方中蒲公英、红藤、紫花地丁、败酱草清热利湿解毒,化瘀散结,是为君药;延胡索、川楝子、刘寄奴、三棱、莪术共为臣药,行气通络,散瘀止痛;蒲黄为佐,清热凉血活血,兼以止痛。

促卵助孕汤(朱南孙)

【组成】 潞党参 30g,生黄芪 30g,全当归 20g,大熟地黄 12g,巴戟天 12g,肉苁蓉 12g,女贞子 12g,桑椹 12g,淫羊藿 12g,石楠叶 12g,石菖蒲 12g。

【用法】 水煎服。

【功效】 益气养血,补肾助孕。

【主治】 卵巢功能障碍性不孕症证属肝肾亏虚,气血两亏者。

【方解】 促卵助孕汤以参芪四物加补肾药为主,重用参芪大补元气。朱大师认为,卵巢功能障碍所致不孕患者,除卵巢功能低下引起的卵泡发育异常、排卵异常外,多兼有络道不通的问题,他认为输卵管的正常蠕动靠气机推动,若素体气虚,输卵管蠕动无力,则无法正常受精成孕,这在治疗本病中是一个非常关键的环节。朱大师运用大剂补气药助输卵管伞端拾卵以及输卵管纤毛蠕动,对受精成孕给予一定的"外力"帮助,补气通滞疏络,调理冲任。方中生黄芪、全当归配伍,又取当归补血汤之意,补气生血,气旺血生。此外,石楠叶、石菖蒲为朱大师常用促排卵药物。现代研究发现:石楠叶所含熊果苷具有明显的安定、镇痛、抗炎等作用;石菖蒲能够镇静安神,抗惊厥,不但有开窍醒神之功,且具有化湿、豁痰、辟秽之效。两药合用醒脑怡神,助情促卵,共奏助孕之功。

通管汤(夏桂成)

【组成】 炒当归 10g,赤芍 10g,白芍 10g,红藤 15g,败酱草 15g,生薏苡仁 15g,丝瓜络 15g,穿山甲片(已禁用,先煎)6g,炒柴胡 5g,川续断 10g。

【用法】 水煎服。

【功效】 活血通络,清热解毒。

【主治】 输卵管炎致不孕症之瘀血热毒证。

【方解】 慢性输卵管炎性不孕症主要以肾虚、瘀滞为病理特点,治疗上采用通管汤活血通络,消除血瘀,同时合补肾调周法调整月经周期,促进妊娠。方中炒当归、赤芍、白芍、红藤补血活血化瘀,瘀血祛则新血生;丝瓜络、穿山甲片(已禁用)、败酱草通络化瘀,且穿山甲片(已禁用)、丝瓜络擅长通络,是通络之妙品;生薏苡仁消痈排脓,化湿利水;川续断补益肝肾,佐炒柴胡解郁疏肝,而且炒柴胡是足厥阴肝经的药物,附件主要指输卵管,位于少腹部,是肝经所在地,因此,炒柴胡还有引领诸活血通络药物直达附件病位,达到疏通之功效。诸药合用,共奏活血通络、清热解毒之功效。主要治疗慢性输卵管炎所致不孕症。

补肾促排卵汤(夏桂成)

【组成】 鹿角片(先煎)10g,山茱萸 6g,川续断 6g,熟地黄 6g,菟丝子 6g,炒当归 6g,山药 6g,白芍 6g,牡丹皮 6g,茯苓 6g,红花 6g,五灵脂 12g。

【用法】 水煎服。

【功效】 补肾填阴,调理冲任,化痰祛瘀。

【主治】 多囊卵巢综合征所致排卵功能障碍性不孕症证属肾虚血瘀者。除适用于排卵功能不良,或排卵功能障碍所致的月经病、不孕不育证外,还可用于一些功能不良所致的器质性病变,如子宫内膜异位症、子宫肌瘤、黄体不健所致膜样性痛经等。

【加减】 痛经兼月经失调,量多,行经期有膜样片状性大小血块,伴腰酸,小腹冷痛,同时还有头昏,胸闷烦躁,乳房胀痛,脉象细弦,舌质偏红,苔白腻者,需加钩藤 10g,绿萼梅 8g;子宫内膜异位症,伴有月经失调,行经量少或者量多,色紫红,有较大血块,腰部酸楚,胸闷烦躁或有乳房胀痛者,需加生山楂 10g,石打穿 12g;子宫肌瘤,伴有月经量多,色紫红,有较大血块或者经行淋漓不易净,腰酸头昏,胸闷烦躁,舌质边紫有瘀点,舌苔黄白腻者,着重在经间排卵期服用,并于上方中加入生山楂 10g、地鳖虫 6～9g,如在行经期服,可去红花、山茱萸、菟丝子,加入炒蒲黄(包煎)6～9g、炒荆芥 6～9g,血余炭 10g。

【方解】 夏大师总结创制的补肾促排卵汤,作为补肾调周法中的主要验方,旨在通过补肾达到促发排卵的目的,其中排卵是目的,补肾是基础。方中以炒当归、白芍、熟地黄等为君药,滋阴养血,奠定物质基础,以期提高卵泡的质量及子宫内膜的厚度;以补肾助阳药川续断、菟丝子、鹿角片为臣药,促进卵泡进一步成熟,并可以提高子宫内膜容受性;以红花、五灵脂为佐使,调气血,以期推动阴阳的顺利转化,从而顺利排卵,促进妊娠。研究表明,补肾促排卵汤与氯米芬联合使用,在多囊卵巢综合征所致排卵功能障碍性不孕症的治疗中,能优势互补,显著提高卵泡质量、排卵率、子宫内膜厚度,改善子宫内膜形态,提高子宫内膜容受性,提高周期妊娠率,减少其流产率,进而可以改善此类患者的妊娠结局。

参考文献

[1] 林倍倍,董莉.国医大师朱南孙治疗输卵管阻塞性不孕症经验[J].中华中医药杂志,2019,34(7):3035-3037.

[2] 张静,郭慧宁,张蔚苓.朱南孙促卵助孕汤治疗卵巢功能障碍性不孕症经验[J].辽宁中医杂志,2014,41(4):639-641.

[3] 马燃.通管汤合补肾调周法治疗慢性输卵管炎性不孕症的临床研究[D].南京中医药大学,2014.

[4] 郭银华.补肾促排卵汤对多囊卵巢综合征排卵功能障碍性不孕症干预机制的研究[D].南京中医药大学,2016.

第十三节　更年期综合征

温肾复癸方(刘祖贻)

【组成】 菟丝子 30g,覆盆子 15g,枸杞子 15g,熟地黄 10g,山药 15g,山茱萸 10g,黄柏 7g,仙茅 7g。

【用法】 水煎服。

【功效】 温肾益精。

【主治】 围绝经期综合征证属肾阳虚者。

【加减】 阳虚甚者,可重用菟丝子、熟地黄,加淫羊藿、巴戟天等;偏阴虚者,则用干地黄,并加入二至丸、龟甲等;盗汗身热者,可加墨旱莲、地骨皮、浮小麦;伴骨质疏松,出现腰背痛者,加川续断、杜仲、丹参;月经量少或稀发者,可加益母草、泽兰;不寐者,加酸枣仁、夜交藤、珍珠母等;面赤、烘热、汗出阵作明显者,重用仙茅、黄柏;伴足冷者,则伍用交泰丸。

【方解】 该方由五子衍宗丸加减而成。刘大师认为,本病以天癸竭、精气亏虚为其本。天癸为肾中精气，无论男女皆有，既然本方治疗男性天癸不足有效，则亦可用于女性。温肾复癸方中选用五子衍宗丸之菟丝子、覆盆子、枸杞子为主药，其中：菟丝子味辛甘性阳，具温肾益精之效；覆盆子，《备急千金要方》将其用于"治丈夫阳气不足，不能施化，施化无成"。《本草求真》更将该药与巴戟天、肉苁蓉等共同归为温肾药；枸杞子味甘性平，《神农本草经集注》谓其能"补益精气，强盛阴道"，与菟丝子、覆盆子合用，助温肾益精之效。阳生则阴长，阳气充沛，则化物有源，故方中又配伍熟地黄、山药、山茱萸，以益肾补精，益阴配阳。此外，覆盆子配山茱萸，酸温敛涩，又助肾主封藏之功；再配伍黄柏、仙茅，寒温并济，既益肾中真阳，又清上浮之虚火。全方共奏补肾益精、调理阴阳、调理冲任之功。研究表明，菟丝子、淫羊藿等温肾阳药或复方具有上调集体雌性激素水平，增加子宫内膜厚度，改善卵巢功能早衰症状、更年期骨质疏松等作用。

怡情更年汤（朱南孙）

【组成】　女贞子12g，墨旱莲12g，桑椹12g，巴戟天12g，肉苁蓉12g，紫草30g，玄参12g，首乌藤15g，合欢皮12g，淮小麦30g，炙甘草6g。

【用法】　水煎服。

【功效】　滋补肾阴，调肝舒肝，健脾清心安神。

【主治】　更年期综合征证属肾虚肝旺者。

【加减】　若经前乳胀，加夏枯草12g、生牡蛎30g；若汗出，加瘪桃干15g、糯稻根15g、麻黄根10g；若高血压，头晕目眩，加潼蒺藜12g、钩藤12g、天麻9g。

【方解】　方中墨旱莲、女贞子调补肾阴，巴戟天、肉苁蓉、桑椹滋养肝肾，紫草、玄参清肝降火，淮小麦、炙甘草健脾清心除烦，首乌藤、合欢皮解郁怡神。

清心滋肾汤（夏桂成）

【组成】　钩藤15g，莲子心5g，黄连3g，紫贝齿（先煎）10～15g，山药10g，山茱萸9g，太子参15～30g，茯苓10g，合欢皮10g，熟地黄10g。

【用法】　水煎服。

【功效】　清心安神，补肾养阴。

【主治】　更年期综合征证属阴虚火旺者。肾阳偏虚，大便溏薄，浮肿明显者忌之。

【加减】　经行量少者，可加入川牛膝10g、丹参12g、赤芍12g、白芍12g、益母草15g；腰脊酸楚，形体作寒者，尚可加入淫羊藿6～10g、仙茅6～10g、杜仲10g；周身骨节疼痛者，加入鸡血藤10～15g、虎杖10g、防己10g；夜寐甚差，彻夜失眠者，加入炒枣仁10g、夜交藤15～30g；胸闷不舒，时欲叹气者，加入广郁金9g、婆罗子6g；出汗过多，口渴咽干者，加入煅牡蛎（先煎）15g、五味子（盐水炙）6g；腹胀矢气，大便偏溏者，去熟地黄,加入木香 6～9g、炒白术 10g、砂仁(后下)6g;口苦口干,恶心呕吐者,加入陈皮6g、炒竹茹 9g、芦根 12g。

【方解】 夏大师将钩藤、莲子心、黄连列为主药,临床治疗更年期综合征用药的组方多以此三药为首。他认为该病病机可归纳为阴虚心肝火旺,治疗在于清心安神,滋肾养阴,且组方重点在于清心宁神,泄肝安魂,故重用钩藤镇降肝火,莲子心清心安神,对控制烘热、出汗、失眠有较好的疗效。而黄连一味的出现并重用,则源于黄连亦入心经,善清泄心火,与莲子心相得益彰,且更年期综合征患者烘热多在颜面部为甚,黄连入阳明胃经,对治疗烘热有较好的疗效。此外,对于山药、熟地黄、山茱萸等的使用,以滋肾补阴,以治肾阴癸水衰竭之本;茯苓、山药健脾,顾护脾胃。全方心肾合治,共奏清心安神、补肾养阴之功效。

参考文献

[1] 刘芳,罗星,尹天雷,等.刘祖贻运用温肾益精法治疗围绝经期综合征经验[J].中医杂志,2014,55(19):1635-1637.

[2] 朱晓宏,胡国华,王采文.朱南孙"怡情更年汤"治疗更年期综合征[J].实用中医内科杂志,2013,27(13):4-5.

[3] 胡荣魁,谈勇.从清心滋肾汤浅析夏桂成治疗更年期综合征的临床经验[J].南京中医药大学学报,2014,30(4):373-375.

第十四节 人乳头瘤病毒(HPV)感染

益气清毒方(许润三)

【组成】 生黄芪 60g,当归 10g,三七粉(冲服)3g,桑叶 15g,紫草 15g,土茯苓 15g,蚤休 15g,白花蛇舌草 30g。

【用法】 水煎服。

【功效】 益气活血,化瘀凉血,清热解毒利湿。

【主治】 高危型人乳头瘤病毒(HPV)持续感染证属气虚湿热瘀滞者。

【加减】 带下量多,色白有腥臭味者,加白术 15g、茯苓 10g、山药 15g、芡实 20g、黑芥穗 15g;带下色黄、黏稠臭秽,或夹血丝者,加苦参 20g、黄柏 15g、龙胆草 15g、椿根皮 15g、栀子 15g;带下赤白,或赤多白少,或白多赤少者,加黄柏 15g、焦栀子 15g、椿根皮 15g、炒地榆 20g;带下污浊或如虾血,伴腰酸腿软,腹冷肢寒者,加菟丝子 30g、补骨脂 20g、益智 15g、川续断 30g、桑寄生 20g、赤石脂 20g;脾失健运,纳差者,加苍术、白术各 10g、茯苓 20g、山药 15g、薏米 20g、炒谷芽、炒麦芽各 10g;湿热困脾,舌苔黄厚腻者,加藿香 10g、佩兰 10g、厚朴 10g、生荷叶 10g、砂仁 10g、白豆蔻 10g。

【方解】 此方为傅青主的加减当归补血汤加凉血清热解毒利湿之品化裁而成,

方中当归补血汤实为气血双补之神剂。许大师认为:大剂量的生黄芪益气扶正活血;当归活血养血;三七粉活血化瘀;桑叶滋阴润燥;紫草凉血活血解毒;土茯苓除湿,清热解毒止带;蚤休清热解毒,消肿止痛;白花蛇舌草清热解毒,利湿通淋。许大师认为,生黄芪有益气通利活血,提高机体免疫力的作用,清热解毒药同时具有抗感染、抗病毒的作用。据报道:黄芪具有调节机体免疫系统,增强免疫力的作用;紫草对人乳头瘤病毒(HPV)有明显的抑制作用,其药理研究也表明紫草含有多种抗炎、抗菌、抗癌、抗病毒、促进伤口愈合的成分;土茯苓具有抗癌、抑菌、抗炎、镇痛等作用;白花蛇舌草具有抗肿瘤、免疫调节、抗氧化、杀菌消炎等药理活性。

参考文献

周夏,王嘉梅.许润三益气清毒方治疗高危型 HPV 持续感染中的应用[J].临床医药文献电子杂志,2018,5(12):142-143,156.

第10章 儿科病症

第一节 小儿感冒

清感方（王烈）

【组成】 柴胡 10g,黄芩 10g,紫草 2g,重楼 3g,金莲花 10g,野菊花 10g,生石膏 10g,寒水石 10g,青蒿 10g,射干 10g。

【用法】 水煎服。

【功效】 疏风解表,清热解毒。

【主治】 小儿风热感冒证属热毒胶结者。症见发热,恶风,咽红肿痛,咳嗽,少痰,有浊涕,哭闹或烦躁不安,小便黄。

【方解】 王大师认为,本病的发生是由于外感引动内热,外热与内热相合,热之极为火,火之极为毒,火热蕴结,久而成毒,热、毒胶结。王大师将其总结为"热毒理论":热因毒起,无毒不发热,毒随邪入,热因毒生,变因毒起。王大师提出"百病皆由毒作怪",且认为"这里的毒不能简单理解为西医的细菌、病毒、支原体等",它是由外毒和内毒共同所致。无论外毒还是内毒,均使机体正邪交争,阴阳不相济而热作。王大师重用柴胡、黄芩表里双解,为君药。药理学研究表明,柴胡中挥发油类成分和皂苷类成分具有解热作用。小儿热病多累及肺胃,黄芩以除肺胃热为专。王大师谓"柴胡退外热居长,黄芩清里热为专",两者配伍,共奏疏风解表、内外热清之效。王大师善用清热解毒中药,如紫草、重楼、金莲花、野菊花等。目前有研究表明,清热解毒中药在对抗毒邪、热毒方面有较好的疗效,此乃王老用方之妙。王大师谓:"紫草、重楼皆可清热解毒,然一清血毒,一清气毒,二者相伍使卫气营血之毒得解。"王老又选用二花——金莲花和野菊花,轻清灵动。现代医学证实,含金莲花有效成分的药物对上呼吸道感染等疾病的有效率达 92.70%。菊花与野菊花为同科植物,虽均有清热解毒之功,但野菊花味苦辛,性微寒,其苦寒之性尤胜菊花,更长于清热解毒,为王大师所用。以上四味治致热之因,使热退、毒解,为臣药。若患儿高热不退,正气未衰,正邪交争,邪热炽盛则热势越高,毒越重,需配伍清热之力更强的药物,故选用生石膏与寒水石为佐药。王大师谓:"石膏侧重于表热,寒水石侧重于里热……病有大热,毒深用大量足以抗热之势。"当毒热较重时,应用二者可迅速清热泻火解毒,截断病邪发展,防止传变。热病易致阴伤,乃因毒邪致热,逼津外泄而消烁阴津,最易耗伤机体阴液,方中青蒿养阴清热以防阴伤;小儿脏腑功能发育未全,肺气不足,则外合皮毛减弱,易致外邪袭肺而出现咳嗽、有痰,方中射干既能加强君药解表作用,又可使痰消、咳止。二者共为使药。纵观全方,清感方以清热解毒中药为核心,配伍其他药物,清除外感邪气,清除热、毒,共奏疏风解表、清热解毒之功,体现王大师的"热毒理论"。此方用药精简,但所用药物性味较凉,故王大师云:"中病即止,不可久用,以防伤及脾胃,变生他证。"

参考文献

孙佳红,王烈,孙丽平.王烈运用清感方治疗小儿风热感冒[J].长春中医药大学学报,2019,35(1):46-48.

第二节　小儿鼻衄

凉血止衄汤(王烈)

【组成】　黄芩 20g,生地黄 20g,牡丹皮 20g,荷叶 20g,茜草 20g,侧柏叶 20g,花蕊石 10g,藕节 20g,白芷 10g,甘草 10g。

【用法】　水煎取汁 120mL,一次 20mL,每日 3 次。

【功效】　清肺凉血止血。

【主治】　鼻衄证属肺经热盛者。

【加减】　若出现恶寒、流涕、苔薄黄、脉浮数等外感症状,加用金银花、连翘、鱼腥草等;伴咳嗽者,加用桑白皮、地骨皮;食纳差者,加用焦山楂、石斛;患儿大便干者,可加番泻叶、莱菔子。鼻衄迁延不愈的患儿,临证常损及阴津而致阴虚火旺,此时可在方中稍佐滋阴养血之药。

【方解】　方中黄芩为君药,味苦性寒,主入肺经,善清泻肺热。生地黄、牡丹皮二者共为臣药,共奏清热凉血止血之功。生地黄凉血止血,治疗小儿热疾、鼻衄、内有瘀血、面黄、大便黑等。《本草新编》中提出:生地黄不仅可以凉头面之火,还可以清肺肝之热,适用于热血妄行导致的吐血或衄血等病证。牡丹皮是凉血之要药,具有清热凉血、活血化瘀等功效。侧柏叶、茜草、花蕊石、藕节、荷叶可增强方药中止血之功效,共为佐药。其中,侧柏叶与臣药之一的生地黄同用,为用于治疗血热妄行之证的经典药对。二者相配,取侧柏叶凉血收敛止血且味苦涩性略寒,生地黄味甘苦而性寒,善于清热凉血,养阴生津,二者合用共奏清热凉血、止血养阴之功效。白芷具有通鼻窍作用,为肺、脾、胃三经的引经药,此方中为佐药。甘草具有调和诸药、顾护胃气的作用,能防止本方中的药物寒凉伤及小儿脾胃,为使药。但对于方药中甘草的应用,王大师有其独特视角,他认为甘草具有调和诸药功效的同时,也会某种程度地减缓药性,所以在以攻邪为主要治法时可去甘草,以增强组方药效。纵观全方,药物精简,结构严谨,共奏清肺凉血止血之功。本方的用方之妙在于花蕊石一味药的应用,《血证论》中谓:"此药独得一气之偏,神于化血。他药行血,皆能伤气,此独能使血自化而气不伤,真祛瘀妙品。"王大师根据小儿特点,运用花蕊石治疗小儿鼻衄,在行血活血时不忘顾护小儿正气,活血而不伤正。儿童脏腑娇嫩,形气未充,故凉血止血之剂应中病即止,药量要根据患儿年龄、体重等因素随证加减。

参考文献

马敬璐,王烈,孙丽平.凉血止衄汤治疗小儿鼻衄(肺经热盛证)经验[J].中国中西医结合儿科学,2017,9(6):550-552.

第三节　小儿扁桃体炎

解毒退热汤(王烈)

【组成】　柴胡 10g,黄芩 10g,紫草 5g,重楼 10g,生石膏 20g,射干 10g,山豆根 6g,芦根 10g,板蓝根 10g,玄参 10g,浙贝母 5g。

【用法】　水煎服。

【功效】　清热泻火解毒。

【主治】　小儿急性化脓性扁桃体炎证属肺胃热毒壅盛者。

【加减】　烦躁者,加蝉蜕、钩藤;口渴者,加天花粉;大便干者,加大黄。

【方解】　方中生石膏、黄芩、柴胡清肺胃之热,退表里之邪;紫草解毒凉血;黄芩、重楼、射干清热解毒,消肿散结,除咽红瘀热;在原方中加板蓝根、山豆根、芦根,加强清热解毒、利咽消肿之功;玄参清燥热而利咽;浙贝母化痰软坚,消肿散结。全方共奏清热解毒、利咽消肿之功。

参考文献

许晓莉.王烈教授解毒退热汤临床运用心得[J].中医儿科杂志,2006,2(2):46-47.

第四节　小儿咳嗽

止咳膏(王烈)

【组成】　黄芩 5g,百部 5g,罂粟壳 5g,细辛 5g。

【用法】　上药共研细末,蜜调适中,敷肚脐,每日 1 次,4 次为度。重症时也可适量内服。

【功效】　敛肺止咳。

【主治】　小儿急性支气管炎或支气管肺炎所致咳嗽之寒热错杂者。

【方解】　王大师认为,小儿咳嗽寒热变化较大,有时寒热夹杂。所以止咳膏的药物组成兼有清温,尤其适于小儿咳嗽。方中黄芩偏清,罂粟壳治疗新咳,百部去久嗽,细辛除深咳。诸药共用,止咳效果显著。对于重症咳嗽,止咳膏也可适量内服,效果良好。方中罂粟壳为罂粟科植物罂粟的成熟果壳,味酸涩,性微寒,有小毒,入肾经,主要功效有敛肺止咳、涩肠止泻、固肾止痛。古谓罂粟壳具有"劫病如神,杀人如剑"

的特点,它历来被认为是儿科禁药。王烈教授重罂粟壳止咳之神效,又谨守《景岳全书·小儿则》倡导的"夫有是病而用是药则病受之矣,无是病而用是药则元气受之矣"的治病用药大则,认为罂粟壳功过相半,要扬其长,避其短,发挥其治病如神的功效在于正确应用。积多年之经验的王大师认为运用罂粟壳疗疾关键要把握症状与配伍的关系,强调慎,要求准。

参考文献

许晓莉.王烈教授肺疾外治方临床运用心得[J].中医儿科杂志,2008,4(3):46.

第五节　小儿哮喘

缓哮方（王烈）

【组成】　紫苏子,前胡,白前,莱菔子,白屈菜,茯苓,款冬花,胆南星,北沙参,清半夏,苦杏仁,桃仁。

【用法】　水煎服。

【功效】　理肺健脾,止咳化痰。

【主治】　哮喘缓解期脾虚痰盛证。症见咳嗽,痰多,神疲懒言,形瘦纳差,面白少华或萎黄,便溏或大便正常,舌质淡胖,苔薄白,脉细软,指纹淡。

【方解】　本方为王大师治疗小儿哮喘缓解期最常用的方剂。方中白屈菜味苦性寒,理肺镇咳,化痰;紫苏子味辛气香性温,下气消痰,主散,降中有散,专利郁痰;前胡性寒,除内外之痰实,消痰嗽;白前性温,降气化痰;茯苓味甘淡性平,健脾渗湿化痰;清半夏味辛性温,燥湿化痰,《药性论》载其"消痰涎,去胸中痰满";胆南星味苦性寒,涤化顽痰;款冬花味辛性温,主治咳逆上气,润肺下气化痰,对"寒束肺经之饮邪喘、嗽最宜";北沙参味甘性凉,养阴润肺,止咳化痰,可防诸温药伤阴之弊;苦杏仁味苦性温,入气分,宣肺止咳化痰;桃仁味苦甘,入血分,化瘀除痰止咳,现代药理学研究表明活血化瘀药能扩张血管,加速血流,降低毛细血管通透性,改善局部组织的血液循环,减少炎性渗出和促进渗出液的吸收;莱菔子味辛甘,降气化痰,消食除胀,与桃仁、苦杏仁相伍,可导肺中之痰随大便而出。综观本方,寒热并用,但以治寒为主,方中12味药,其中温药8味,寒药4味,遵病痰饮当以温药和之,故温药为多,足见本方立意之旨。考虑饮郁化热和温药伤阴之患,故加入4味清热养阴化痰之品。

利肺方（王烈）

【组成】　紫苏子,前胡,白前,苦杏仁,桃仁,冬瓜子,薏苡仁,木蝴蝶,莱菔子,芦根,胆南星,白屈菜。

【用法】　水煎服。

【功效】 宣肺止咳,清热化痰。

【主治】 哮喘缓解期肺热痰盛证。症见咳嗽,痰稠黄难咳出,胸膈满闷,身热面赤,鼻塞,流黄浊涕,口干,咽红,尿黄,便秘,舌质红,苔黄,脉滑数,指纹紫。

【方解】 肺主宣发肃降,肺气不利则津聚为痰,痰阻气道则咳嗽不已,故肺不布津首在利肺。方中桃仁、冬瓜子、薏苡仁、芦根为千金苇茎汤,本为治肺痈而设,在此王大师取其清热化痰之力。其中薏苡仁味甘淡性凉,具有解除痰结凝滞的作用,对于痰热胶结效果尤佳;冬瓜子味甘性凉,清肺化痰;芦根味甘性寒,清肺胃之热;木蝴蝶味苦性寒,清肺利咽。前胡、白前、苦杏仁、桃仁、紫苏子、莱菔子、胆南星、白屈菜用药之意同缓哮汤,旨在加强降气化痰止咳之功。综观本方,寒热并用,气血同调。方中药12味,寒药6味,热药6味,寒热各半,尤其是加入千金苇茎汤,说明本方清热化痰之力甚优。

保肺方(王烈)

【组成】 天冬,麦冬,北沙参,太子参,桑白皮,地骨皮,川贝母,知母,款冬花,旋覆花,紫苏子,白芥子。

【用法】 水煎服。

【功效】 益气养阴,润肺止咳。

【主治】 哮喘缓解期肺气阴两伤证。症见干咳无痰或咳痰不爽,面色潮红,潮热盗汗,口咽干燥,手足心热,便秘,舌红少津,苔花剥,脉细数,指纹淡红。

【方解】 久咳痰嗽必伤肺,保肺方功在"保肺"。方中含二冬膏、二母汤、泻白散、三子养亲汤四方药味,并由6对药(二冬、二参、二皮、二母、二花、二子)组成,配伍可称妙用。天冬、麦冬味甘性寒,清热润肺养阴,取自清代张璐的二冬膏,对于肺肾之阴不足的咳嗽、有痰的患儿效果尤佳;治咳在润,北沙参味甘性凉,专补肺阴,清肺火,用于肺胃两伤;太子参味甘性微温,补肺健脾,助北沙参疗虚,改善肺胃不足;桑白皮、地骨皮源于钱乙的泻白散,桑白皮泻肺平喘,地骨皮退热除蒸,二药合用可泻肺中明火与伏热;川贝母、知母取自二母汤,川贝母润肺止咳,知母清泻肺热,二药合用可加强治咳效力;款冬花润肺下气止咳,旋覆花降气化痰,温中下气逐饮,二药重在治嗽,消痰作用明显;紫苏子、白芥子取自《韩氏医通》中的三子养亲汤,其中紫苏子降气定喘,白芥子利气祛痰。全方共由6对药组成,对于肺之咳、痰、喘、哮等证缓解阶段,疗效可靠,偏于治疗病程日久、气阴两虚之证。

哮痰汤(王烈)

【组成】 芡实,紫苏子,地龙,半夏,陈皮,茯苓,山药,桔梗,枳壳。

【用法】 水煎服。

【功效】 固肾抑气,止咳化痰。

【主治】 哮喘缓解期肾虚痰盛证。症见咳嗽,喉中痰鸣,痰多质稀、色白、易咯,面色欠华,神疲纳呆,小便清长,舌淡,苔薄白,脉细弱或沉迟,指纹淡滞。

【方解】 哮喘患儿喘平咳止后痰邪壅盛,用常规治痰之剂无效,故王大师提出"以哮论痰"的"哮痰"理论,创立经验方哮痰汤。王大师的哮痰汤是在《太平惠民合剂局方》二陈汤与张锡纯理痰汤的基础上发挥创造的。方取二陈汤中的半夏、陈皮、茯苓和理痰汤中的芡实,在此基础加山药、桔梗、枳壳、紫苏子、地龙。方中芡实为主药,借其收涩之力,以潜降肾气,导龙归海,以治痰之本,正如张锡纯所说"痰之标在胃,痰之本原在肾";紫苏子降气化痰,止咳平喘,对于哮喘发作和缓解均有降逆功效,地龙祛风、平喘、止哮作用强,二者配伍,不仅可以助痰尽化,尚可防哮再起,若无此二药,此方将与一般治痰之剂毫无区别,故乃本方标新立异之处;半夏、陈皮、茯苓燥湿化痰,以治痰之标;山药健脾化痰,与芡实相伍,一补一涩,《本草求真》谓"山药之阴有过于芡实,而芡实之涩更有甚于山药",二者协同增强补肾固涩之力,以治痰之本;痰为阴邪,随气而动,气聚则痰凝,气顺则痰消,方中桔梗有"诸药之舟楫"的美誉,可以载药上行,枳壳理气宽中,二者一上一下,调理全身气机,带领全方药物到达上下内外,消除体内顽痰。综观本方,标本兼治,补涩兼施,上下并行,实为治疗小儿哮痰证之良方。

防哮汤(王烈)

【组成】 黄芪,玉竹,太子参,五味子,女贞子,补骨脂,牡蛎。

【用法】 水煎服,每日 3 次,30 天为一个疗程。

【功效】 固本截痰。

【主治】 哮咳稳定期肺脾肾虚证。症见无咳嗽及喉中痰鸣,倦怠乏力,四肢不温,汗出,或纳呆便溏,易感,面色㿠白,舌质淡,苔白,脉沉弱。或无明显临床症状。

【方解】 黄芪、太子参可益气健脾补肺;玉竹养肺胃之阴;补骨脂可补肾阳而不腻滞,女贞子补肾阴,两药同用可调肾之阴阳;五味子可收敛肺气,益肾纳气,合补骨脂可纳气归元,牡蛎潜纳固敛。诸药合用达到调阴阳、健脾肾、益气固本、除伏痰之效。

风咳方(晁恩祥)

【组成】 炙麻黄 6g,杏仁 10g,紫菀 15g,紫苏子 10g,紫苏叶 10g,炙枇杷叶 10g,前胡 10g,地龙 10g,蝉蜕 8g,牛蒡子 10g,五味子 10g。

【用法】 水煎服。

【功效】 疏风宣肺,缓急止咳。

【主治】 咳嗽变异性哮喘证属风邪犯肺者。

【加减】 对于咳嗽气急明显者,加乌梅 10g、白芍 10g 以助五味子之力;重者,加罂粟壳5g,此药收敛太过,不宜久服,中病即止;兼寒者,酌情加荆芥10g、防风10g、桂枝10g、白芷10g;兼热者,酌情加金银花10g、连翘10g、黄芩10g、桑白皮10g、鱼腥草25g、瓜蒌10g;兼燥者,加沙参10g、麦冬10g、川贝母10g;兼湿者,加藿香10g、佩兰10g;咽喉肿痛者,加北豆根5g、僵蚕10g、玄参10g、青果10g、锦灯笼10g;鼻塞喷嚏者,加苍耳子10g、辛夷10g;肺肾虚亏者,应注意调补肺肾,视情况加太子参10g、黄精10g、山茱萸10g、枸杞子10g、淫羊藿10g。

【方解】 晁大师认为,首先,咳嗽是机体祛邪外达的一种表现,治疗时绝不能一味止咳,应顺其势以助之。本病是因为风邪犯肺、肺失宣降而致咳,故疏风宣肺为主要治法,为助其不足,应贯彻始终;机体祛邪外达,相争太过,则气道挛急,此时稍加酸敛,以抑其有余。二者主次应分明。其次,风邪最易夹寒,寒邪最易闭肺,故以辛温宣散为主。兼热时,清肺不宜太过,以防寒凉闭肺。曾有患者经疏风宣肺法治疗好转后,在他处服清热泻肺之方再次加重。再者,本病以干咳为主,非津伤肺燥所致,乃肺失宣发之故,不可妄投滋阴之药。但风为阳邪,日久亦可伤阴,有津伤之象者,可适当选用滋阴生津之品,如沙参、麦冬、芦根等。此外,对于部分痰较多的患者,治疗时不可专注于痰,因痰在本病发病机制中是标,发病之本是外感风邪、肺失宣降,以致动嗽成痰,此时可加陈皮、半夏、枳壳等药,此类药气味皆辛,辛能入肺,辛能散寒,风寒得散,肺复宣降,痰自除也。本病处方用药虽充满矛盾,但总不外乎在散与收、升与降、温与清中寻找平衡,应在调整中仔细用心。

参考文献

[1] 郭磊,孙丽平.国医大师王烈教授治疗小儿哮喘缓解期四方解析[J].中医儿科杂志,2019,15(1):1-3.

[2] 冯晓纯,孙丽平,原晓风,等.王烈教授哮咳理论研究[J].中国中西医结合儿科,2010,2(2):100-102.

[3] 吴继全,陈燕.晁恩祥治疗咳嗽变异型哮喘经验[J].北京中医,2006,25(11):657-658.

第六节 小儿慢性胃炎

调胃饮(王烈)

【组成】 佛手,甘松,白芍,元胡,山奈,乌药,枳壳,白豆蔻,薤白,青皮。

【用法】 水煎服。

【功效】 调肝理脾,升降气机,消积导滞。

【主治】 小儿慢性胃炎证属食积胃热者。

【方解】 王大师认为,本病病位主要在胃,与肝、脾的关系极为密切,治疗上强调以调肝理脾,升降气机,消积导滞为大法。方中佛手为君药,其味辛、苦,性温,归肝、脾、胃、肺经,具有疏肝解郁、理气和中的功效,现代药理研究表明佛手醇提取物对肠道平滑肌有抑制作用。白芍,味苦、酸,性微寒,归肝、脾经,具有养血敛阴、柔肝止痛的功效,现代药理研究表明白芍中的主要成分为芍药苷,有较好的解痉作用;甘松味辛、甘,性温,归脾、胃经,具有行气止痛、开郁醒脾的功效,现代药理研究表明甘松有明显的中枢镇静作用及一定的安定作用。两者同为臣药,可助君药调肝理脾,升降气机。元胡味辛、苦,性温,归肝、脾、心经,山柰味辛,性温,入胃经,乌药味辛,性温,入肺、脾、肾、膀胱经,三药皆有行气止痛之功;白豆蔻味辛,性温,入肺、脾、胃经,具有行气、宽中、消食的功效;薤白味辛、苦,性温,入肺、胃、大肠经,有行气导滞之效。五药为佐药,增强君臣药之效。引经之使药为枳壳、青皮。枳壳味苦、辛,性凉,入脾、胃、大肠经,有行气开胸、宽中除胀之功;青皮味苦、辛,性温,归肝、胆、脾经,具有疏肝破气、消积化滞之功。诸药共奏调肝理脾、升降气机、消积导滞之功。

参考文献

赵丽莹,刘丰艳,王烈,等.王烈教授治疗小儿慢性胃炎验案[J].中国中西医结合儿科学,2015,7(3):277-278.

第七节　小儿轮状病毒感染性腹泻

小儿止泻灵(王烈)

【组成】　白术,茯苓,罂粟壳,鸡内金,诃子,金樱子,薏苡仁。

【用法】　水煎服。

【功效】　健脾燥湿,振奋脾气。

【主治】　小儿轮状病毒感染性腹泻证属脾虚湿盛者。

【加减】　呕吐者,加竹茹、芦根、代赭石;有表证者,加藿香、防风;湿热明显者,加黄芩;腹痛者,加白芍;脾虚者,重用白术;气阴两虚脱水明显者,加人参、麦冬、五味子。

【方解】　方中以茯苓与薏苡仁淡渗利湿,利小便而实大便,使湿随小便而去,同时两者亦有健脾之功,辅助白术健脾益气。"注泄日久,幽门道滑,虽投温补,未克奏功,须行涩剂,则变化不愆,癸度合节,所谓滑者涩之是也。"王大师固涩滑泻暴泻,善用罂粟壳一药,临床诸多医家视罂粟壳为儿科禁剂,古来所述颇多,元代朱震亨曰"其治病之功虽急,杀人如剑,宜深戒之"。王大师重罂粟壳止泻之神效,认为要发挥罂粟壳治泻如神之功效的关键在于正确配伍应用。积多年之经验的王大师认为:运用罂粟壳止泻之要在于罂粟壳与茯苓之比不大于1:3,这样才能达到止泻而不留邪的效果;再配以鸡内金及诃子,则止泻功效更佳。《名医方论》曰:"阳之动始于温,温气得而谷精运。"叶天士论"太阴湿土得阳始运"。肾为先天之本,脾为后天之本,太阴湿土,得阳始运,补肾阳而温脾阳,使中焦脾土阳气升发,脾气散精,则水谷精微得升,水湿得化,泄泻自止。王大师于方中使用金樱子温脾肾之阳,兼起收涩作用,一举两得。小儿泄泻,津液脱失为常见,习用液体疗法,直接补充水盐,以救其失。王大师对于轻中度脱水,习用生脉散益气养阴,虽不是直接补液,但通过调整机体功能来达到改善机体津液脱失状态的作用,从而在短时间内起到纠正脱水的效果。综上所述,王大师以"淡渗、燥脾、温肾、固涩"四法为纲,确立小儿轮状病毒感染性腹泻的治疗大法,制定小儿止泻灵,并视脱水轻重,加用生脉散,标本兼顾,使脾气得健,湿气得化,脾胃运化水湿的功能恢复则泄泻自止,病趋康复。

参考文献

徐金星,马斯风.王烈教授治疗小儿轮状病毒感染性腹泻经验[J].中国中西医结合儿科学,2011,3(1):19-20.

第八节　小儿神志病

调神汤(王烈)

【组成】　当归,远志,郁金,徐长卿,茯神,夜交藤。

【用法】　水煎服。

【功效】　养心安神,调理神志。

【主治】　小儿客忤,善太息,多动症,抽动症。

【方解】　小儿形气未充,故心肝两脏同样未曾充盛。心气未充,心神怯弱,故易受惊吓;肝气未实,经筋刚柔未济,故易出现肝之阴阳失调,进而易出现客忤证、多动症、抽动症等。心肝系疾病主要是指其病变脏腑以心肝两脏为主的疾病,目前大多数儿童为独生子女,他们娇生惯养,心理承受能力弱,加之学习压力大,易导致情志失调,临床上易出现一系列神经精神症状。其临床表现不同,但王大师在临证时大多以调神汤为主,随证用药,大多取得良好疗效。调神汤中君药为当归,臣药为远志、茯神,夜交藤为佐药,徐长卿为使药。方中当归治心、治血、治神作用卓越;夜交藤与徐长卿共奏养心安神之功效,对注意力不集中、神思涣散等疗效佳;郁金行气活血开郁,增强当归活血养血之功效。诸药合用共达调神定志、养心祛邪之功效。王大师在治疗上述疾病时,除了辨证用药之外,尤其重视心理疏导治疗,对于善太息证、抽动症患儿嘱家长减轻其学习负担,使患儿保持愉快的心情。经临床观察,能做到药治与神治并重的患儿临床疗效更为显著。

参考文献

李香玉,张慧.王烈教授以调神汤治疗小儿心肝系疾病验案探析[J].光明中医,2016,31(6):773-774.

第九节　小儿性早熟

治小儿性早熟自拟方（柴嵩岩）

【组成】　牡蛎(先煎)10g,乌梅6g,莲子心3g,寒水石10g,白芍5g,莲须10g,荷叶10g,青蒿6g,墨旱莲6g,甘草6g。

【用法】　水煎服。

【功效】　清解心肾,潜降相火,酸敛固涩。

【主治】　小儿性早熟证属肾精不固,相火妄动者。

【方解】　柴大师认为,小儿性早熟的临床表现为外阴、乳房发育等第二性征提早出现或月经提前,骨骼、智力等生长发育停止或迟缓。其原因多与后天喂养及不良环境诱导有关。另外,由于"小儿为纯阳之体",基于"阴平阳秘,精神乃治",柴大师认为:小儿乃稚阴稚阳之体,病理上易阴阳平衡失调,稚阴未长,肾阴不足,无以制阳;在病机方面,小儿生理娇嫩,脏腑未健,阳常有余,阴常不足,肾气封藏尚未充足,即为病理启动,化生"天癸",必然削弱生长发育的力量,故常表现为阴虚火旺,虚火上炎,引动相火,扰动血海,迫使天癸早至。方中牡蛎、乌梅益阴潜阳,酸涩固肾;莲子心苦寒清降;荷叶清心胃之火;寒水石味咸性寒,归心、肾经,走下,清热泻火;白芍养血敛阴;《冯氏锦囊秘录》曰"凡苦寒之药多伤胃气,惟青蒿芬芳入脾……以其不伤胃气故也",青蒿苦寒而不伤脾胃,不伤阴血;墨旱莲甘寒之性以益肾阴,补阴液,壮水制火;莲须走下,亦奏敛阴之功。另外,柴大师认为,小儿正处于生长发育期,故用药应柔和,一般剂量偏少,起始"压倒性治疗",后逐渐减量,可2～3天服1剂,甚至更少。另外,临证应注重阶段性原则细化,女子"一七"是生长发育初期,肾气尚未充实,性发育尚不成熟,易受其他因素干扰,故应保护肾气,养益冲任,最忌兴阳。如柴胡味微苦,性平,虽可解表退热,但禀少阳生发之气,"其气于时为春,于五行为木",其升阳之性可启动肾阳,导致相火妄动不安,须慎用。"二七"阶段,虽性欲成熟,但仍幼小,亦应忌兴阳。关于寒凉药物的使用,"一七"可用苦寒之品,专注清泻相火,这样较少影响患儿正常发育。但其后的患儿,应考虑天癸将至,治当慎用苦寒之品,以免伤肾,妨碍卵巢正常发育,同时尚须顾忌卵巢功能,以免为以后发育留下隐患。

参考文献

李珊珊,赵芮莹,佟庆.柴嵩岩诊治小儿性早熟经验[J].中国中医药信息杂志,2019,26(5):124-125.

第11章 耳鼻咽喉病症

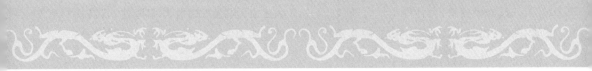

第一节 内耳眩晕病

养阴止眩汤（李振华）

【组成】 蒸何首乌21g,怀牛膝15g,白芍15g,枸杞子15g,牡丹皮9g,龙胆草9g,石菖蒲9g,灵磁石30g,天麻9g,菊花12g,钩藤15g,甘草3g。

【用法】 水煎服。

【功效】 滋阴潜阳,清热平肝。

【主治】 内耳眩晕病属肾阴不足,肝火上逆者。症见突然发作旋转性眩晕,自觉房屋和床都在旋转欲倒,或有摇晃的错觉,视物时旋转更甚,故常闭目静卧,不敢转动头部,同时伴有恶心呕吐、耳鸣,检查眼球有的出现短时间震颤。一般需3～5日眩晕逐渐缓解。多数患者常数月发作一次,多因疲劳过度而诱发。反复发作可见听力逐渐减退。在不发作期间,亦有头晕耳鸣,失眠多梦,腰膝酸软,五心烦热,舌质红,苔薄白,脉弦细或弦细而数。

【方解】 本证系肾阴不足,肝失所养,肝肾阴虚,虚火上炎,血随气升,停聚耳窍。本方具有滋阴降火,平肝潜阳的作用。方中蒸何首乌、怀牛膝、白芍、枸杞子滋补肝肾,养血益精,为补虚治本之药;牡丹皮凉血活血;灵磁石镇肝潜阳降逆;石菖蒲行气透窍;龙胆草、菊花、天麻、钩藤清热平肝,可止头目晕眩。肝肾阴足,火不妄动,则诸症自愈。

祛痰止眩汤（李振华）

【组成】 白术9g,茯苓15g,泽泻12g,橘红9g,半夏9g,枳实9g,竹茹12g,胆南星9g,龙胆草9g,天麻9g,菊花12g,钩藤15g,甘草3g。

【用法】 水煎服。

【功效】 健脾祛痰,清热平肝。

【主治】 内耳眩晕病属痰湿阻滞,肝火上逆者。症见突然发作旋转性眩晕,自觉房屋和床都在旋转欲倒,或有摇晃的错觉,视物时旋转更甚,故常闭目静卧,不敢转动头部,同时伴有恶心呕吐、耳鸣,检查眼球有的出现短时间震颤。一般需3～5日眩晕逐渐缓解。多数患者常数月发作一次,多因疲劳过度而诱发。反复发作可见听力逐渐减退,并伴有胸闷食少,头部沉重,倦怠无力,口干口苦,不欲多饮,吐痰较多,舌质边红,苔黄腻,脉滑数。

【方解】 本证系脾虚肝旺,痰湿随肝气上逆,停滞耳窍而发病。由于痰湿为有形之物,阻滞气机而化火,故属实火。但痰湿又因脾虚所致,所以本证亦属虚实交错之证,即虚中有实,实由虚致。因此,在治疗上用健脾以治本虚,祛痰,清热,平肝,以泻其痰火之实。方中白术味甘苦性温,健脾燥湿;茯苓、泽泻淡渗利湿,以使湿随小便而去;橘红、半夏、胆南星燥湿祛痰,降逆止呕;枳实、竹茹行气下痰,清热止呕;龙胆草、天麻、菊花、钩藤平肝清热,可止头目眩晕。本方在导痰汤基础上演化而来,健脾祛痰,平肝清热,标本兼治,以治标为主,故适用于本病痰火上逆的发作期。痰火下降,湿痰运化,肝气条达,则眩晕自除。由于本证病理为虚中之实,发作期以邪实为主,未发作期以脾虚为主,故平时宜服六君子丸以益气健脾祛痰,巩固疗效,防止复发。

参考文献

李郑生,郭淑云.国医大师临床经验实录·国医大师李振华[M].北京:中国医药科技出版社,2011:252-256.

第二节　中　耳　炎

耳聋治肺汤(干祖望)

【组成】　麻黄 3g,杏仁 10g,葶苈子 10g,防己 10g,菖蒲 10g,甘草 3g。

【用法】　水煎服。

【功效】　宣肺泻热,清经通窍。

【主治】　非化脓性中耳炎属肺热壅盛之证。症见头重如裹,耳不能闻,如塞棉絮,自声增强,或头部振动时,耳中漉漉有水声。

【方解】　干大师认为,肺经邪热,滞塞聋葱,经气痞塞,清阳不升,浊气不降,聚而生湿,耳窍失聪。麻黄性温,不仅能开发腠理,更主要的是能行水消肿,助上焦水气宣发,肺经痞塞的邪气得麻黄方能宣解;葶苈子味辛苦性大寒,专泻肺气壅塞之实证。葶苈子配麻黄,可有三个功效:一是麻黄宣肺,葶苈子泻肺,两者合力,可荡涤聋葱痞塞;疏通经气,以助肺行使清肃之权。二是邪袭聋葱,热邪为多,葶苈子苦寒泄降,可针锋相对,扫荡邪热,还能利水祛湿,消除鼓室积液和引热下行,邪去正安。三是葶苈子与麻黄寒热并用,可纠正麻黄之燥烈,达到去性存用之目的。防己苦寒泄降,利水清热,以除聋葱水湿。菖蒲开窍通经。此方药少力专,配伍合理。

调压流气饮(干祖望)

【组成】　木香 3g,紫苏梗(或紫苏叶) 6g,青皮 6g,枳壳 10g,大腹皮 10g,乌药 6g,菖蒲 10g,柴胡 3g,蔓荆子 15g。

【用法】　水煎服。

【功效】　行气开痞,通经启窍。

【主治】　分泌性中耳炎属气滞阻耳之证。症见耳闭塞如堵棉絮,自声增强,听力下降,头重如裹。

【方解】　干大师认为,耳闭如堵,聩而不闻,乃肺经之气郁而不通,气机升降失常,耳失濡养之故,治疗当行气开郁,疏导气机,干大师自拟调压流气饮。方中木香、紫苏梗(或紫苏叶)、青皮、大腹皮、乌药、枳壳均能行气散郁,以通壅滞。菖蒲通经开窍。柴胡、蔓荆子非为散邪解表,意在引药上行,直抵聋葱。故该方具有行气开痞、通经启窍的功效。

参考文献

潘嘉珑.干祖望治疗非化脓性中耳炎临床验案 2 则[J].辽宁中医杂志,2002,29(11):684.

第三节　鼻　　炎

清肺祛风汤(李振华)

【组成】　连翘 12g,金银花 15g,生桑白皮 9g,地骨皮 12g,桔梗 9g,麦冬 15g,菊花 12g,薄荷 9g,前胡 9g,苍耳子 9g,生石膏 21g,黄芩 9g,甘草 6g。

【用法】　水煎服。

【功效】　清肺泄热,润肺祛风。

【主治】　慢性鼻炎。症见鼻内干燥不适,有时呼吸不畅,常擤出黄色黏液或黄绿色脓痂(带有臭味),嗅觉减退,前额疼痛,咽干口干,易于感冒,舌质红,苔薄黄,脉浮或浮数。

【方解】　方中连翘、金银花、生石膏、黄芩配"泻白散"之生桑白皮、地骨皮、桔梗辛凉解毒,清肺泻热;麦冬养阴润肺而治鼻咽干燥;前胡、菊花、薄荷、苍耳子宣肺祛风。诸药共奏清肺泄热、润肺祛风的作用。

润肺清燥汤(李振华)

【组成】　辽沙参 21g,麦冬 15g,玉竹 15g,生百合 15g,冬桑叶 9g,菊花 9g,牡丹皮 9g,生地黄 15g,赤芍 12g,甘草 3g。

【用法】　水煎服。

【功效】　养阴润肺,清热活血。

【主治】　萎缩性鼻炎因肺热日久,肺阴过于耗伤者。症见鼻腔干燥,无鼻涕,呼吸过于通畅,遇冷鼻腔有疼痛感,咽干口燥。

【加减】　便秘者,上方加蜂蜜适量冲服。

【方解】　方中辽沙参、麦冬、玉竹、生百合甘寒养阴,生津润肺;牡丹皮、生地黄、赤芍活血凉血;菊花、冬桑叶轻散宣肺清热。肺热清、津液复,气血通畅,则萎缩的鼻黏膜有恢复的可能。本证多为慢性鼻炎日久转化而来,或长期用药不当而形成,恢复较慢,故本方宜多服。

清解通窍汤（李辅仁）

【组成】 防风10g,荆芥10g,辛夷10g,苍耳子15g,白芷10g,薄荷(后下)5g,菊花10g,金银花20g,桑白皮15g,桔梗10g,细辛3g,生甘草6g。

【用法】 水煎服。

【功效】 疏风解表,清解通窍。

【主治】 过敏性鼻炎之急性期。

【方解】 素有卫气不足,但尚能抗邪外出,是正邪相争,正能胜邪的表现。本病主要在两个交替比较明显的季节——冬春及秋冬发病,此时邪尤盛,正仍虚。本病的治疗,急性期以外感表证论治,故方中多选用辛温解表通窍之药物。如以荆芥、防风、白芷辛温解表,辛夷、苍耳子芳香通窍,并加薄荷、菊花、金银花等辛凉之品以寒温并用。

益气通窍散（李辅仁）

【组成】 生黄芪15g,炙黄芪15g,防风10g,炒白术15g,辛夷10g,石菖蒲10g,白芷10g,川芎10g,黄芩10g,苍耳子10g,炒薏苡仁15g,桔梗10g,细辛3g。

【用法】 水煎服。

【功效】 补益肺脾,益气固表。

【主治】 过敏性鼻炎之缓解期。

【方解】 李大师认为,病情缓和阶段宜补益肺脾,益气固表,如此则病趋痊愈;如病情反复,痰浊内阻肺络而伏邪内留,则病趋缠绵,甚者并发咳喘。本病的治疗,急性期以外感表证论治;缓解期则补益肺脾,益气固表以治本。故方用生黄芪、炙黄芪、炒白术、炒薏苡仁益气健脾,培土生金,肺脾同补,益气固表。

利鼻方（王烈）

【组成】 辛夷,黄芪,苍耳子,白术,细辛,防风,川芎,黄芩,甘草,白芷,乌梅。

【用法】 水煎服。

【功效】 利鼻通窍。

【主治】 过敏性鼻炎。症见忽然发作和反复发作的鼻痒、喷嚏、流清涕,部分患者伴有鼻塞、嗅觉减退、眼睛发痒、哮喘等症状,鼻黏膜苍白、淡白、淡紫或色红,双下鼻水肿,鼻腔可见清涕。

【方解】 黄芪、白术、防风为玉屏风散的主药,其中黄芪补气健脾,益卫固表,白术益气健脾,燥湿利水,防风祛风解表,胜湿止痛;细辛、辛夷、苍耳子均有通鼻窍的作用;黄芩、川芎、甘草可清肺活血,止咳化痰;乌梅敛肺止咳,涩肠止泻,生津止渴;白芷解表散寒,祛风止痛,通鼻窍。现代药理研究表明,乌梅、甘草有抗过敏的作用。

干氏截敏汤（干祖望）

【组成】 茜草 10g，紫草 10g，墨旱莲 10g，豨莶草 10g，防风 10g，柴胡 10g，徐长卿 10g，干地龙 10g，乌梅 5g。

【用法】 水煎服。

【功效】 清热凉血脱敏。

【主治】 变应性鼻炎属风热犯肺，鼻窍壅塞之证。

【方解】 茜草味苦、咸、酸，性凉，有清热凉血活血的作用；紫草味甘、咸，性寒，归心、肝经，具有清热凉血、解毒透疹的功效；墨旱莲味甘、酸，性寒，入肝、肾经，具有活血凉血的作用；豨莶草味苦、辛，性寒，入肝、肾经，具有祛风除湿、通经活络的功效；防风味甘，性温，具有祛风解表、通窍止涕之功效，其主治之证大抵与"风邪"相关，为"治风通用要药"；干地龙味咸，性寒，归肝、肺、肾经，具有引药入络，祛风止痒的功效，具有良好的脱敏作用；乌梅味酸，性平，无毒，归肝、脾经，研究表明，乌梅能够拮抗豚鼠的蛋白质过敏，具有抗过敏及免疫调节作用；茜草、紫草和墨旱莲三药清热凉血，依据"治风先治血，血行风自灭"的理论，干大师常用它们来清热凉血脱敏以治疗变应性鼻炎；柴胡清热解表；徐长卿可以清热解毒，祛风通络止痒。诸药合用，可达祛风脱敏、宣通鼻窍之功。

脱敏止嚏汤（王琦）

【组成】 辛夷(包煎)10g，苍耳子 6g，鹅不食草 6g，细辛 3g，乌梅 20g，蝉蜕 10g，黄芩 10g，百合 30g。

【用法】 水煎服。

【功效】 脱敏散邪，清肺养阴，宣通鼻窍。

【主治】 过敏体质，伏热蕴肺，外邪诱发，鼻窍不利所致的变应性鼻炎。表现为遇到冷空气或尘蜡花粉等而引发的连续喷嚏、鼻痒、鼻塞、流涕等。

【加减】 鼻塞流涕重者，加白芷、薄荷各 10g，以增强宣通鼻窍、疏风散邪的功效；鼻痒者，加路路通、百部各 10g，以杀虫祛风止痒；对冷空气过敏者，加玉屏风散(生黄芪 20g，炒白术 15g，防风 10g)益气固表；兼有过敏性哮喘者，加炙麻黄 8g，生石膏 30g，杏仁、炙甘草各 6g；兼有咳嗽者，加杏仁、桔梗、百部各 10g，青黛 6g；兼有荨麻疹者，加茜草、墨旱莲、白鲜皮、地骨皮各 15g，紫草 10g，冬瓜皮 30g；气虚体质，经常气短、恶风、容易感冒者，加黄芪 20～30g，白术 15g，防风 10g；改善过敏体质者，加无柄灵芝 10g，徐长卿 10g，制何首乌 10g。

【方解】 辛夷、苍耳子、鹅不食草、细辛是常用的宣通鼻窍的药物，这些药物可以直达鼻窍，兼有散邪祛风的功效，能够明显改善鼻塞、鼻痒、流涕、喷嚏等症状。过敏体质是变应性鼻炎发生的内因，因此在防治时一定要兼顾过敏体质。现代药理研究发现,乌梅、蝉蜕具有抗过敏的作用。另外,乌梅还可以敛肺,生津止渴,蝉蜕祛风止痒,两者一收一散,恢复肺的宣降功能,改善喷嚏、鼻痒咽干等不适症状。黄芩清泄肺热,百合养阴润肺,两者配合使用可以清透肺中伏热,滋养肺阴,补肺热灼伤之肺阴。

参考文献

[1] 李郑生,郭淑云.国医大师临床经验实录·国医大师李振华[M].北京:中国医药科技出版社,2011:106.

[2] 史学军.李辅仁治疗呼吸系统疾病经验浅谈[J].中国医药学报,2001,16(1):56-58.

[3] 李静,胡明仁,李晓玲,等.王烈教授"鼻哮"理论初探[J].世界中西医结合杂志,2018,13(4):581-584.

[4] 李甜甜.干祖望诊治AR的用药经验研究及截敏汤治疗AR的疗效观察[D].广州中医药大学,2017.

[5] 张惠敏,郑璐玉,杨寅,等.王琦"主病主方"论治变应性鼻炎的经验[J].安徽中医学院学报,2013,32(1):35-37.

第四节　扁桃体炎

二花解毒汤(李振华)

【组成】　金银花15g,连翘12g,知母12g,生石膏30g,蒲公英30g,葛根12g,薄荷9g,菊花9g,天花粉15g,牡丹皮9g,马勃6g,穿心莲15g,桔梗9g,牛蒡子9g,甘草6g。

【用法】　水煎服。

【功效】　清热解毒,活血排脓。

【主治】　扁桃体炎属肺胃炽热者。症见初则全身倦怠不适,继则恶寒高热,口渴引饮,面色潮红,咽喉剧痛,吞咽困难,口臭,干呕不食,小便黄,扁桃体发红肿大,表面有黄白色脓点,逐渐连为伪膜(一侧或两侧或两侧轻重不同),甚者咽颊亦红肿,颌下淋巴结肿大有压痛,舌质红,苔黄,脉洪数。

【加减】　大便秘结者,加大黄15g,以通便泄热;扁桃体周围脓肿重者,加桃仁9g、冬瓜仁15g,以活血化瘀,清肺润大便,导热下行;咳嗽吐黄痰者,加川贝母9g;咽喉痛甚者,可配服六神丸,每次5粒,含化,每日3次。

【方解】　本证系肺卫素热,复感风热,内外热搏,热毒炽盛,结于咽喉部而发病。方中金银花、连翘、蒲公英、知母、生石膏、穿心莲清热解毒,泄肺胃之热;葛根、薄荷、菊花辛凉透表散热;桔梗、牛蒡子、甘草清利咽喉;牡丹皮、天花粉、马勃、桔梗凉血活血,消肿排脓,故适用于本病肺胃热盛的急性炎症。

清肺利咽汤(李振华)

【组成】　辽沙参30g,麦冬15g,石斛15g,生地黄15g,牡丹皮9g,赤芍15g,天花粉 12g,桔梗 9g,牛蒡子 9g,川贝母 9g,甘草 3g。

【用法】 水煎服。

【功效】 养阴清肺,凉血活血,清利咽喉。

【主治】 扁桃体炎属肺阴亏虚者。症见咽喉干燥,不喜多饮,吞咽有梗阻感,咽痛时作,早轻晚重,夜间更甚,常因外感而复发,干咳无痰,扁桃体微红肥大或萎缩粘连,舌质红,苔薄白,脉细数。

【方解】 本证多为急性炎症,治未彻底,高热耗伤肺阴,虚火上炎于咽喉所致。方中辽沙参、麦冬、石斛、天花粉养阴清肺,生津润燥;生地黄、牡丹皮、赤芍凉血活血,散瘀消肿;川贝母清肺化痰止嗽;桔梗、牛蒡子、甘草清利咽喉。诸药共奏养阴清肺、凉血活血、清利咽喉的作用。

滋肾利咽汤(李振华)

【组成】 蒸何首乌 21g,山茱萸 12g,乌梅 9g,山药 24g,女贞子 15g,知母 9g,黄柏 9g,麦冬 15g,石斛 15g,桔梗 9g,牛蒡子 9g,牡丹皮 15g,赤芍 15g,甘草 3g。

【用法】 水煎服。

【功效】 滋阴降火,生津利咽。

【主治】 扁桃体炎属肾阴亏虚者。症见咽喉干燥,轻度充血,扁桃体肥大或萎缩粘连,伴有心烦失眠、头晕耳鸣、五心烦热、午后颧红,舌质红,苔薄白,脉细数。

【加减】 如心烦失眠,加炒栀子 9g、柏子仁 15g;如头晕耳鸣,加菊花 9g、灵磁石 30g;如五心烦热或午后颧红甚至低热,加地骨皮 10g、鳖甲 10g。

【方解】 本证亦多为急性炎症,治未彻底,高热伤阴或肾阴素虚,阴虚内热,虚火循经上炎于咽喉。方中蒸何首乌、山茱萸、乌梅、女贞子滋补肾阴,知母、黄柏、麦冬、石斛清热生津,牡丹皮、赤芍凉血活血,散瘀消肿,桔梗、牛蒡子、甘草清利咽喉,故适用于本病肾阴不足,虚火上炎证。

参考文献

李郑生,郭淑云.国医大师临床经验实录·国医大师李振华[M].北京:中国医药科技出版社,2011:109-110.

第五节　咽　喉　炎

理气消梅汤(李振华)

【组成】 白术 9g,茯苓 12g,陈皮 9g,半夏 9g,香附 9g,川厚朴 9g,紫苏 9g,牛蒡子 9g,桔梗 9g,山豆根 9g,射干 9g,广木香 6g,麦冬 15g,甘草 3g。

【用法】 水煎服。

【功效】 疏肝和胃,清利咽喉。

【主治】 慢性咽炎属肝胃气逆,痰凝气滞者。症见咽喉有异物感,轻则如有痰团或小树叶,重则如有梅核阻塞,吐之不出,咽之不下,咽喉不痛但时觉发紧,饮食吞咽顺利,胸闷气短,甚至胃脘痞闷,夜间咽喉干燥,舌苔薄白,脉弦。

【加减】 咽喉干燥甚者,上方去半夏、川厚朴、紫苏,加法半夏9g、佛手9g、贝母9g。

【方解】 本证主要为肝胃不和,气逆于上,痰凝气滞于咽喉,故每因精神不快而症状加重。此证为临床最多见。方中白术、茯苓、陈皮、半夏祛痰燥湿,和胃降逆;香附、川厚朴、紫苏、广木香疏肝理气宽中;牛蒡子、桔梗、甘草、射干、山豆根、麦冬清利咽喉,养阴生津。诸药共奏疏肝和胃、清利咽喉的作用。

清热消梅汤(李振华)

【组成】 玄参12g,生地黄15g,牡丹皮9g,赤芍12g,知母9g,黄芩9g,麦冬15g,桔梗9g,牛蒡子9g,山豆根9g,青果9g,甘草3g。

【用法】 水煎服。

【功效】 凉血活血,清利咽喉。

【主治】 慢性咽炎属肺胃有热,气血壅结者。症见咽喉干燥疼痛,每因语言多或食刺激性食物而加剧,风热外感亦可使症状加重,咽喉有梗阻感,咽喉检查呈慢性充血,黏膜干燥,舌质红,苔薄微黄,脉大或数。

【加减】 如有痰,可加贝母9g。

【方解】 方中玄参、生地黄、牡丹皮、赤芍凉血活血,知母、黄芩清肺胃之热,麦冬配牛蒡子、山豆根、青果、桔梗、甘草清利咽喉,故适用于肺胃有热,气血壅结之证。

滋阴消梅汤(李振华)

【组成】 蒸何首乌18g,川牛膝15g,牡丹皮9g,女贞子15g,乌梅9g,石斛15g,麦冬12g,青果9g,桔梗9g,牛蒡子9g,山豆根9g,甘草3g。

【用法】 水煎服。

【功效】 滋阴降火,清利咽喉。

【主治】 慢性咽炎属肾阴不足,虚火上炎者。症见咽干口干,夜晚较甚,咽喉有发梗阻感,常伴有头晕、头痛、失眠,舌质红,苔薄白,脉沉细或细数。

【方解】 方中蒸何首乌、川牛膝、牡丹皮、女贞子、乌梅滋阴降火,石斛、麦冬清热生津,青果、牛蒡子、山豆根、桔梗、甘草清利咽喉,故适用于肾阴不足,虚火结于咽喉的慢性咽炎。

加味咽痛散(朱良春)

【组成】 炙僵蚕16g,炙全蝎16g,黄连16g,炙蜂房20g,金银花16g,代赭石16g,

生龙骨 16g,生牡蛎 20g。

【用法】 上药共研末,分 40 包,每次服 1 包,冲服,每日 2 次,连服 20 天。

【功效】 养阴清热,化痰利咽。

【主治】 慢喉痹所致失音。

【加减】 阴虚肺燥者,加生地黄 20g、玄参 20g、百合 30g,以滋阴润燥;肺脾气虚者,加太子参 30g、黄芪 30g、白术 20g,以补脾益肺;痰热蕴结者,加黄芩 20g、浙贝母 20g、栀子 15g,以清热化痰。

【方解】 方中炙僵蚕散风降火,化痰软坚;炙全蝎祛风解毒散结;黄连、炙蜂房、金银花清热泻火解毒;代赭石重镇降逆,清热降火;生龙骨、生牡蛎软坚散结,清热养阴。该方共奏养阴清热、化痰利咽之效。加味咽痛散全方消中寓补,补中有消,攻补兼施,标本同治,切中病机,药证相合,可获良效。

喉炎方(干祖望)

【组成】 三棱 10g,莪术 10g,桃仁 10g,红花 6g,穿山甲(已禁用)10g,土鳖虫 10g,积雪草 10g,蝉蜕 6g,鳖甲 15g,昆布 10g,海藻 10g。

【用法】 水煎服。

【功效】 活血化瘀,祛痰散结。

【主治】 慢性单纯性喉炎、慢性肥厚性喉炎、声带小结、声带息肉等属气滞血瘀兼痰凝证。

【方解】 方中三棱、莪术、穿山甲(已禁用)破血逐瘀;桃仁、红花、土鳖虫活血通经;昆布、海藻、鳖甲软坚散结;蝉蜕利咽开音;积雪草既有活血消肿止痛的功效,又有清热解毒利水的功效。诸药合用,共奏化痰散结、活血化瘀之效,主治喉部之病变。

参考文献

[1] 李郑生,郭淑云.国医大师临床经验实录·国医大师李振华[M].北京:中国医药科技出版社,2011:112-113.

[2] 赵永祥.加味咽痛散治疗慢性咽炎 120 例.陕西中医[J].2007,28(5):577.

[3] 黄俭仪.干祖望喉炎方治疗慢性喉炎气滞血瘀痰凝证的临床疗效观察[D].南京中医药大学,2012.

第12章 眼部病症

第一节　睑　腺　炎

治睑腺炎自拟方(唐由之)

【组成】　生石膏,生地黄,牡丹皮,栀子,连翘,黄芩,荆芥,防风,桔梗,赤芍,陈皮,穿山甲(已禁用),皂角刺。

【用法】　水煎服。

【功效】　清热解毒,祛风燥湿,化痰祛瘀,消肿排脓。

【主治】　睑腺炎(俗称"麦粒肿")。

【方解】　本方由四部分组成:①清热解毒药,如栀子、黄芩、生石膏;②祛风止痛药,如荆芥、防风、连翘;③燥湿化痰药,如陈皮、桔梗;④清热化瘀药,如生地黄、牡丹皮、赤芍。方中生石膏清阳明经热,栀子、黄芩清热解毒,三药合用可清胃泻火,解毒退红;荆芥发表祛风,消疮止痒,防风祛风解表胜湿,兼除痒止痛,连翘清热解毒,消瘀散结,此三药配合清热祛风,消疮止痛;陈皮理气燥湿化痰,桔梗祛痰排脓,兼载药上行;红肿责之于血热,故用生地黄、牡丹皮、赤芍清热化瘀,退红消肿;穿山甲(已禁用)、皂角刺相配合,对于将成脓者可以托毒排脓,未溃者有消散之功。以上诸药合用,共奏清热解毒、祛风燥湿、化痰祛瘀、消肿排脓之功效。

中医眼科五轮学说认为,眼睑属脾。因此临床上眼睑疾病多从脾胃论治。唐大师认为,本病多与脾胃蕴热有关,如《银海精微》所言该病为"阳明胃经之热毒也。或因食壅热之物,或饮食太过,使胃经上充于眼目,故睑眦之间时发疮毒,俗名偷针"。治疗时,当注意清泻脾胃热邪,同时根据症状表现,予以软坚散结、清热化瘀的药物。在治疗的同时,当嘱患者调整饮食习惯,调理脾胃功能,注意用眼卫生。儿童反复发病,多考虑脾胃不和,郁热内伏,可健脾和胃,清散郁热,改善体质,减少复发。

参考文献

邱礼新,巢国俊,王影.国医大师临床经验集·国医大师唐由之[M].北京:中国医药科技出版社,2011:74-75.

第二节　眼部带状疱疹

治眼部带状疱疹自拟方(唐由之)

【组成】　金银花,连翘,黄芩,黄连,黄柏,炒栀子,天花粉,菊花,地肤子,薏苡仁,蒺藜,生地黄等。

【用法】　水煎服。

【功效】 清利湿热,解毒消肿。

【主治】 眼部带状疱疹。

【加减】 疼痛明显者,可加祛风药蔓荆子、羌活、谷精草、薄荷;红肿热痛明显者,可加大黄、玄参、马勃、生地黄、赤芍、牡丹皮清热解毒,凉血散瘀;渗液较多者,可考虑湿盛,加茵陈、地肤子、生薏苡仁、滑石清利湿热,木通清热燥湿;对于头痛较重者,加用白芷及蔓荆子,因白芷祛风湿,止痛,为止头痛常用药,蔓荆子疏散风热,清利头目,亦可起止痛的功效。

【方解】 金银花性寒,味甘、微苦,清热解毒,疏风通络,甘寒清热而不伤胃;连翘味苦,性微寒,清热解毒,散结消肿。两者合用共达清热解毒、消肿的功效。黄芩、黄连、炒栀子三药共奏清脾胃之火的作用。地肤子性寒,味辛、苦,清热利湿,祛风止痒;薏苡仁性凉,味甘淡,健脾渗湿。两者均发挥了清热利湿,加快疱疹溃破愈合的功效。天花粉清热生津,散结消肿,生地黄甘寒,清热凉血,养阴生津,菊花散风清热,治目赤肿痛。蒺藜祛风明目,治风热头痛,用于目赤肿痛、皮肤瘙痒等症,也利于眼睑皮肤的消肿。

唐大师根据多年的临床经验,认识到带状疱疹是外感风热之邪侵袭头面及眼部所致。《黄帝内经》云:"正气存内,邪不可干。"本病患者往往素体内蕴湿热伏火,火性炎上,又有风热外邪相引,上攻头面,侵袭面部皮肤,甚至侵袭眼部白睛与黑睛。病性为风、湿、热、火、毒。

参考文献

邱礼新,巢国俊,王影.国医大师临床经验实录·国医大师唐由之[M].北京:中国医药科技出版社,2011:85-87.

第三节 糖尿病性视网膜病变

优糖明 1 号方(廖品正)

【组成】 黄芪 16g,葛根 16g,干地黄 15g,枸杞子 15g,决明子 10g,茺蔚子 10g,生蒲黄 10g,水蛭 2g。

【用法】 水煎服,每日 1 剂,分 3 次服用。或加工成胶囊、丸、片剂。

【功效】 益气养阴,补益肝肾,通络明目。

【主治】 糖尿病性视网膜病变非增殖期之气阴两虚,肝肾不足,目络瘀滞证。

【方解】 方中黄芪、葛根为君。黄芪味甘,性微温,入肺、脾经,功能补中益气,古今许多治消渴名方都以此为要药,如《千金方》的黄芪汤、近代的玉泉丸等。葛根味甘性平,入脾、胃经,功能解肌退热,生津止渴,主治烦热消渴等症,还可升举阳气,推动津液上达目,非常适用于治疗糖尿病及糖尿病性眼病。黄芪、葛根相伍,益气生津养阴,紧扣糖尿病气阴两虚的病机,故用以为君。方中以枸杞子、干地黄为臣。枸杞子,味甘性平,入肝、肾经,补肾益精,养肝明目,主治肝肾阴亏、目昏多泪、消渴等症,本方主治的证候不仅是肺胃气阴两虚的消渴病变,因其病情迁延,已伤及肝肾之阴,故用之辅助葛根养阴生津,并增滋养肝肾之功。干地黄味甘性凉,入心、肝、肾经,功能清热养阴,凉血,润燥,为历代治疗阴虚血热及出血、消渴等的要药。可见枸杞子、干地黄与黄芪、葛根配伍,可显著增强君药益气养阴之功,故用以为臣。决明子、茺蔚子、生蒲黄、水蛭为佐。决明子,味苦性微寒,入肝、肾经,功能清肝明目,润肠通便,主治风热赤眼、青盲、雀目等症,《本草经疏》谓:"决明子,其味咸平……故主青盲目淫,肤赤白膜,眼赤痛泪出……《本经》久服益精光者,益阴泄热,大补肝肾之气所致也。"据此可知,该药可辅佐葛根益阴泄热,兼能滋养肝肾,发挥主治因燥热伤津,肝肾阴虚所致青盲、雀目等诸多眼病的作用。茺蔚子,味甘性凉,入肝、脾经,功能活血通络,凉肝明目,主治目赤肿痛、视物不明等症。《神农本草经》谓其"主明目、益精",《日用本草》谓其"生食补中益气,通血脉,填精髓,止渴,润肺"。本药在方中除通络明目外,还佐葛根润肺生津止渴,辅助黄芪补中益气。生蒲黄味甘、辛,性平,入肝、心经,化瘀止血,利尿通淋。因其具有活血止血的双向调节作用,故临床广泛用于各种瘀血和出血之症。糖尿病久病入络,导致气虚血滞,瘀阻眼络。瘀阻眼络则血不归经而出血,而出血又可加重瘀阻。由于生蒲黄能化瘀止血,故无论在眼络瘀阻或出血之时都是相宜可用的。水蛭味咸苦,性平,入肝经,功能破血祛瘀,主治诸瘀血之症。自张仲景立抵当汤、大黄䗪虫丸取水蛭祛瘀通络以来,历代都在广泛加以应用,未发现明显副作用,近代医家张锡纯认为,"凡破血之药,多伤气分,惟水蛭味咸,专入血分,于气分丝毫无损,且服后腹不觉痛,并不觉开破,而瘀血默消于无形,真良药也"。故选用蒲黄、水蛭佐君药化瘀止血,疏通眼络,去瘀生新,增视明目。

优糖明 2 号方(廖品正)

【组成】 黄芪 18g,枸杞子 15g,山茱萸 12g,淫羊藿 12g,女贞子 12g,墨旱莲 12g,生蒲黄 12g,生三七粉(冲服)3g,益母草 12g,地龙 10g,昆布 12g。

【用法】 水煎服,每日 1 剂,分 3 次服用。或加工成胶囊、丸、片剂。

【功效】 益气补肾,化瘀通络,消痰散结。

【主治】 糖尿病性视网膜病变重度非增殖期或增殖期之气虚肾亏,阴损阳衰,血瘀痰凝证。

【方解】 黄芪味甘,性微温,入肺、脾经,补中益气,古今许多治消渴名方都以此为要药,如《千金方》的黄芪汤、近代的玉泉丸等。枸杞子,味甘性平,入肝、肾经,补肾益精,养肝明目。山茱萸味甘酸性微温,归肝、肾经,补益肝肾,固精明目。淫羊藿味甘、辛,性温,归肝、肾经,补肾阳,益精气。女贞子味甘、微苦,性微凉,归肝肾经,滋养肝肾。墨旱莲味甘酸,性平,归肝、肾经,滋补肝肾,凉血止血。前五药益气补肾治其本。地龙味咸性寒,归肝、肺、膀胱经,清热息风,通络利尿。益母草味半苦,性微寒,归肝、心、膀胱经,活血祛瘀,利水消肿。生蒲黄味甘辛,性平,入肝、心经,功能化瘀止血,利尿通淋,因其具有活血止血的双向调节作用,故临床广泛用于各种瘀血和出血之症。生三七粉味甘、微苦,性温,归肝、胃经,化瘀止血,活血定痛,适用于人体内外各种出血,对目内出血,尤其是内眼出血,有止血消瘀之效。由于生蒲黄、生三七粉能化瘀止血,故无论在眼络瘀阻或出血之时都是相宜可用的。昆布味咸,性寒,归肝、胃、肾经,消痰散结,利水消肿。上五味化瘀通络,消痰散结治其标。

参考文献

郑大海.廖品正中医眼科学术思想研究[D].广州中医药大学,2017.

第四节　慢性结膜炎、干眼症

养阴明目方(廖品正)

【组成】　干地黄 15g,石斛 15g,麦冬 10g,五味子 10g,枸杞子 15g,牡丹皮 10g,桑叶 10g,菊花 10g,蝉蜕 10g,薄荷 5g,白芍 15g,甘草 5g。

【用法】　水煎服,每日 1 剂,分 3 次服用。或加工成胶囊、丸、片剂。

【功效】　滋养肺肾,清热明目。

【主治】　慢性结膜炎、干眼症之肺肾阴虚,目失润养证。

【方解】　干地黄味甘性凉,归心、肝、肾经,清热凉血,养阴生津;石斛味甘淡性微寒,归肺、胃、肾经,养阴清热,生津明目;麦冬味甘苦性微寒,归心、肺、胃经,清心润肺,养胃生津;五味子味酸甘性温,归肺、心、肾经,敛肺生津,滋肾明目,止泪;枸杞子味甘性平,入肝、肾经,补肾益精,养肝明目。前五者以滋养肺肾为主。牡丹皮味苦辛性微寒,归心、肝、肾经,清热凉血,活血散瘀;桑叶味甘苦性凉,归肺、肝经,疏风清热,清肝明目;菊花味甘苦,性平,归肾、肺经,疏风清热,平肝明目;蝉蜕味甘咸,性凉,归肺、肝经,散风热,止痒,退目翳;薄荷味辛性凉,归肺、肝经,疏风散热,清利头目,疏肝解郁。上五味以清热明目为要。白芍味苦酸,性微寒,归肝、脾经,养血敛阴;甘草味甘性平,归心、肺、脾、胃经,调和诸药,且与白芍酸甘化阴,柔肝缓急。

参考文献

郑大海.廖品正中医眼科学术思想研究[D].广州中医药大学,2017.

第五节 眼外伤及眼内外手术后疼痛

化瘀消肿方（廖品正）

【组成】 益母草 18g,川芎 15g,生蒲黄 15g,三七 4g,牡丹皮 12g,桑白皮 15g,地龙 12g,昆布 12g,黄芪 15g,白术 12g。

【用法】 水煎服,每日 1 剂,分 3 次服用。或加工成胶囊、丸、片剂。

【功效】 活血化瘀,利水消肿。

【主治】 眼外伤及眼内外手术后疼痛之血瘀水停证。

【方解】 益母草味辛苦性微寒,归肝、心、膀胱经,既能活血祛瘀,又能利水消肿;川芎味辛性温,归心、肝经,既活血祛瘀以通脉,又行气化瘀以止痛。二者对血瘀水停之瘀血水肿疼痛尤为适宜而共为君药。生蒲黄味甘辛性平,入肝、心经,化瘀止血,利尿通淋,因其具有活血止血的双向调节作用,故临床广泛用于各种瘀血和出血之症;三七味甘、微苦,性温,归肝、胃经,止血散瘀,消肿定痛,适用于人体内外各种出血,对目内出血尤其是内出血,止血而能消瘀;牡丹皮味苦辛,性微寒,归心、肝、肾经,清热凉血,活血散瘀;桑白皮味甘,性寒,归肺、脾经,能泻肺利水消肿,而有助于白睛(球结膜)、神膏(玻璃体)红赤消退;地龙味咸性寒,归肝、肺、膀胱经,通络利尿;昆布咸寒,归肝、胃、肾经,消痰散结,利水消肿;黄芪味甘,性微温,入肺、脾经,益气生肌,有助于伤口愈合,尚能利水消肿而帮助消除水肿;白术味甘、苦,性温,归脾、胃经,既补气健脾而使气血生化有源,又燥湿利水而消肿胀。黄芪、白术两者扶助正气,体现廖大师攻邪不伤正的学术思想。全方共奏活血化瘀、利水消肿之功,可用于眼内外手术后瘀血水肿疼痛。

参考文献

郑大海.廖品正中医眼科学术思想研究[D].广州中医药大学,2017.

第六节 干性年龄相关性黄斑变性

菀苓丹（廖品正）

【组成】 菊花 15g,菟丝子 15g,枸杞子 15g,茯苓 15g,白术 12g,丹参 15g,莪术 12g,山楂 12g,昆布 15g,三七 4g。

【用法】 水煎服,每日 1 剂,分 3 次服用。或加工成胶囊、丸、片剂。

【功效】 滋肾益脾,化瘀消滞。

【主治】 干性年龄相关性黄斑变性之脾肾两虚,血瘀痰凝证。

【方解】　菊花味甘、苦,性平,归肺、肝经,本品功擅疏风清热,清肝泻火,兼能益阴明目,常与补益肝肾之品同用,使补而不燥;菟丝子味甘,性平,归肝、肾、脾经,补益肝肾,明目;枸杞子味甘,性平,入肝、肾经,补肾益精,养肝明目;茯苓味甘淡,性平,归心、肺、脾、肾经,利水渗湿,健脾和胃;白术味甘苦,性温,归脾、胃经,补气健脾,燥湿利水。前五味滋肾益脾治其本。丹参味苦,性微寒,归心、肝经,《本草正义》谓"丹参专入血分,其功在于活血行血,内之达脏腑而化瘀滞……外之利关节而通脉络";莪术味辛苦,性温,归肝、脾经,破血行气消积;山楂味酸甘,性微温,归脾、胃、肝经,消食化积散瘀;昆布味咸,性寒,归肝、胃、肾经,消痰散结,利水消肿;三七味甘、微苦,性温,归肝、胃经,止血散瘀。五者化瘀消滞治其标。

参考文献

郑大海.廖品正中医眼科学术思想研究[D].广州中医药大学,2017.

第13章 口腔病症

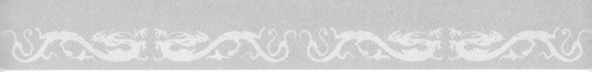

第一节　口腔黏膜疾病

口疮溃疡基本方（梅国强）

【组成】　银柴胡 10g,南沙参 10g,北沙参 10g,胡黄连 10g,地骨皮 10g,海蛤粉 10g,青黛(包煎)10g,法半夏 10g,化橘红 10g,茯苓 30g,丹参 30g,牡丹皮 10g,赤芍 10g。

【用法】　水煎服。

【功效】　滋阴清火,化痰活血。

【主治】　口疮证属虚火内灼,痰湿内蕴,瘀血内阻者。

【方解】　方以银柴胡、胡黄连、地骨皮清热降火,凉血除蒸。黛蛤散清肝泻肺,凉血消疮,其中青黛功能清热解毒,凉血止血,清肝泻火,主要用于口疮、温毒发斑等。实验表明,青黛内服和外用均表现出镇痛和抗炎作用,以青黛为主药治疗口腔溃疡的各种配方的共性是缓解疼痛,促进溃疡愈合,缩短治疗时间,疗效肯定。南、北沙参养阴清肺,益胃生津,清养胃阴,以化肺热,即益戊土之阴液,解肺中之燥热。法半夏、化橘红、茯苓为二陈汤之意,以除中焦脾土之痰湿;丹参、牡丹皮、赤芍凉血散瘀,活血消肿,使热瘀去,脉络通,新肉生,溃疡愈。

温中方（李振华）

【组成】　白术 10g,茯苓 15g,陈皮 10g,旱半夏 10g,香附 10g,砂仁 6g,嫩桂枝 5g,白芍 12g,郁金 10g,小茴香 10g,乌药 10g,枳壳 10g,焦神曲 10g,焦麦芽 10g,焦山楂 10g,甘草 3g。

【用法】　水煎服。

【功效】　益气健脾,疏肝和胃。

【主治】　脾虚肝郁,胃气郁滞之口疮。

【加减】　寒盛者,加干姜、附子;呃逆、嗳气偏寒者,加丁香、柿蒂;呃逆、嗳气偏热者,加刀豆子、柿蒂;脾虚便溏者,加泽泻、薏苡仁、苍术;运化无力而便秘者,加火麻仁。

【方解】　口腔溃疡属中医学"口疮"范畴,以口腔黏膜上(多在唇、舌、颊及齿龈部位)出现黄白色如豆大、表浅的小溃疡点或疼痛,或饮食刺激时疼痛为主症。复发性口腔溃疡以反复发作为特点,属一般常见病。李大师认为,胃多实证,脾多虚证,脾虚是气虚,甚则阳虚,脾无阴虚而胃有阴虚。治湿当以温药和之,助脾运以化湿;清热宜用苦寒药,宜中病即止,过则苦寒损伤脾阳;祛湿当以温药,热势渐减者宜及时重视健脾利湿之品,以治其本,同时佐以疏肝理气,气行则湿行,湿行则热祛。方中白术、茯苓、陈皮、旱半夏健脾燥湿;香附、郁金、枳壳、小茴香、乌药疏肝理气,解郁畅胃;砂仁醒脾和胃,化湿行气温中;嫩桂枝温经通阳,温化水湿,合白芍一散一收,有缓急止痛之效;白芍、甘草调理肝脾,缓急止痛;焦三仙健脾培土,开胃消食。

滋阴凉血饮(李玉奇)

【组成】 柴胡 20g,鳖甲 25g,牡蛎 40g,牡丹皮 15g,黄芪 20g,胡黄连 15g,桃仁 15g,青蒿 20g,墨旱莲 20g,槐花 20g,侧柏叶 20g,当归 40g,地骨皮 20g,泽泻 20g,生地黄 15g,大青叶 20g,甘草 25g。

【用法】 水煎服。

【功效】 滋阴凉血。

【主治】 阴虚血热之白塞综合征。症见口腔溃疡反复发作。

【加减】 下阴部糜烂者,加苦参 10～20g,或单熬苦参洗患处;肥胖者,加决明子 20g;消瘦者,加山药 20g、白术 20g;大便燥结者,加大黄 5～20g;小便短频者,加车前子 20g。

【方解】 现代医学对白塞综合征的病因尚不十分清楚,临床多对症治疗。发病年龄多在 20～50 岁,据统计女性的发病率略高于男性;病情呈现寒热往来,骨蒸,食少纳呆,消瘦,特别是出现口腔溃疡反复发作,下阴溃烂。李大师认为,本病的病因是脾胃壅滞,积而化热,燥伤津液。方中柴胡调达气机,鳖甲滋阴养血,牡丹皮、胡黄连、青蒿清热凉血兼清虚热,生地黄、墨旱莲、侧柏叶滋阴养肾,当归、地骨皮养血除烦,泽泻清热利湿,大青叶清热解毒,甘草调和诸药兼解毒。

封髓泻心汤(薛伯寿)

【组成】 生甘草 6～12g,炙甘草 6～12g,黄连 5～8g,黄芩 6～10g,法半夏 6～9g,党参 6～10g,干姜 6～8g,大枣 5～8 枚,黄柏 6～10g,砂仁 3～5g。

【用法】 水煎服。

【功效】 辛开苦降,扶土泻火。

【主治】 狐惑病(白塞综合征)属湿热型。症见表情沉默,精神不振,身热,失眠,烦躁,喉痛,咽烂,阴痒或阴中溃疡,唇内侧烂或舌两侧溃疡,颊膜有溃疡面,不欲饮食,恶闻食臭。

【方解】 甘草泻心汤出自《伤寒杂病论》,用于因反复误下,致脾胃虚弱,寒热错杂之痞利俱甚证。《金匮要略》用于治疗感染虫毒,湿热不化之狐惑病。甘草泻心汤是治疗脾虚中焦湿热之方,辛开苦降湿热,兼调补脾胃,可治疗眼有虹膜炎、口腔溃疡、阴部溃疡、中焦之脾胃痞满便溏的狐惑病。所以用此方,可以上治口腔溃疡,下治大便溏泻,中治脾胃胀满,是一个一举三得的好方子。清代医家郑钦安《医理真传》的封髓丹由黄柏、砂仁、甘草组成。其作用为补土伏火,原本治遗精。

薛大师传承蒲辅周老中医的经验,运用甘草泻心汤合封髓丹加减治疗顽固性口腔溃疡有心得。方中生、炙甘草同用能补中益脾胃,又能调和上下,补土伏火,使真火伏藏;黄连、黄芩清热燥湿,使脾胃不为湿热所肆虐;法半夏、干姜宣畅中焦气机,使湿热之邪无内居之机;党参、大枣、甘草补中益气,扶正祛邪;黄柏味苦入心,禀天冬寒水之气而入肾。黄柏与甘草相配,苦甘能护阴;砂仁与甘草之伍,辛甘化阳。阴阳化合,交会中宫,则水火既济,心肾相交。

甘露饮加减方(郭子光)

【组成】 麦冬30g,天冬15g,生地黄20g,黄芩15g,枳壳15g,茵陈20g,石斛15g,玄参15g,牡丹皮15g,连翘20g,枇杷叶20g,车前子15~20g,生甘草5~10g。

【用法】 水煎服。

【功效】 养阴清热。

【主治】 心胃阴虚之口腔炎、舌炎。

【加减】 大便干燥或秘结者,加大黄(另泡服)10g,解便后停服,务必保持大便通畅;口腔黏膜溃疡多,痛甚,口臭甚者,用金银花30g,连翘20g,黄连10~15g,蒲公英30g煎汤,待温含漱。

【方解】 临床上各种口腔炎、舌炎,多是心胃阴虚生热夹湿为患。郭大师根据这一病机规律,以《和剂局方》的甘露饮为基础化裁治疗常获满意疗效。方中麦冬、天冬、生地黄滋养心胃阴液,石斛、玄参滋养胃阴并除烦热,黄芩、连翘清上焦心火,枇杷叶清肺热,牡丹皮滋阴清虚热,车前子清热利湿,生甘草调和诸药。

加减知柏地黄汤(禤国维)

【组成】 知母15g,黄柏15g,生地黄15g,蕤仁肉15g,山药15g,茯苓15g,牡丹皮15g,北沙参15g,白花蛇舌草15g,石上柏15g,泽泻15g,麦冬15g,甘草5g,牛膝10g,肉桂3g。

【用法】 水煎服。

【功效】 滋阴清热解毒。

【主治】 阴虚血热型口腔扁平苔藓。

【方解】 禤大师认为,口腔扁平苔藓的发生主要是由于脾虚失运,水湿内停,湿郁化热蕴结于黏膜肌肤,病程日久,肾阴不足,水火不济,真阳无根,虚火上炎于口所致。临床以健脾益气、清热祛湿法治疗初期之脾胃湿蕴证,以滋阴清热法治疗中期之阴虚血热证,以补肾健脾治疗后期之脾肾两虚证。本方中蕤仁肉味甘性微寒,主入肝经,滋补肝肾;山药味甘性平,主入脾经,补后天以充先天;牡丹皮清相火;茯苓渗脾湿,助山药健脾之力;泽泻泄肾浊;知母、黄柏清热泻火;牛膝引火下行;并以白花蛇舌草合石上柏来加大清热解毒之力;甘草清热解毒,调和诸药。本方之妙在少佐肉桂,将咸寒滋肾之力引入肾宅而安肾阳,以此真阳归原,而口舌糜碎得愈。肉桂与生地黄、麦冬、北沙参等滋阴生津之品相配,更有水火既济之功,大队补阴药中少佐温阳药,意在阳中求阴,正如张景岳《新方八阵》所述,"善补阴者,必于阳中求阴,则阴得阳升而泉源不竭"。

利湿解毒方(方和谦)

【组成】 生甘草5g,炙甘草5g,生薏苡仁20g,白花蛇舌草15g,白茯苓10g,蝉蜕5g,牡丹皮10g,玉竹10g,金银花10g,炒谷芽10g,炒白术10g。

【用法】 水煎服。

【功效】 利湿解毒。

【主治】 湿毒蕴结之口腔黏膜白斑。

【方解】 口腔黏膜白斑是中老年人较常见的口腔黏膜病,是口腔癌前病变之一。方大师认为,本病病位在口,与脾密切相关。因脾开窍于口,主运化水湿,主肌肉。脾失运化,湿停毒郁,发于口腔黏膜,黏膜受湿邪侵蚀,故发白斑。方大师谨守病机,用生薏苡仁、白茯苓、炒白术健脾化湿;白花蛇舌草、金银花、生甘草清热解毒;炒谷芽健脾和胃;玉竹养阴清热,补而不燥,且有活血之功,牡丹皮可泻阴中之火,凉血活血,两者同用活血化瘀通络,可加强局部的血液循环,促进黏膜愈合;配蝉蜕祛风,以皮达皮;炙甘草调和诸药。

参考文献

[1] 胡凤林,尚东,张夏维,等.梅国强教授治疗复发性口腔溃疡经验[J].浙江中医药大学学报,2016,40(8):602-603,607.

[2] 徐彦飞,周军丽.李振华教授治疗复发性口腔溃疡经验[J].中医研究,2010,23(1):61-63.

[3] 李玉奇.中国百年百名中医临床家丛书·李玉奇[M].北京:中国中医药出版社,2001:74-75.

[4] 张伯礼,王志勇.中国中医科学院名医名家学术传薪集·验方集粹[M].北京:人民卫生出版社,2015:165.

[5] 刘杨.中国现代百名中医临床家丛书·郭子光[M].北京:中国中医药出版社,2009:196-197.

[6] 熊佳,朱培成,李红毅,等.国医大师禤国维教授祛湿补肾法治疗口腔扁平苔藓经验探讨[J].陕西中医,2018,39(12):1811-1813.

[7] 高剑虹.方和谦治疗疑难杂症验案4则[J].北京中医,2004,23(4):206-207.

第二节　牙周及口唇疾病

益气温阳方（方和谦）

【组成】　党参15g,炒白术10g,生黄芪15g,熟地黄15g,山药15g,石斛10g,当归10g,知母6g,牡丹皮6g,淫羊藿6g,山茱萸10g,墨旱莲10g。

【用法】　水煎服。

【功效】　益气温阳,摄血调血。

【主治】　气虚血少,摄血无力之牙龈出血。

【方解】　方大师认为:气虚必导致统血功能减弱,血溢脉外,出血衄血;气虚累及冲任,冲任不固,月经量多,色淡无块。方大师根据脾为气血生化之源的理论,用党参、炒白术、生黄芪、山药益气健脾,剂量约占全方用量的三分之一,通过益气来以气摄血,气足则能促进血循脉道,且中气充沛则新血旺盛,达到气血双补的目的。对已经形成的血少,以熟地黄、当归、山茱萸养血行血,偏重补肾养肝,促进精血互化。方中酌加石斛,于津中化气,从阴中求阳。用少量淫羊藿益肾助阳,取其阳生阴长之意。为避免用药过于温燥,用牡丹皮、知母清热化燥。墨旱莲固冲止血。方大师本意并非单纯止血,而是通过补气生血,养血育阴,促进气血功能的恢复。

加减参苓白术散（郭子光）

【组成】　炒白术15g,山药20g,北沙参30g,茯苓15g,麦冬20g,生地黄20g,石斛20g,黄芩20g,牡丹皮15g,生谷芽30g,甘草5g,火麻仁20g。

【用法】　水煎服。

【功效】　健脾助运,益气养阴。

【主治】　脾气不运,脾阴不足之唇干。

【加减】　脾阳虚损,湿困脾阳者,常兼喜饮热饮,大便稀溏,胃冷喜温,舌淡胖或边有齿痕,脉沉缓或迟,治宜温阳化气,健脾利湿,方选理中汤合苓桂术甘汤加减。

【方解】　唇为脾之外候,脾开窍于口,其华在唇,脾胃互为表里,同属中土,位于中焦,主升降、运化,津液需赖脾胃化生,并运达上承,方能濡养口唇。脾气为津液运行动力,脾气亏虚,不能运达津液上荣于唇,故生唇干。因此,治疗唇干裂不仅需要滋阴清热,还当健运脾气。但需细思,脾阴已虚,内热已生,如果健运脾气之品过于温燥,反伤脾阴,得不偿失。故郭大师强调,当以味甘淡、性平和之品(如白术、山药,脾气亏虚重者可用党参)实脾,使脾气健运,畅达津液上承润唇,此实亦为滋补脾阴之大法。唇干裂证,确有热盛伤津之机,但当明察是实热还是虚热证:若患者兼见烦热口渴,或大便干结,舌红苔黄(或厚),脉数有力,则是实热伤津而致唇干裂,当以清泄实热为主,方如凉膈散之用。若患者兼见口干不欲饮,或形体偏瘦,或病程日久,舌淡或淡红,苔薄或少,脉沉或细或弱等,则多以脾气失运,脾阴亏虚,津液不能上荣于唇为主,以虚热内生,热灼津液为辅,当以甘淡实脾、润养脾阴的参苓白术散为治,而非以清解内热为主,否则反易苦燥伤津,加重病情。

参考文献

[1] 胡青懿.方和谦老中医治疗出血证验案举隅[J].北京中医,1995,14(5):53.
[2] 谢天,江泳.国医大师郭子光教授奇疑难症验案赏析[J].成都中医药大学学报,2015,38(4):10-12,15.

第三节 涎腺疾病

加减理中汤(李振华)

【组成】 干姜10g,党参10g,白术20g,鸡内金10g,山药20g,茯苓10g,肉桂3g,益智10g,诃子6g,陈皮6g,五味子6g,炙甘草4g。

【用法】 水煎服。

【功效】 温阳健脾,固肾摄唾。

【主治】 脾肾阳虚,摄纳失司之唾液腺分泌增多症。

【方解】 唾液腺分泌增多症是指口腔内唾液分泌过多,频繁吞吐,不分白昼,可归属于中医学"多涎症""多唾症""痰饮"范畴。《素问·至真要大论》曰:"诸病水液,澄澈清冷,皆属于寒。"《伤寒论·辨阴阳易差后劳复病脉证并治》提到:"大病差后,喜唾,久不了了,胸上有寒,当以丸药温之,宜理中丸。"故以理中汤为主方加减。方中以辛热之干姜温运中焦;党参、鸡内金益气健脾,协助干姜振奋脾阳;白术、茯苓健脾燥湿,以促进脾阳健运;肉桂、益智、诃子为温肾之药,助元阳而摄津;五味子既滋肾养精,又取其酸敛,加强潜收摄涎之功;山药滋阴补肾;陈皮行诸药之滞;炙甘草调诸药之性。全方脾肾同治,阴阳并举,温而不燥,补而不滞。陈恭溥在《伤寒论章句方解》中写道:"理中丸,温补中土之第一方也。凡伤寒、霍乱、杂病属于中土虚寒者皆用之……用人参、甘草甘以和阴,白术、干姜辛以和阳,辛甘相辅以处中,则阴阳自和,而中焦理矣。"临床上,对成人久病多涎症者,采用脾肾同治法,在温中健运之理中汤的基础上加肉桂、益智、诃子等温脾暖肾摄唾之品,药证相合,收效显著。

小儿温中摄唾汤(李振华)

【组成】 党参10g,麸炒白术15g,山药6g,砂仁3g,干姜3g,陈皮6g,炙甘草3g。

【用法】 水煎服。

【功效】 补气健脾摄唾。

【主治】 中气亏虚,运化失健之小儿唾液腺分泌增多症。

【方解】　唾液为人体津液。中医认为，唾液有涎与唾之分，其中涎为唾液中质清稀、流动性大、易流出口腔的液体，唾为唾液中质黏稠、流动性小、需吐而出的液体。唾液由脾肾两脏统领，经水谷精微运化所生。脾虚，无力运化水谷精微，液聚成湿，则流于口外；肾气亏虚，无力固摄津液，则口涎外溢。脾肾功能失司，津液运化失调，涎唾之摄与藏失衡，故出现多涎症与多唾症。《杂病源流犀烛·诸汗源流》云："唾为肾液，而肾为胃关，故肾家之唾为病，必见于胃也。"因此，脾肾同治法治疗唾液腺分泌增多症既能体现整体观念，又具有辨证论治的中医特色，临床疗效较为满意。党参、麸炒白术益气健脾利水，渗湿化饮；山药健脾助运，以化湿浊；以辛热之干姜温中焦脾胃之寒；陈皮调和脾胃，理气燥湿；少佐砂仁和胃温中；炙甘草调和诸药。诸药相伍，脾肾同补，温中有散，利中有化，共奏辛甘化阳之意，有益气助阳之妙。脾肾有所主，水湿得制，诸症自去。

参考文献

史彬,刘南阳,毕红岩,等.脾肾同治唾液腺分泌增多症验案举隅[J].中国中医药信息杂志，2017,24(8):104-105.

第14章 皮肤病症

第一节 荨 麻 疹

凉血祛风汤（张琪）

【组成】 生地黄 20g，红花 15g，桃仁 15g，石斛 20g，甘草 15g，牡丹皮 15g，当归 20g，紫草 15g，麦冬 20g，水牛角 25g，生石膏 50g，秦艽 15g，陈皮 15g，赤芍 20g，大黄 10g，防风 15g，鸡内金 15g。

【用法】 水煎服。

【功效】 清热凉血祛风。

【主治】 急性荨麻疹、玫瑰糠疹、过敏性紫癜等风热血热者。症见急性起病，皮肤鲜红起风团，面赤发热，皮疹瘙痒、灼热，全身拘挛疼痛，口干便秘，小便赤涩，舌赤脉滑。

【方解】 方中生地黄、牡丹皮、水牛角、赤芍为犀角地黄汤，清热凉血；当归、桃仁活血化瘀；生石膏清泻肺胃积热；大黄泻热通便，使里热积滞随大便而解；紫草凉血；秦艽、防风祛风；石斛、麦冬养阴，防其伤阴；陈皮、鸡内金健脾胃；甘草调和诸药。诸药合用，共奏清热凉血祛风之功。

清热止痒汤（张琪）

【组成】 生地黄 20g，牡丹皮 15g，当归 15g，黄芩 15g，赤芍 15g，升麻 15g，甘草 10g，红花 15g，金银花 30g，连翘 20g，苦参 15g，羌活 15g，防风 15g，茵陈 15g，乌梢蛇 15g，蝉蜕 15g，苍术 15g，白鲜皮 20g。

【用法】 水煎服。

【功效】 清热凉血，祛风止痒。

【主治】 适用于顽固性荨麻疹、玫瑰糠疹等。症见以皮疹色赤灼热瘙痒难忍为主，昼轻夜重，舌赤苔白少津，脉多见滑数有力。

【方解】 方中生地黄、牡丹皮、当归、赤芍清热凉血；肺主皮毛，黄芩清肺热，升麻微寒，味辛、微甘，发表透疹，清热解毒；蝉蜕发表透疹，清热止痒；羌活、防风、白鲜皮祛风止痒；乌梢蛇祛风搜剔，疏泄郁于肌肤之风邪；金银花、连翘清热解毒，并透热于外，使入营之邪透出气分而解；苦参、茵陈、苍术燥湿；红花活血消瘀以散热。本方药味多，但配伍严谨，疗效显著。

参考文献

张佩青.国医大师临床经验实录·国医大师张琪[M].北京:中国医药科技出版社,2011:141-143.

第二节　扁　平　疣

治扁平疣自拟方（禤国维）

【组成】　诃子15g,牛蒡子15g,薏苡仁20g,蒲公英15g,板蓝根15g,白芍10g,紫草15g,重楼10g,鸡内金15g,珍珠母(先煎)20g,甘草10g。

【用法】　水煎服。

【功效】　疏散风热,祛湿解毒,调和气血。

【主治】　扁平疣。

【加减】　体虚乏力者,加薄盖灵芝、党参、太子参等以益气固本,扶正以祛邪;脾虚肝旺之便溏者,可合痛泻要方,加黄芪、白术、防风、陈皮以补脾柔肝,祛湿止泻;脾胃湿热兼食滞者,加布渣叶、荷叶以健脾消滞,清热祛湿;湿热甚者,加绵茵陈、铁冬青,以加强清利湿热;瘀热阻滞者,加丹参、赤芍、牡丹皮等清热凉血,活血化瘀;肝气郁结者,可加柴胡、郁金等疏肝解郁,且现代药理研究表明柴胡有美白作用,能抑制黑色素的形成,因此有色素沉着者宜用;皮疹融合成片者,加浙贝母以加强散结之力;伴瘙痒者,加白鲜皮、地肤子以祛风祛湿止痒。

【方解】　扁平疣,中医称之为"扁瘊""枯筋箭",本病多为风湿热毒蕴结肌肤,郁滞不散所致。方中诃子归肺、大肠经,有敛肺下气之效,"肺主气,外合皮毛",肺卫调畅,腠理疏达,则毒邪自清;牛蒡子味辛、苦,辛能散结,苦能泻热,《和剂局方》云"若大便利者,勿服",说明牛蒡子具有通便作用,既能疏散风热,又能通便,为清热通便之妙药;紫草凉血,透解血分热毒;白芍柔肝养血,退色素;蒲公英、重楼、板蓝根均有清热解毒、散结消肿之功;薏苡仁健脾利湿,泻经络痰湿阻滞;鸡内金有健脾消食之效,且能化一切有形瘀积;珍珠母平肝潜阳;甘草一则调和诸药,二则顾护正气,调补中焦。现代药理研究表明,薏苡仁、板蓝根、蒲公英、重楼、诃子等均有调节免疫、抗病毒的作用。

参考文献

郑伟娟,朱培成,李红毅,等.国医大师禤国维教授治疗扁平疣经验[J].四川中医,2019,37(2):19-20.

第三节　银　屑　病

皮肤解毒汤（禤国维）

【组成】　乌梅15g,莪术10g,土茯苓20g,紫草15g,紫苏叶15g,防风15g,徐长卿15g,甘草10g。

【用法】 水煎服。

【功效】 祛风清热。

【主治】 银屑病。

【方解】 方中乌梅滋阴解毒,莪术祛瘀解毒,土茯苓利湿解毒,紫草凉血透疹解毒,紫苏叶解鱼虾毒,防风祛风解毒,徐长卿通络解毒,甘草善解药毒。全方的关键在解毒,解除外犯之毒和内蕴之毒。

参考文献

廖承成,张旭,张云霞,等.运用禤国维教授"解毒法"治疗中重度银屑病体会[J].中国中医急症,2019,28(5):866-868,871.

第四节 风湿免疫相关性皮损

抑免汤(卢芳)

【组成】 生地黄 25g,连翘 20g,牡丹皮 15g,赤芍 15g,土大黄 10g,徐长卿 25g,虎杖 20g,黄芩 10g,土黄芪 10g。

【用法】 水煎服。

【功效】 清热凉血养阴,生津化瘀散结,解毒除湿通络。

【主治】 风湿免疫相关性皮损。

【方解】 方中以生地黄、连翘为君。生地黄味甘性寒,入心、肝、肾经,清解血分热毒,兼能养阴生津而不伤正;连翘味苦,性微寒,乃"疮家圣药",清热解毒,消痈散结而善治瘿瘤、瘰疬等。二者相伍,祛邪兼能扶正,气血两清以散痈结。臣以牡丹皮、赤芍,二者相须为用,清热凉血,活血散瘀,助生地黄祛血分之热,凉散血分之瘀;又臣以土大黄、虎杖,助连翘清热解毒,使热毒从二便得以下泄。黄芩泻火解毒,徐长卿祛风化湿,土黄芪活血利湿,共为佐使。全方君者君位,臣者臣位,佐使得宜,有条不紊,各司其职,共奏清热凉血养阴、生津化瘀散结、解毒除湿通络之功。荣卫气盛则用生地黄、连翘清荣卫之气,且连翘能透热转气,散结消肿,生地黄能清热养阴,二药清有余之热,补不足之阴,两君药虽曰清,亦能补,契合免疫相关性皮损的虚实病机。牡丹皮、赤芍凉血散瘀,凉血则血不瘀,瘀去则无郁热。土大黄凉血止血,虎杖活血祛瘀,清热利湿,一收一散,血水同治,二药兼能泄下,可使邪气从下而走。黄芩既入气分,亦入血分,气血两清。土黄芪味苦性寒,祛湿利水,使湿邪从下窍而走。此方总体以清热为主,辅以徐长卿味辛性温,祛湿通络,使清热不凉遏,清而能通。最终使免疫相关性皮损的热清、阴足、结散、络通,而皮损得愈。

参考文献

朴勇洙,王波,苏萌,等.国医大师卢芳运用抑免汤治疗风湿免疫相关性皮损的经验[J].时珍国医国药,2018,29(6):1460-1461.

第五节 特应性皮炎

特应性皮炎基本处方(禤国维)

【组成】 女贞子 15g,墨旱莲 15g,白芍 15g,香附 15g,茯苓 15g,麦冬 15g,生地黄 15g,地肤子 15g,白鲜皮 15g,紫苏叶 15g,防风 15g,郁金 10g,苦参 10g,蝉蜕 10g,北沙参 30g,生甘草 5g。

【用法】 水煎服。

【功效】 补肾疏肝理气,清热利湿止痒。

【主治】 青年及成人期特应性皮炎,以肘窝、腘窝、四肢皮损干燥,局限性苔藓样变为主症。

【加减】 肾虚夜尿频繁者,加益智、覆盆子各 15g 以温肾固摄;少阳气郁心烦口苦者,加柴胡、黄芩各 15g 以和解少阳;"久病必瘀",瘀血日久,皮损暗黑增厚者,加丹参 15g、牡丹皮 15g 或桃仁 15g 以化瘀;女性痛经者,加益母草 15g 以活血通经;瘀血甚,肌肤甲错者,可予莪术 10g 以破血逐瘀;肠燥便秘者,加火麻仁 20g 或白术 30g 以润肠通便,一般不用大黄、芒硝等苦寒降泄,以防伤中焦胃气;气滞腹胀者,加佛手 15g 或砂仁(后下)10g 以理气和胃;气虚神疲者,加太子参 15g 或薄树芝 15g 以益气;气滞腹痛者,加延胡索 10g 以行气止痛;湿热腹痛者,加救必应 15g 以清热利湿止痛;风邪甚,瘙痒明显者,加蒺藜 15g 以祛风止痒;湿邪甚,舌苔厚腻者,加粉萆薢 15g 以加强利湿之力;皮损顽固,瘙痒反复者,加乌梢蛇 10g、地龙 10g 或全蝎 3g 以搜风通络止痒,祛除顽固风邪,但全蝎有毒,不宜久用,须中病即止,须注意。

【方解】 其中女贞子、墨旱莲滋肾填阴;白芍柔肝养阴;香附、郁金疏肝行气,使"气行则血行",肌肤得以濡养;佐以北沙参、麦冬、生地黄清热润燥;茯苓健脾益气;兼苦参、地肤子、白鲜皮、紫苏叶、防风、蝉蜕等祛风清热利湿止痒,内外合治,标本兼顾,以奏全功。

参考文献

张斌,熊述清,杜泽敏,等.国医大师禤国维治疗特应性皮炎临床经验探析[J].江苏中医药,2019,51(2):17-20.

第六节　脂溢性脱发

禤氏生发汤（禤国维）

【组成】　女贞子30g,墨旱莲20g,桑椹20g,松针15g,蒲公英20g,薄树芝15g,丹参（后下）20g,桑叶15g,土茯苓15g,侧柏叶15g,布渣叶15g,甘草5g。

【用法】　水煎服。

【功效】　滋阴补肾,清热祛湿。

【主治】　脂溢性脱发。

【加减】　瘙痒较甚,舌苔黄腻者,可加白鲜皮、黄柏等;睡眠欠佳,心烦者,可加合欢皮、茯神;饮食不节,嗜食辛辣肥甘致使胃热腑实者,可加大黄、枳实以通腑泻热;对于女性患者伴有经前乳房胀痛,痛经者,可加益母草、柴胡、香附等。

【方解】　墨旱莲、女贞子,分别采于夏至、冬至。女贞子味甘苦,性凉,补中有清,可滋肾阴,益精血,乌须发;墨旱莲,味甘酸,性寒,既能滋补肝肾之阴,又可凉血止血。二药配合,滋阴补肾清热,平调阴阳,共为君药。桑椹味甘性寒,具有补益肾精、生津润燥、乌发明目等功效。桑叶、蒲公英疏风热毒邪,清湿热毒邪,且蒲公英为民间常用的生发药,《本草纲目》记载其"掺牙,乌须发,壮筋骨"。松针味苦涩,具有祛风活血、祛浊止痒的功效;另外,根据中医以形补形的理论,松针其形类似毛发,据《本草纲目》记载,它主治"风湿疮,生毛发,安五脏,守中,不饥延年";现代药理研究显示,松针所含有的原花青素可促进毛发上皮细胞生长,诱导休止期毛发再生。侧柏叶、丹参可凉血生发乌发,丹参所含成分丹参酮可抗菌消炎祛脂,并有抗雄激素、调节免疫等作用,丹参须后下,以免丹参酮遭到破坏。土茯苓、布渣叶清热利湿祛浊,可清湿热毒邪。甘草既可调和诸药,又有补益之功,可益气生发。全方以和为贵,补中有泻,清而又不至于太过,共奏平调肾中阴阳、解湿热毒邪之功。

参考文献

钟程,张子圣,刘城鑫,等.国医大师禤国维教授治疗脂溢性脱发经验[J].中华中医药杂志,2018,33(1):133-135.